Praktikum der
Sozialen Zahnheilkunde

Bearbeitet von

Dr. **K. Bejach**	Dr. **A. Cohn**	Dr. **A. Drucker**
Nowawes-Potsdam	Berlin	Berlin-Charlottenburg
Dr. **A. Kantorowicz**	Dr. **H. Moral**	Dr. **P. Oppler**
Professor, Bonn a. Rh.	Professor, Rostock	Berlin-Charlottenburg
Dr. **H. Richter**	Dr. **P. Ritter**	Dr. **F. Williger**
Dresden	Professor, Berlin	Professor, Berlin

Mit einem Geleitwort von

Professor Dr. **A. Grotjahn**
Berlin

Herausgegeben von

Dr. **Alexander Drucker**
Referent im Preußischen Ministerium
für Volkswohlfahrt

Mit 2 Textabbildungen und zahlreichen Tabellen

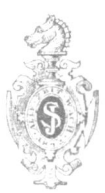

Berlin
Verlag von Julius Springer
1921

ISBN-13:978-3-642-98717-5 e-ISBN-13:978-3-642-99532-3
DOI: 10.1007/978-3-642-99532-3

Softcover reprint of the hardcover 1st edition 1921

Alle Rechte, insbesondere das
der Übersetzung in fremde Sprachen, vorbehalten.
Copyright 1921 by Julius Springer in Berlin.

Druck der Spamerschen Buchdruckerei in Leipzig

Vorwort.

Im Laufe der Jahrhunderte stellte sich die Heilkunde immer mehr in den Dienst der Allgemeinheit. Dieselbe Entwicklung machte die Zahnheilkunde in den letzten Jahrzehnten durch. Der Zahnarzt, bisher gewohnt, seine anstrengende Tätigkeit individuell auszuüben, muß sich dem Zuge unserer sozial gerichteten Zeit anpassen. Man sieht ihn als Beauftragten im Staat, Stadt, Kreis und Krankenkasse seinem Berufe nachgehen.

Die Zahl jener, die mit ihm in dieser Art in Verbindung treten und nicht als Privatpatienten, wächst von Jahr zu Jahr. Die Einbeziehung der Familienmitglieder in das soziale Versicherungswesen, der wir entgegengehen, wird die Zahl der Versicherten in Deutschland fast verdoppeln.

Unabsehbar ist die Zahl der neuen Aufgaben, die allen an der Volksgesundheit interessierten Kreisen entgegentritt. Einen Wegweiser bei dieser Arbeit zu geben, beabsichtigen die Verfasser der Abhandlungen, die in diesem Buche unter dem Titel „**Praktikum der sozialen Zahnheilkunde**" vereinigt sind. Ihnen spreche ich auch an dieser Stelle meinen verbindlichsten Dank aus.

Berlin, den 15. Juni 1921.

Alexander Drucker.

Geleitwort.

Gern komme ich der Aufforderung des Herausgebers nach, diesem Buche, das der Einführung in die soziale Zahnheilkunde gewidmet ist, einige Worte des Geleites vom Standpunkte dessen aus mit auf den Weg zu geben, dem die Durchdringung aller Sondergebiete der Medizin und der Hygiene mit sozialwissenschaftlichen Gedankengängen eine der dringendsten Forderungen unserer Zeit zu sein scheint. Eine notwendige Arbeitsteilung sowohl in der wissenschaftlichen Forschung als auch in der praktischen Betätigung hat die Heilkunde in zahlreiche Sonderfächer gespalten. Diese Entwicklung ist kaum als abgeschlossen zu betrachten, sondern dürfte sich voraussichtlich in Zukunft noch stärker geltend machen. Sie bedarf jedoch eines Gegengewichtes, wenn sie nicht bei aller Steigerung des Spezialwissens und Spezialkönnens letzten Endes zu einer geistigen Verödung des Spezialisten selbst führen soll. Eine das Allgemeine stark betonende Neuorientierung ist daher den Medizinern und Naturwissenschaftlern mit Recht empfohlen und für diese Rückkehr zur Synthese auf Philosophie und Psychologie hingewiesen worden. Es muß jedoch fraglich erscheinen, ob dieser Hinweis in mehr als vereinzelten Fällen Beachtung finden wird. Vielmehr dürfte es dem Geiste neuerer Zeit besser entsprechen, die allgemeinen und vereinheitlichenden Grundvorstellungen aus einer sozialen Betrachtung, die alle Lebens- und Wissensgebiete gegenwärtig beherrscht, zu entnehmen. Medizin und Hygiene haben diesen Weg bereits eingeschlagen. Mit vorliegendem Buche folgt die Zahnheilkunde auch ihrerseits in gründlicher und anerkennenswerten Weise der nämlichen Tendenz. Ebensosehr oder vielleicht noch mehr als die Vollmedizin bedarf die Zahnheilkunde eines sozialen Einschlages, um nicht als Komforttechnik für eine bevorzugte Minderzahl unserer Volksgenossen zu erstarren. Die Verallgemeinerung zahnärztlicher Obsorge auf die Gesamtheit, unabhängig von deren finanzieller Leistungsfähigkeit, ist das Ziel, das zu erreichen eine sozial gerichtete

Zahnheilkunde sich zur Pflicht macht. Zur Intensität, die die klinische Entwicklung ihr bereits heute gewährleistet, muß die Extensität kommen. Aber nicht nur wird die Zahnheilkunde durch die Übernahme dieser Tendenz aus der sozialen Medizin und Hygiene gewinnen: sie wird vielmehr auch ihrerseits dadurch, daß sie sich nach der sozialen Seite hin entwickelt, die Vollmedizin auf dieser Bahn weitertreiben. Ist doch die Zahnheilkunde von allen Sonderfächern der Heilkunde die übersichtlichste, die wie kaum eine andere die Theorie durch die Praxis, die Auffassung durch die Handgreiflichkeit des Objektes zuverlässig zu kontrollieren erlaubt. Ich vermute — und eine Durchsicht der Druckbogen bestätigt die Vermutung —, daß diese Übersichtlichkeit die Aufspürung von Gesetzmäßigkeiten im Verhalten der in Masse auftretenden krankhaften Zustände zu den wirtschaftlichen und sozialen Verhältnissen erleichtert, da sie am konkreten einfachen Material der Zahnheilkunde zunächst gewonnen und dann durch Analogieschluß auf die komplizierteren Fragen der sozialen Pathologie im Inneren verborgener Organe bezogen werden kann. In der Voraussicht einer solchen wechselseitigen Befruchtung schließe ich dieses Geleitwort, indem ich diesem Buche den gleichen Erfolg, den das im nämlichen Verlag erschienene Gottstein-Tugendreichsche sozialärztliche Praktikum mit Recht gehabt hat, nicht nur wünsche, sondern auch vorhersage.

Alfred Grotjahn.

Inhaltsverzeichnis.

A. Allgemeiner Teil.

Seite
I. Die Organisation der Medizinalbehörden im Deutschen Reich und in Preußen von Alexander Drucker . . 1
  1. Das Deutsche Reich 1
    Verfassung des Deutschen Reiches, soweit sie sich mit den sanitären Verhältnissen beschäftigt 1
    Aufgabe des Reichsministeriums des Innern 2
    Aufgabe des Reichsarbeitsministeriums 3
    Reichsgesundheitsamt 2
    Reichsgesundheitsrat 3
    Reichsversicherungsamt 4
    Statistisches Reichsamt 4
  2. Preußen 4
    Medizinalverwaltung 4
    Fachbeiräte der Medizinalabteilung:
      1. Die wissenschaftliche Deputation für das Medizinalwesen 5
      2. Der Apothekerrat 5
      3. Die technische Kommission für pharmazeutische Angelegenheiten 5
    Vertretungen freier Berufe 6
      Ärztekammer und Ärztekammerausschuß 6
      Apothekerkammer und Apothekerkammerausschuß 6
      Zahnärztekammer 6
    Wortlaut der Verordnung über die Einrichtung einer Standesvertretung für Zahnärzte vom 16. Dez. 1912 6
    Kommentar zu dieser Verordnung und Vorschläge für deren Änderung 11
  Provinzialinstanzen 14
    Oberpräsident 14
    Provinzialmedizinalkollegium 15

Inhalt. VII

	Seite
Regierungspräsident	15
Regierungs- und Medizinalrat	15
Landrat	15
Kreisarzt	15

II. **Gesetzgebung und Zahnheilkunde** von Paul Ritter . . 16
  1. Medizinalgesetzgebung 16
  2. Gewerbeordnung 18
  3. Bürgerliches Gesetzbuch 21
  4. Zivilprozeßordnung 29
  5. Strafgesetzbuch 32
  6. Berufspflichten in der zahnärztlichen Praxis, Kunstfehler 34
  7. Verletzungen im Munde und an den Zähnen mit Bezug auf Haftpflicht und Rente 68
  8. Der Zahnarzt und sein Personal 83

III. **Studium, Prüfung, Fortbildung** von Hans Moral . . . 91
  Bedingungen für die Zulassung zum Studium der Zahnheilkunde 91
  Das zahnärztliche Studium 92
  Das ärztliche und zahnärztliche Studium 92
  Das zahnärztliche Studium als Arzt 93
  Die Staatsprüfung 96
  Erwerbung des Dr.-Titels der Zahnheilkunde 104

IV. **Die Standesorganisation der Zahnärzte** von Paul Oppler 108
  1. Wissenschaftliche Organisationen 109
    Universitäten 109
    Dozentenvereinigung 109
    Fortbildungskurse 109
    Zentralverein deutscher Zahnärzte 109
    Gesellschaft für Orthodontie 110
    Lokale wissenschaftliche Vereine 110
    Zahnärztehaus 110
    Schulzahnpflege 110
    Zeitschriften 111
  2. Wirtschaftliche Organisationen 111
    Zahnärztekammer 111
    Der „Wirtschaftliche Verband deutscher Zahnärzte" 111
    Krankenkassenvereine 112
    Fürsorge 112
      Stipendien 112
      Unterstützungskasse 112

Inhalt.

	Seite
Kriegerfürsorge	112
Versicherungskassen	112
Stiftungen	112
Dentaldepots	112
Händler-Verband	112
Zahnärztliche Mitteilungen	112
3. Standespolitische Organisationen	113
Vereinsbund deutscher Zahnärzte	113
Allgemeine Versammlungen	113
Zehnerausschuß	113
Lokale Vereine	114
Gerichtsbarkeit	114
Fídération internationale	114
Zeitschriften	114

B. Besonderer Teil.

V. Der Zahnarzt in der städtischen und ländlichen Wohlfahrtspflege von Kurt Bejach 115
1. Allgemeine Vorbemerkungen 115
2. Der Zahnarzt in der Armenpflege 116
3. Der Zahnarzt in der Tuberkulosenfürsorge 118
4. Der Zahnarzt in der Krüppelfürsorge 120
5. Der Zahnarzt in der Kriegsbeschädigtenfürsorge .. 122

VI. Der Zahnarzt in der Krankenversicherung von Alfred Cohn 126
Wesen und volkswirtschaftliche Bedeutung der Krankenversicherung 126
Geschichte der Krankenversicherung 126
Gesetz von 1883 127
Reichsversicherungsordnung 128
Unfallversicherung 128
Invalidität 128
Angestelltenversicherung 128
Die Versicherungsgesetzgebung 130
Die Art der zahnärztlichen Leistungen seitens der Versicherungsträger 133
Vertragsverhältnis zwischen Zahnarzt und Versicherungsträger 136
Bezahlungssysteme 136
Einzelleistung 137
Pauschalbezahlung 138

Inhalt. IX

	Seite
Anstellungssysteme bei freier Form	139
Freie Zahnarztwahl	139
Beschränkte Zahnarztwahl	139
Fixiertes System	139

VII. Die Zahnklinik der Krankenkasse von Heinrich Richter 140
Zusammenfassung des Zieles der Kassenbehandlung . . 140
Das Tätigkeitsfeld des Zahnarztes in einer Kassenzahnklinik 141
Ist die Kassenzahnklinik brauchbar zur Erreichung wahrer Mundhygiene? 141
Begriff der Kassenzahnklinik 141
Vorgeschichte der Kassenzahnklinik und subjektive Beratung derselben seitens der beteiligten Faktoren . 142
Versuch objektiver Darstellung der Vorteile und Nachteile einer Kassenzahnklinik 147
Bekämpfung der Nachteile durch Organisation 154
Bedeutung der Kassenzahnklinik bezüglich Systematik in der Behandlung und Beurteilung der Brauchbarkeit der Klinik in bezug auf die Förderung der Mundhygiene 163
Stellung der Zahnärzte in einer Kassenzahnklinik . . . 164
Geschäftsgang der Dresdener Kassenzahnklinik 166

VIII. Der Zahnarzt in der Schulzahnpflege von Alfred Kantorowicz 171
  1. Planwirtschaft in der Schulzahnpflege 171
  2. Der heutige Zustand des Gebisses der Kulturmenschheit 173
  3. Behandlungsprinzipien 175
  4. Die Organisation der Schulzahnpflege 187
    Der Träger der Schulzahnpflege 187
  5. Die Zentralklinik 189
  6. Die koordinierte Dezentralisation 190
  7. Schulzahnpflege im Nebenamt 191
  8. Die schulzahnärztliche Versorgung der Landgemeinde 193
  9. Das Personal der Schulzahnpflege 196
    Das zahnärztliche Personal 196
    Das Hilfspersonal 200
 10. Die Ausdehnung und das Gebiet der Schulzahnpflege 201
 11. Die Räume der Schulzahnklinik 206
 12. Der Geschäftsgang 209
 13. Der Etat der Schulzahnklinik 217
 14. Die Orthodontie 219

Inhalt.

Seite

15. Die Behandlung hypoplastischer Zähne 220
16. Die Behandlung der Milchzähne 222
17. Die Berechnung der Versorgungszahl 223
18. Die Berechnung der Kinderzahl unter Berücksichtigung der Geburtenabnahme und der Sterblichkeit . 229
19. Die Schulzahnschwester 232

IX. **Der Zahnarzt und die Gewerbekrankheiten** von Fritz Williger 237
1. Erkrankungen der Mundschleimhaut 237
   Stomatitis mercurialis 238
2. Schädigungen und Erkrankungen der Zähne 239
   Zahnbeläge 239
   Schädigungen durch Säuren 240
   Mechanische Schädigungen der Zähne 242
   Schädigungen durch Infektion 244
3. Erkrankung der Kieferknochen 245
   Ostitis der Perlmutterarbeiter 245
   Phosphorperiostitis 246

A. Allgemeiner Teil.

I. Die Organisation der Medizinalbehörden im Deutschen Reich und in Preußen.

Von

Alexander Drucker.

1. Das Deutsche Reich.

Auf Grund des § 8 des „Gesetzes über die vorläufige Reichsgewalt vom 10. Februar 1919 erging der Erlaß betreffend die Errichtung und Bezeichnung der obersten Reichsbehörden vom 21. März 1919. In diesem bestimmt der Reichspräsident, daß die Geschäfte des Reiches durch ein Reichsministerium geführt werden. Das Reichsministerium besteht aus Reichministern, die ein Ressort leiten und Reichsministern ohne Portefeuille. Unter den 12 aufgeführten Ministerien besitzen mehrere unser besonderes Interesse, da die Fragen des Gesundheitswesens in ihnen bearbeitet werden. Es handelt sich um das Reichsministerium des Innern, das Reichsarbeitsministerium und das Reichswirtschaftsministerium. Die Verfassung des Deutschen Reiches vom 11. August 1919 beschäftigt sich in mehreren Artikeln mit den sanitären Verhältnissen.

Artikel 7.

Das Reich hat die Gesetzgebung über:

Ziff. 8 das Gesundheitswesen, das Veterinärwesen und den Schutz der Pflanzen gegen Krankheiten und Schädlinge;

Ziff. 7 die Bevölkerungspolitik, die Mutterschafts-, Säuglings-, Kinder- und Jugendfürsorge;

Ziff. 15 den Verkehr mit Nahrungs- und Genußmitteln sowie mit Gegenständen des täglichen Bedarfs.

Artikel 9:

Soweit ein Bedürfnis für den Erlaß einheitlicher Vorschriften vorhanden ist, hat das Reich die Gesetzgebung über:

Ziff. 1 die Wohlfahrtspflege.

Artikel 10:

Das Reich kann im Wege der Gesetzgebung Grundsätze aufstellen für:

Ziff. 5 das Bestattungswesen.

Zwei Reichsministerien sind an der Erledigung der gesundheitlichen Angelegenheiten vornehmlich beteiligt.

Das Reichsministerium des Innern verwaltet in seiner Abteilung II die Angelegenheiten, die sich auf das öffentliche Gesundheitswesen, die Gesundheitspolizei und Gesundheitsfürsorge sowie das Apothekenwesen, den Nahrungsmittelverkehr und das Veterinärwesen beziehen.

Zur Unterstützung des Reichsministeriums des Innern dient

das Reichsgesundheitsamt.

Es ist als technisch beratende Behörde dem Reichsministerium des Innern beigegeben. Begründet im Jahre 1876, ist sein Aufgabenkreis folgendermaßen festgestellt worden.

„Das zuständige Ministerium sowohl in der Ausübung des ihm verfassungsmäßig zustehenden Aufsichtsrechtes über die Ausführung der in den Kreis der Medizinal- und Veterinärpolizei fallenden Maßregeln als auch in der Vorbereitung der weiter auf diesem Gebiete in Aussicht zu nehmenden Gesetzgebung zu unterstützen; zu diesem Zwecke von den hierfür in den einzelnen Ländern bestehenden Einrichtungen Kenntnis zu nehmen, die Wirkung der im Interesse der öffentlichen Gesundheitspflege ergriffenen Maßnahmen zu beobachten und in geeigneten Fällen den Staats- und Gemeindebehörden Auskunft zu erteilen, die Entwickelung der Medizinalgesetzgebung in außerdeutschen Ländern zu verfolgen sowie eine genügende medizinische Statistik für Deutschland herzustellen.

Das Reichsgesundheitsamt hat im Laufe der Jahre seinen Wirkungskreis vergrößert. Insbesondere zeigte sich die Notwendigkeit eigener wissenschaftlicher Forschungstätigkeit.

So sind innerhalb des Amtes vier Abteilungen gebildet worden.

1. Die chemisch-hygienische Abteilung.

Dieser sind vier Laboratorien angeschlossen. Im chemischen Laboratorium unterliegen die Fragen der experimentell-wissenschaftlichen Bearbeitung, die den Verkehr mit Lebensmitteln usw. betreffen.

Im hygienischen Laboratorium werden die Fragen der Wasserversorgung, Abwässerbeseitigung, Beleuchtung, Heizung, Lüftung bearbeitet.

Das physiologisch-pharmakologische und das pharmazeutische Laboratorium

befassen sich mit denjenigen Arbeiten, die der Erforschung von gesundheitlich bedenklichen Stoffen bei der Lebensmittelzubereitung, die Überwachung der Arzneimittel, Geheimmittel und Gifte betreffen.

Die Organisation der Medizinalbehörden im Deutschen Reich. 3

2. Die medizinische Abteilung.

Hier werden die Aufgaben, betreffend ansteckende Krankheiten, Schiffs- und Tropenhygiene, Gewerbe- und Wohnungshygiene, soziale Hygiene, Heilanstalten und Krankenwesen, Leichenwesen, Kurpfuscherei, Alkoholismus, Irrenwesen, Schulgesundheitspflege, Angelegenheiten der Ärzte, Zahnärzte, Hebammen und des sonstigen Heilpersonals sowie die Medizinalstatistik behandelt.

3. Die Veterinärabteilung.

Sie hat folgende Gebiete zu bearbeiten:
Veterinärpolizei und Viehseuchenstatistik, Schlachtvieh- und Fleischbeschau, Begutachtung der Einrichtung von Schlachthäusern, Bekämpfung tierischer Schmarotzer, Viehverkehr, Tierhygiene, tierärztliches Personal, Tierheilkunde usw.

4. Die bakteriologische Abteilung.

In deren Laboratorien werden Forschungen über Infektionskrankheiten der Menschen und Tiere, Desinfektionswesen, experimentelle Therapie usw. angestellt.

Das Reichsgesundheitsamt hat eine eigene Wochenschrift ,,Veröffentlichungen des Reichsgesundheitsamtes". Außerdem gibt es fortlaufend heraus ,,Die Arbeiten aus dem Reichsgesundheitsamt" und ,,Die medizinal-statistischen Mitteilungen des Reichsgesundheitsamtes".

Im Jahre 1900 ist in Verbindung mit dem Reichsgesundheitsamt gegründet worden

der Reichsgesundheitsrat,

der in folgende 9 Ausschüsse gegliedert ist:

1. Gesundheitswesen im allgemeinen und im besonderen, soweit Wohnung, Heizung, Lüftung, Beleuchtung, Bekleidung, Schule, Bäder, Bestattung und Beförderung von Leichen in Betracht kommen;
2. Ernährungswesen einschl. Fleischbeschau;
3. Wasserversorgung und Beseitigung der Abfallstoffe einschl. der Reinhaltung von Gewässern;
4. Gewerbehygiene;
5. Seuchenbekämpfung einschl. Desinfektion;
6. Heilwesen im allgemeinen, insbesondere auch Unterbringung, Behandlung und Beförderung von Kranken, Angelegenheiten des Heilpersonals;
7. Heilmittel einschl. des Verkehrs mit Giften;
8. Schiffs- und Tropenhygiene;
9. Veterinärwesen einschl. Tierseuchenstatistik, Angelegenheiten des Veterinärpersonals und Fleischbeschau.

Das Reichsarbeitsministerium

hat die Angelegenheiten der sozialen Arbeiterversicherung und Arbeiterwohlfahrt einschl. der Gewerbehygiene zu erledigen.

Dem Reichsarbeitsministerium ist auch das Versorgungswesen für die Kriegsbeschädigten angegliedert worden.

Das Reichsversicherungsamt.

Es nimmt nach den Vorschriften der Reichsversicherungsordnung die Geschäfte der Reichsversicherung als oberste Spruch-, Beschluß- und Aufsichtsbehörde wahr. Seine Tätigkeit erstreckt sich auf die Unfall-, Invaliden- und Hinterbliebenenversicherung sowie seit dem 1. Januar 1914 auch auf die Krankenversicherung, also auf die gesamte öffentlich-rechtliche Arbeiterversicherung. Die statistischen Erhebungen über Stand und Bewegung der Bevölkerung erfolgen durch das

Statistische Reichsamt,

welches dem Reichswirtschaftsministerium untersteht. Es hat folgende Aufgaben:

1. das auf Grund von Gesetzen auf Anordnung der zuständigen Reichsministerien für die Reichsstatistik zu liefernde Material zu sammeln, zu prüfen sowie technisch und wissenschaftlich zu bearbeiten;

2. auf Anordnung der zuständigen Reichsministerien statistische Nachweisungen aufzustellen und sich über statistische Fragen gutachtlich zu äußern.

2. Preußen.

Das Medizinalwesen bildete bis zum 1. April 1911 eine Abteilung im Ministerium für geistliche, Unterrichts- und Medizinalangelegenheiten, jetzt Ministerium für Wissenschaft, Kunst und Volksbildung. Dann wurde die Abteilung dem Ministerium des Innern zugewiesen, von wo es auf Beschluß der preußischen Staatsregierung vom 7. November 1919 zum neugegründeten Ministerium für Volkswohlfahrt gekommen ist. Bei dieser Neuordnung ist auch eine Erweiterung des Geschäftsganges eingetreten, die Aufmerksamkeit verdient.

Bisher wurden von der Medizinalabteilung nur die Angelegenheiten der ärztlichen und zahnärztlichen Hauptprüfung bearbeitet. Die Angelegenheiten der ärztlichen und zahnärztlichen Vorprüfung waren dagegen als Angelegenheiten des ärztlichen und zahnärztlichen Studiums bei der Hochschulabteilung des Ministeriums für Wissenschaft, Kunst und Volksbildung verblieben. Jetzt ist das ganze ärztliche und zahnärztliche Prüfungswesen dem Wohlfahrtsministerium unterstellt. Verblieben ist dem Ministerium für Wissenschaft usw. die Ordnung des medizinischen und zahnärztlichen Studiums und die Erteilung der Erlaubnis zur Führung des außerdeutschen Doktortitels. Der Minister für Volkswohlfahrt, dem jetzt die Medizinalverwaltung unterstellt ist, führt die Aufsicht über das gesamte Medizinalpersonal und die Ausführung der zum Schutze der Volksgesundheit getroffenen Maßregeln. Insbesondere gehören zu seinem Geschäftsbereich die Angelegenheiten der Kreisärzte, Ärzte, Zahnärzte, Apotheker und Nahrungsmittelchemiker, die ärztlichen usw. Angelegenheiten, das praktische Jahr der Mediziner und die Erteilung der Ermächtigung zur Beschäftigung von Medizinalpraktikanten an Instituten und Krankenhausanstalten. Ferner die Erteilung der Approbation als Arzt, Zahnarzt und Apotheker sowie das ärztliche und zahnärztliche Fortbildungswesen. Damit ist der ganze Aufgabenkreis der Medizinalverwaltung noch keineswegs erschöpft, doch würden weitere Einzelheiten in diesem Buche zu weit führen.

Die Medizinalverwaltung bildet eine Abteilung des Wohlfahrtsministeriums und hat die Aufgabe, alle obengenannten Angelegenheiten zu bearbeiten. An der Spitze der Abteilung steht ein Ministerialdirektor, der seit dem 1. Oktober 1911 dem Kreise der Ärzte entnommen ist.

Die Referenten der Abteilung setzen sich zusammen aus Medizinalbeamten, Verwaltungsbeamten und technischen Hilfsarbeitern. Seit einigen Jahren ist auch ein Zahnarzt als Referent einberufen.

Als Fachbeiräte dienen der Medizinalverwaltung:

1. die wissenschaftliche Deputation für das Medizinalwesen.

Sie hat nach der Geschäftsordnung vom 9. Oktober 1888 hauptsächlich die Aufgabe, ,,der Medizinalverwaltung die Benutzung der Ergebnisse der medizinischen Wissenschaft zu erleichtern und als oberste sachverständige Behörde in gerichtlich-medizinischen Angelegenheiten tätig zu sein".

2. Der Apothekerrat.

Er ist Berater des Ministers in Organisations- und Verwaltungsfragen auf dem Gebiete des Apothekenwesens. Auf Befragen des Ministers hat er sich gutachtlich zu äußern und kann auch von sich aus Vorschläge machen.

3. Die technische Kommission für pharmazeutische Angelegenheiten.

Sie ist berufen, für den Minister in einschlägigen Fragen Gutachten abzugeben.

Der Medizinalabteilung ist eine Reihe von Instituten und Anstalten unterstellt. Hier sind zu nennen: das Institut für Infektionskrankheiten, Robert Koch in Berlin, die Landesanstalt für Wasserhygiene in Berlin-Dahlem, die hygienischen Institute in Landsberg a. W. und Beuthen (O.-Schl.), Medizinaluntersuchungsämter, Desinfektorenschulen, Kontroll- und Registrierstationen für Auswanderer und Quarantäneanstalten, Nahrungsmitteluntersuchungsanstalt im Landespolizeibezirk Berlin und die Impfanstalten.

Der Minister für Volkswohlfahrt übt die staatliche Aufsicht und Oberaufsicht aus über:

1. die Ärztekammer und den Ärztekammerausschuß;
2. die Apothekerkammer und den Apothekerkammerausschuß;
3. die Zahnärztekammer.

Die Zahnärztekammer

ist durch Verordnung über die Einrichtung einer Standesvertretung für Zahnärzte vom 16. Dezember 1912 errichtet worden. Mit dem Wortlaut der Verordnung müßte sich jeder Zahnarzt vertraut machen. Er lautet:

§ 1.

Für das Gebiet Preußens wird eine Zahnärztekammer mit dem Sitze in Berlin errichtet.

§ 2.

Der Geschäftskreis der Zahnärztekammer umfaßt die Erörterung aller Fragen und Angelegenheiten, die den zahnärztlichen Beruf, insbesondere die zahnärztliche Fortbildung, die zahnärztlichen Standesinteressen oder die Zahngesundheitspflege betreffen.

Die Zahnärztekammer ist befugt, innerhalb ihres Geschäftskreises Vorstellungen und Anträge an die Staatsbehörden zu richten. Die Staatsbehörden sollen ihr Gelegenheit geben, sich über Fragen ihres Geschäftskreises gutachtlich zu äußern.

§ 3.

Die Mitglieder der Zahnärztekammer werden gewählt. Die Wahl erfolgt getrennt nach Provinzen. Der Landespolizeibezirk Berlin bildet einen eigenen Wahlbezirk. Die Hohenzollernschen Lande gehören zum Wahlbezirke der Rheinprovinz.

Nicht wahlberechtigt und nicht wählbar sind: Militär- und Marineärzte, die zugleich Zahnärzte sind.

Wahlberechtigt und wählbar sind dagegen alle übrigen in Deutschland approbierten Zahnärzte, die innerhalb des Wahlbezirkes ihren Wohnsitz haben, Angehörige des Deutschen Reiches sind und sich im Besitze der bürgerlichen Ehrenrechte befinden. Zahnärzte, die zugleich praktische Ärzte sind, gehören auch zur Zahnärztekammer.

Das Wahlrecht und die Wählbarkeit der im vorhergehenden Absatze bezeichneten Zahnärzte gehen verloren, sobald eines der aufgeführten Erfordernisse bei dem bis dahin Wahlberechtigten nicht mehr zutrifft. Sie ruhen während der Dauer eines Konkurses, während der Dauer des Verfahrens auf Zurücknahme der zahnärztlichen Approbation oder während der Dauer einer gerichtlichen Untersuchung, wenn diese wegen Verbrechen oder wegen solcher Vergehen eingeleitet ist, die den Verlust der bürgerlichen Ehrenrechte nach sich ziehen oder nach sich ziehen können, oder wenn die gerichtliche Haft verfügt ist.

§ 4.

Einem Zahnarzte, der die Pflichten seines Berufs in erheblicher Weise oder wiederholt verletzt, oder sich durch sein Verhalten der Achtung, die sein Beruf erfordert, unwürdig gezeigt hat, ist durch Beschluß des Vorstandes der Zahnärztekammer das Wahlrecht oder die Wählbarkeit oder beides zugleich dauernd oder auf Zeit zu entziehen. Es ist ihm vorher Gelegenheit zu geben, sich über die gegen ihn erhobene Anschuldigung zu äußern. Zu der Beratung und Beschlußfassung über die Entziehung des Wahlrechts ist ein Beauftragter des Ministers für Volkswohlfahrt zuzuziehen; dieser hat das Recht, jederzeit gehört zu werden, hat jedoch kein Stimmrecht.

Gegen den Beschluß steht dem Betroffenen innerhalb vier Wochen von der Zustellung ab die Beschwerde an den Minister für Volkswohlfahrt zu.

Die Bestimmungen über die Entziehung des Wahlrechts finden keine Anwendung auf Zahnärzte, die als solche ein mittelbares oder unmittelbares Staatsamt bekleiden.

§ 5.

Die Wahlen finden alle drei Jahre im November, das erste Mal zu einer vom Minister des Innern zu bestimmenden Zeit, statt. Der dreijährige Zeitraum, für den die Mitglieder gewählt werden, beginnt mit dem Anfange des nächstfolgenden Jahres. Bei der ersten Wahl bestimmt der Minister des Innern Beginn und Dauer der Wahlperiode.

Vor jeder Wahl ist für jeden Wahlbezirk, das erste Mal von dem zuständigen Oberpräsidenten, in künftigen Fällen von dem Vorstande der Zahnärztekammer, eine Liste der Wahlberechtigten aufzustellen. Diese ist in jedem Kreise (Oberamtsbezirk) im Laufe des dritten Monats vor der Wahl vierzehn Tage öffentlich auszulegen, nachdem die Zeit und der Ort der Auslegung vorher öffentlich bekanntgemacht sind. Einwendungen gegen die Liste sind unter Beifügung der erforderlichen Bescheinigungen binnen vierzehn Tagen nach beendigter Auslegung bei dem Vorstande der Zahnärztekammer — das erste Mal bei dem zuständigen Oberpräsidenten — anzubringen. Gegen die hierauf ergehende Entscheidung findet innerhalb vierzehn Tagen Beschwerde an den Minister für Volkswohlfahrt statt, der endgültig entscheidet.

§ 6.

In jedem Wahlbezirke sind zwei Mitglieder der Zahnärztekammer zu wählen. Erreicht jedoch die Zahl der Wahlberechtigten in einem Wahlbezirke 200, so sind drei Mitglieder zu wählen; für jede fernere Vollzahl von 200 Wahlberechtigten ist ein weiteres Mitglied zu wählen. Für jedes Mitglied ist ein Stellvertreter zu wählen. Wie viele Mitglieder und Stellvertreter hiernach auf jeden Wahlbezirk entfallen, wird von dem Minister für Volkswohlfahrt auf Grund der endgültig festgestellten Listen der Wahlberechtigten bestimmt.

Die Wahlzeit (Beginn und Ende der Wahlfrist) wird von dem Vorstande der Zahnärztekammer, das erste Mal von dem Minister des Innern, festgesetzt und ausgeschrieben; dabei ist zugleich die Zahl der zu wählenden Mitglieder und Stellvertreter bekanntzumachen. Es wird durch Stimmzettel gewählt, die an den Vorstand der Zahnärztekammer, das erste Mal an den zuständigen Oberpräsidenten, zu senden sind. Jeder Stimmzettel muß Namen, Stand und Wohnort des Wählenden, der von ihm gewählten Mitglieder und der von ihm gewählten Stellvertreter enthalten und rechtzeitig bis zu dem bekanntgemachten Ende der Wahlfrist eingereicht werden.

Ungültig sind:
1. Stimmzettel, die die Person des Wählenden nicht erkennen lassen oder die von einer nicht wahlberechtigten Person ausgestellt sind;
2. Stimmzettel, die keinen oder keinen lesbaren Namen enthalten;
3. Stimmzettel, auf denen mehr Namen als zu wählende Personen verzeichnet sind;
4. Stimmzettel, die einen Vorbehalt oder Einspruch enthalten;
5. Stimmzettel, soweit sie die Person des Gewählten nicht unzweifelhaft erkennen lassen oder den Namen einer nicht wählbaren Person bezeichnen oder der Angabe entbehren, ob der Benannte als Mitglied oder als Stellvertreter gewählt worden ist.

Gewählt sind diejenigen, die die meisten Stimmen auf sich vereinigen. Bei Stimmengleichheit entscheidet das Los. Das Ergebnis der Wahl ist das erste Mal von dem zuständigen Oberpräsidenten, demnächst von dem Vorstande der Zahnärztekammer innerhalb acht Tagen nach Ablauf der Wahlfrist festzustellen. Die Wahl ist dem Gewählten mit der Aufforderung mitzuteilen, sich über die Annahme oder Ablehnung binnen acht Tagen zu erklären.

Wer diese Erklärung nicht abgibt, wird als ablehnend betrachtet; an seine Stelle tritt, wer die nächstmeisten Stimmen erhalten hat. Das Ergebnis der Wahl ist dem Minister für Volkswohlfahrt anzuzeigen und von diesem bekannt zu machen.

Jede Wahl verliert ihre Wirkung mit dem gänzlichen oder zeitweisen Aufhören einer der für die Wählbarkeit vorgeschriebenen Bedingungen. Der Vorstand der Zahnärztekammer hat darüber zu bestimmen, ob einer dieser Fälle eingetreten ist.

§ 7.

Die Mitglieder der Zahnärztekammer verwalten ihr Amt als Ehrenamt.

Für die Teilnahme an den Sitzungen der Kammer und des Vorstandes können ihnen Reiseentschädigungen gewährt werden.

§ 8.

In dem auf die Wahl folgenden Monate Januar sind die Mitglieder der Zahnärztekammer von dem Minister für Volkswohlfahrt zur Wahl des Vorstandes zusammenzuberufen. Das erste Mal kann der Minister des Innern die Mitglieder auch zu einer andern Zeit zusammenberufen.

In der Wahlversammlung führt ein Beauftragter des Ministers für Volkswohlfahrt den Vorsitz.

Der Vorstand ist für die Dauer der Wahlperiode der Zahnärztekammer zu wählen und hat aus einem Vorsitzenden und mindestens zwei Mitgliedern zu bestehen.

Die Zahnärztekammer beschließt mit dieser Maßgabe nach absoluter Stimmenmehrheit, wie viele Vorstandsmitglieder zu wählen sind. Für den Vorsitzenden und jedes Mitglied des Vorstandes ist zugleich ein Stellvertreter zu wählen. Der Vorstand führt auch nach Ablauf der Wahlperiode bis zum Amtsantritte des neuen Vorstandes die Geschäfte einstweilen weiter.

Die Wahl erfolgt in geheimer Abstimmung durch Stimmzettel in besonderen Wahlgängen. Die Wahl kann durch Zuruf erfolgen, wenn von keiner Seite Widerspruch erhoben wird.

Der Vorsitzende wird zuerst gewählt.

Ungültige Stimmzettel (§ 6, Abs. 3) werden als nicht abgegeben betrachtet. Über die Gültigkeit entscheidet die Zahnärztekammer.

Gewählt ist, wer die absolute Stimmenmehrheit erhalten hat. Ergibt sich keine absolute Stimmenmehrheit, so wird zu einer engeren Wahl zwischen denjenigen zwei Personen geschritten, die die meisten Stimmen erhalten haben. Bei Stimmengleichheit entscheidet das von dem Vorsitzenden zu ziehende Los darüber, wer auf die engere Wahl zu bringen oder wer als schließlich gewählt zu betrachten ist. Die Gewählten haben sich über die Annahme der Wahl, sofern sie anwesend sind, sofort, andernfalls nach Mitteilung der auf sie gefallenen Wahl durch den Minister für Volkswohlfahrt, binnen acht Tagen zu erklären.

Wer diese Erklärung nicht abgibt, wird als ablehnend betrachtet.

§ 9.

Der Vorstand vertritt die Zahnärztekammer nach außen und vermittelt ihren Verkehr mit den Staatsbehörden.

Der Vorstand faßt seine Beschlüsse nach Stimmenmehrheit. Bei Stimmengleichheit entscheidet die Stimme des Vorsitzenden. Nur eine Entziehung des Wahlrechts oder der Wählbarkeit gilt bei Stimmengleichheit als abgelehnt.

Der Vorstand ist beschlußfähig, wenn mehr als die Hälfte seiner Mitglieder oder deren Stellvertreter anwesend ist. Besteht der Vorstand nur aus dem Vorsitzenden und zwei Mitgliedern, so ist zur Beschlußfähigkeit die Teilnahme aller Mitglieder nötig. Er kann durch briefliche Abstimmung beschließen, sofern nicht ein Mitglied mündliche Abstimmung verlangt oder über die Entziehung des Wahlrechts oder der Wählbarkeit zu beschließen ist.

§ 10.

Der Vorsitzende hat die laufenden Geschäfte der Zahnärztekammer und des Vorstandes zu führen, ihre Beschlüsse auszuführen oder deren Ausführung zu überwachen.

Er beruft die Versammlungen der Zahnärztekammer und des Vorstandes und leitet in beiden die Verhandlungen. Die Zahnärztekammer muß berufen werden, wenn die Hälfte ihrer Mitglieder unter Angabe des zu verhandelnden Gegenstandes schriftlich darauf anträgt oder wenn der Vorstand es beschließt.

Der Vorstand muß einberufen werden, wenn in gleicher Weise zwei Vorstandsmitglieder es beantragen.

Der Vorstand und die Zahnärztekammer werden durch schriftliche Einladung berufen, die spätestens vierzehn Tage vor der Versammlung eingeschrieben zur Post zu geben ist.

Bei der Einberufung der Zahnärztekammer muß der Gegenstand, über den in der Versammlung beschlossen werden soll, bezeichnet werden. Über andere Gegenstände, mit Ausnahme des Antrags auf abermalige Berufung der Zahnärztekammer, darf ein Beschluß nicht gefaßt werden.

§ 11.

Die in jedem Wahlbezirke gewählten Stellvertreter werden in der Reihenfolge einberufen, in der sie der Stimmenzahl nach gewählt sind. Bei Stimmengleichheit entscheidet das Los.

Mitglieder oder Stellvertreter, die am Erscheinen bei einer Vorstands- oder Kammersitzung verhindert sind, haben dies rechtzeitig anzuzeigen. Unterläßt ein Kammermitglied diese Anzeige wiederholt, so kann die Kammer ein für allemal beschließen, statt seiner einen Stellvertreter einzuberufen.

§ 12.

Die Kammer ist beschlußfähig, wenn mehr als die Hälfte der Mitglieder oder Stellvertreter anwesend ist.

Sie faßt alle Beschlüsse mit Stimmenmehrheit, bei Stimmengleichheit entscheidet die Stimme des Vorsitzenden. Im übrigen regelt sie ihre Geschäftsordnung selbständig.

§ 13.

Die Kosten der ersten Wahl zur Zahnärztekammer sowie der von dem Minister des Innern ausgehenden Veröffentlichung des Ergebnisses der Wahlen trägt der Staat.

Im übrigen bleibt es der Zahnärztekammer überlassen, für die Bereitstellung der erforderlichen Mittel selbst zu sorgen.

§ 14.

Die allgemeine Staatsaufsicht über die Zahnärztekammer und deren Vorstand wird durch den Minister für Volkswohlfahrt geführt. Der Minister ist insbesondere befugt, die Schriftstücke der Kammer jederzeit einzusehen, Gegenstände zur Beratung zu stellen, die Einberufung der Kammer oder des Vorstandes zu verlangen oder selbst zu veranlassen und an den Vorstands- oder Kammersitzungen mit dem Rechte auf jederzeitiges Gehör teilzunehmen. Mit der Ausübung dieser Rechte kann er einen oder mehrere Kommissare beauftragen. Vor Anberaumung der Sitzungen des Vorstandes und der Kammer ist ihm die Tagesordnung vorzulegen. Er darf anordnen, daß Gegenstände, deren Erörterung nicht zur Zuständigkeit der Kammer gehört oder dem Wohle des Staates oder Reichs zuwiderläuft, von der Tagesordnung abgesetzt werden. Wenn die Kammer seinen Anordnungen zuwiderhandelt oder sich sonst gesetzwidriger Handlungen oder Unterlassungen schuldig macht, durch die das Gemeinwohl verletzt wird, oder wenn sie andere als die ihr zustehenden Zwecke verfolgt, kann er die Kammer auflösen und Neuwahlen anordnen. Über den Zeitpunkt der Neuwahlen bestimmt er in diesem Falle. Im übrigen ist bei diesen Wahlen und bei der Einberufung der neugewählten Kammern nach den in den §§ 5, 6, 8 für die ersten Wahlen gegebenen Vorschriften zu verfahren.

Kommentar

zur Verordnung, betr. die Einrichtung einer Standesvertretung der Zahnärzte und die Wünsche der Zahnärzte nach einer Änderung der Verordnung.

Zu § 2. Der bisherige schriftliche Verkehr zwischen Zahnärztekammer und dem Ministerium zeigt eine Anzahl von Eingaben, die sich auf die Förderung zahnärztlicher Interessen beziehen. In letzter Zeit standen zwei Fragen im Vordergrunde des Schriftverkehrs, die nach Ansicht der Zahnärztekammer dringend einer Regelung bedürfen. Es handelt sich um die Einführung der Ehrengerichtsbarkeit für die Zahnärzte und die Gewährung des Umlagerechtes für die Zahnärztekammer. Die Zahnärzte wünschen dieselben Einrichtungen, wie sie die Ärzte bereits besitzen. Derartige Einrichtungen können nicht durch ministerielle Verfügung, sondern nur durch Gesetz geschaffen werden.

Zu § 4. Der § 4 erscheint vielen Zahnärzten besonders änderungsbedürftig. Die schwierige wirtschaftliche Lage des Zahnärztestandes übt einen ungünstigen Einfluß auf die Hochhaltung der Standesanschauung aus. Deshalb hat eine Bewegung eingesetzt, um der Zahnärztekammer ein schärferes Vorgehen gegen die Berufsgenossen zu ermöglichen, die sich „standesunwürdig" benommen haben.

Ferner sind Klagen laut geworden, daß der Vorstand der Zahnärztekammer die Beschuldigten nicht genügend hört. Der Wortlaut in § 4 heißt ganz allgemein: „Es ist ihm (dem beschuldigten Zahnarzt) vorher Gelegenheit zu geben, sich über die gegen ihn erhobene Anschuldigung zu äußern." Das ganze Verfahren ist nicht genau festgelegt, und durch diesen Mangel wird seine Ausführung erschwert.

Ein mündliches Verfahren, wie es die ärztlichen Ehrengerichte besitzen, ist nicht vorgesehen und würde auch über den Rahmen der Verordnung hinausgehen. Man kann schon aus wirtschaftlichen Gründen nicht verlangen, daß mehrere Zeugen aus Ostpreußen oder vom Rhein zur Feststellung von Tatsachen etwa nach Berlin kommen sollen. Störend ist hierbei besonders, daß es nur eine Zahnärztekammer in Preußen gibt. Hätten wir Provinzkammern, so wäre das Beschwerdematerial gegen beschuldigte Zahnärzte leichter zu bearbeiten. In der Sitzung der Kammer am 14. und 15. März 1921 hat dieselbe jedoch beschlossen, daß an der bisherigen preußischen Einheitskammer festgehalten wird.

Zu § 6. Bei den Zahnärzten der Großstädte besteht der Wunsch nach einem gleichen Wahlrecht für die Kammer. Es wird nach Wahlbezirken gewählt, wobei jede preußische Provinz wie auch der Landespolizeibezirk Berlin einen Wahlbezirk bilden. Dieses hat z. B. bei der ersten Wahl der Zahnärztekammer zu folgendem Ergebnis geführt:

In Ostpreußen waren wahlberechtigt 66 Zahnärzte,
,, Hessen-Nassau ,, ,, 187 ,,
,, Berlin ,, ,, 709 ,,

Danach haben bei der ersten Wahl zur Zahnärztekammer 33 wahlberechtigte Zahnärzte in Ostpreußen denselben Einfluß ausgeübt, wie 93,5 in Hessen-Nassau und 141,8 in Berlin. Man muß wünschen, daß diese Verhältnisse bald geändert werden.

Auch die Wahlordnung erscheint den Zahnärzten reif für eine Reform. In der Sitzung in diesem Jahre am 14. und 15. März hat die Zahnärztekammer folgenden Antrag angenommen:

„Die Wahlordnung für die Zahnärztekammer möge dahin geändert werden, daß es unzulässig ist, daß in einem Umschlag mehr als ein Zettel enthalten ist.

Sind in einem Umschlage mehrere Zettel enthalten, so sind diese ungültig.

Streichungen auf einem gedruckten Wahlzettel sind besonders unterschriftlich zu bestätigen.

Die Umschläge dürfen nur einzeln versandt werden.

Der Kammervorstand soll zugleich mit der Aufforderung zur Wahl Umschläge versenden, auf denen durch Aufdruck der Inhalt als Wahlzettel kenntlich gemacht ist.

Die Öffnung dieser kenntlich gemachten Umschläge und Feststellung des Wahlergebnisses hat durch den Gesamtvorstand in einer zu diesem besonderen Zwecke anzuberaumenden Vorstandssitzung zu erfolgen."

Zu §§ 8, 9, 10. Nach § 8 der Verordnung ist die Wahl des Vorstandes der Kammer so geregelt, daß dieser für die Dauer der Wahlzeit der Kammer, also auf drei Jahre, gewählt wird. Zugleich mit dem Vorstande wird für jedes Vorstandsmitglied ein Stellvertreter gewählt. Diese Stellvertreter rücken der Reihe nach in den Vorstand ein, wenn ein Vorstandsmitglied vorzeitig ausscheidet oder am Erscheinen verhindert ist.

Würde der Gesamtvorstand während der Wahlzeit sein Amt niederlegen, so würden nach § 8 die Stellvertreter den neuen Vorstand bilden.

Weiter wäre es möglich, daß mit dem Vorstande auch ein Teil der Stellvertreter ihr Amt niederlegten, so daß der Vorstand der Kammer, der nach Kammerbeschluß aus fünf Mitgliedern bestehen soll, nicht besetzt werden könnte. Es taucht nun die Frage auf, ob, falls eine solche Situation während einer Vollsitzung

Die Organisation der Medizinalbehörden in Preußen.

einträte, es möglich wäre, in derselben Sitzung eine Neuwahl des Vorstandes sofort vorzunehmen. Auf diese Frage ist folgende Antwort erteilt worden. Nach dem Beschluß der Zahnärztekammer vom 31. Januar 1920 soll der Vorstand in der laufenden Wahlzeit einschließlich des Vorsitzenden aus fünf Mitgliedern bestehen. Für ein ausscheidendes oder behindertes Vorstandsmitglied tritt einer der ebenfalls am 31. Januar 1920 gewählten Stellvertreter ein. Scheiden alle fünf Vorstandsmitglieder aus, so können sie demnach durch die fünf Stellvertreter ersetzt werden. Wenn neben Vorstandsmitgliedern auch Stellvertreter ausscheiden, so dürfte, in entsprechender Anwendung des § 9, Abs. 3 der Verordnung der Vorstand beschlußfähig bleiben, sofern die Gesamtzahl der alsdann dem Vorstande noch angehörenden Mitglieder und Stellvertreter mehr als die Hälfte der gewählten Mitglieder, in vorliegendem Falle also mindestens drei, beträgt. Dann müßte aber alsbald die Zahnärztekammer den Vorstand durch eine Zuwahl von Vorstandsmitgliedern und Stellvertretern ergänzen. Der Fall, daß die Gesamtzahl der Vorstandsmitglieder und Stellvertreter sich während der Wahlzeit so verringert, daß nicht mehr die in § 9, Abs. 3 bestimmte Mindestzahl erreicht wird, ist in der Verordnung nicht vorgesehen.

Daß die Zahnärztekammer in derselben Sitzung, in der das Ausscheiden der Vorstandsmitglieder oder Stellvertreter erfolgt, eine Neu- oder Zuwahl vornehmen kann, ist nicht möglich. Nach § 10 letzter Absatz darf die Zahnärztekammer nur über solche Gegenstände Beschluß fassen, die bei Einberufung der Kammer als Gegenstand der Beratung bezeichnet worden sind. Hiervon gibt es nur eine Ausnahme, die in § 10 vorgesehen ist.

Zu § 13. Jede Neuwahl der Zahnärztekammer verursacht große Ausgaben wegen der Erfüllung der Vorschriften im § 5.

In den Kreisblättern muß der Ort und die Zeit der Auslegung der Liste der Wahlberechtigten öffentlich bekannt gegeben werden. Verschiedene Versuche des Vorstandes der Kammer, die Übernahme dieser Kosten auf Staatsfonds zu veranlassen, konnten wegen des Wortlautes des § 13 keinen Erfolg haben. Hier heißt es ausdrücklich: ,,Im übrigen bleibt es der Zahnärztekammer überlassen, für die Bereitstellung der erforderlichen Mittel selbst zu sorgen."

Bisher konnte die Zahnärztekammer ihre Verpflichtungen aus den Einnahmen gut erfüllen und sogar erhebliche Überschüsse erzielen. Bei dem starken Nachwuchs des Zahnärztestandes kann man zu der wirtschaftlichen Lage der Zahnärztekammer auch für die Zukunft unbedingt Vertrauen haben.

Zu § 14. Die allgemeine Staatsaufsicht über die Zahnärztekammer besteht darin, darauf zu achten, daß die Kammer die ihr gestellten Aufgaben nicht überschreitet und auch sonst nichts tut, was das Staatsinteresse verletzt. Ist somit das Verhältnis des Staates zur Zahnärztekammer umschrieben, so haben weite Zahnärztekreise auch ein Interesse an der Klärung der Frage gezeigt, ob die Zahnärztekammer gegenüber den zahnärztlichen Organisationen auf eine besondere Stellung Anspruch hat. Auf eine Anfrage ist der Bescheid erteilt worden, daß die Vorschriften der Verordnung über die Zusammensetzung der Kammer sowie die Wahlen selbst, die in gewisser Hinsicht unter Aufsicht der Staatsregierung stattfinden, die Gewähr dafür bieten, daß einerseits die Zahnärzte aller preußischen Gebietsteile eine Vertretung in der Kammer erlangen und andererseits der Kammer diejenigen Mitglieder angehören, welche jeweils das besondere Vertrauen ihrer Berufsgenossen genießen. Die Zahnärztekammer ist keine Behörde, sie ist aber eine staatliche Einrichtung, die im Verhältnis zur Staatsregierung gegenüber privaten Verbänden und Vereinigungen preußischer Zahnärzte eine besondere Stellung einnimmt.

Den Zentralbehörden folgen die Provinzialinstanzen.

An der Spitze der Verwaltung jeder preußischen Provinz steht der

Oberpräsident.

Er ist zuständig für alle über die ganze Provinz oder über den Bereich eines Regierungsbezirks sich erstreckenden Angelegenheiten des öffentlichen Gesundheitswesens. Hinsichtlich der Anlage, des Baues und der Errichtung von Krankenhäusern, der Berufspflichten der Hebammen, der Einrichtung der Leichenschau usw. hat er häufig Polizeiverordnungen mit Zustimmung des Provinzialrats zu erlassen.

Die Konzessionierung neuer Apotheken liegt in seiner Hand.

Er führt die Aufsicht über die Ärzte- und Apothekerkammer der Provinz sowie den Geschäftsbetrieb des ärztlichen Ehrengerichts, bei dem sein Beauftragter die Anklage zu vertreten hat. Er kann jederzeit

die Regierungs- und Medizinalräte

bei den Regierungspräsidenten zur Bearbeitung von Medizinalangelegenheiten heranziehen.

In dem ihm unterstellten Provinzialmedizinalkollegium, dessen Vorsitzender er ist, hat er eine beratende Fachbehörde.

Die Organisation der Medizinalbehörden in Preußen.

Das Provinzialmedizinalkollegium setzt sich zusammen aus:
1. dem Regierungs- und Medizinalrat am Amtssitz des Oberpräsidenten;
2. drei ordentlichen, nebenamtlich angestellten Mitgliedern, die vielfach Universitätsprofessoren sind;
3. drei Medizinalassessoren, darunter je ein Apotheker und ein Tierarzt.

Die Ernennung erfolgt durch den Minister.

Hierzu kommen noch zwei für außerordentliche Sitzungen von der Ärztekammer zu wählende Mitglieder.

Der Regierungspräsident

— in Berlin der Polizeipräsident — ist die eigentliche ausübende Aufsichtsinstanz auf dem Gebiete des öffentlichen Gesundheitswesens. Ihm dient als medizinischer technischer Beirat

der Regierungs- und Medizinalrat.

Zum Geschäftsbereich des Regierungspräsidenten gehören namentlich die Überwachung des gesamten Arzneimittelverkehrs, die Bekämpfung übertragbarer Krankheiten und die Aufsicht über das Medizinalpersonal im Bezirke.

Kreis- und Ortsinstanz.

In den Landkreisen ist dem Landrat unbeschadet der Aufgaben, die der örtlichen Polizeiverwaltung zufallen, auch die verantwortliche Leitung der Medizinal- und Sanitätspolizei anvertraut. Er hat die Verpflichtung, auf das öffentliche Gesundheitswesen in seinem Kreise zu achten, bei Seuchen und übertragbaren Krankheiten die geeigneten Maßregeln zu treffen, Sorge dafür zu tragen, daß den Erkrankten notwendige Hilfe wird usw. Der technische Berater des Landrates und der örtlichen Polizeiverwaltung ist

der Kreisarzt.

Er ist der staatliche Gesundheitsbeamte. Zu seiner Unterstützung sind in großen Land- und Stadtkreisen Kreisassistenzärzte angestellt. Aus der eingehenden Dienstanweisung für die Kreisärzte vom 1. Oktober 1901 ist hervorzuheben, daß der Kreisarzt das Apotheken- und Hebammenwesen, das niedere Heilpersonal, die Heilanstalten, die Trinkwasserversorgung zu überwachen, jedes Kanalisationsprojekt, jeden Krankenhaus-, jeden Schulneu- oder Erweiterungsbau zu begutachten hat und innerhalb eines Zeitraumes von 5 Jahren die einzelnen Ortschaften und Schulen seines Amtsbezirks besichtigen soll.

II. Gesetzgebung und Zahnheilkunde.

Von

Paul Ritter.

1. Medizinalgesetzgebung.

Der Zahnarzt ist der Arzt in der Zahnheilkunde. Sein Beruf ist also die Ausübung eines speziellen Teiles der Heilkunde. Seine Tätigkeit erstreckt sich nicht nur auf die Behandlung und Beratung von Zahn- und Mundkrankheiten, sondern auch auf die Entfernung von Zähnen, die möglichste Erhaltung derselben durch Füllungen, die Behandlung der Wurzelkanäle nach den neuesten Methoden, die Herstellung von Kronen- und Brückenarbeiten und Zahnersatz. Es fallen ferner in das Gebiet des approbierten Zahnarztes auch diejenigen lokalen Erkrankungen der Kiefer, welche mit kranken Zähnen in Verbindung stehen sowie die allgemeinen Störungen der Gesundheit, welche auf dem Wege der Nerven- oder Lymphbahn durch Reizzustände in der Mundhöhle unterhalten werden und ärztliche Behandlung erheischen. Der Behandlung allgemeiner Erkrankungen wird sich der Zahnarzt ebenso enthalten müssen wie der allgemeine Arzt der speziellen Behandlung von Zahnkrankheiten. Die Approbation des Zahnarztes ist also eine begrenzte, seine Tätigkeit erstreckt sich auf die Organe der Mundhöhle. Krankheiten des übrigen Körpers, welche in keiner Beziehung zur Mundhöhle stehen, ist er kraft seiner Approbation zu behandeln nicht ermächtigt. Tut er es dennoch, so handelt er zwar nicht strafbar, da die Ausübung der Heilkunde jedem freisteht, aber er wird für den Schaden verantwortlich, den der Patient etwa durch ungenügende Behandlung erleidet. Der Zahnarzt darf sich, wenn er nicht zugleich als Arzt approbiert ist, nicht als Spezialarzt für Zahn- und Mundkrankheiten bezeichnen (Entsch. d. Oberlandesg. Dresden vom 10. Oktober 1906, des Kammerg. vom 25. November 1909). Allerdings ist jeder Zahnarzt ein Spezialarzt für Zahn- und Mundkrankheiten, er darf aber nur den Titel „Zahnarzt" führen, nicht einen andern arzt-

Gesetzgebung und Zahnheilkunde. 17

ähnlichen Titel, der zu Verwechselungen im Publikum führen kann. Wohl aber darf er sich Spezialist für ein im Rahmen seiner Approbation liegendes Gebiet nennen. Hierbei hat er jedoch auf die Standesorganisation Rücksicht zu nehmen, welche dieses Recht, sich Spezialist, z. B. für Orthodontie, zu bezeichnen, nur solchen Zahnärzten zugesteht, welche sich hervorragend mit dem betreffenden Gebiet befaßt haben.

Andererseits berechtigt die Approbation als Arzt diesen nicht zur Ausübung der Praxis unter der Bezeichnung „Zahnarzt" oder unter einem gleichbedeutenden Titel. Er kann auch nur unter dem Schutze der Gewerbefreiheit Zahnkrankheiten gelegentlich behandeln. Will er sich aber als Zahnarzt oder als Spezialarzt für Zahn- und Mundkrankheiten bezeichnen, so bedarf er der besonderen zahnärztlichen Approbation (Urteile des Reichsg. vom 11. Juni 1907, vom 7. Februar 1908 [unlauterer Wettbewerb]). Nach einem Urteil des Reichsgerichtes vom Jahre 1906 können Ärzte nicht Gutachter sein für Angelegenheiten der Zahnheilkunde.

Für das Verhältnis des Zahnarztes zum **Apotheker** kommt folgendes in Betracht. Gerade die Berechtigung des approbierten Zahnarztes, gleich den übrigen Ärzten differente Medikamente mittels eines Rezeptes verschreiben zu dürfen (Verordnung des Bundesrates vom 13. Mai 1896), legt ihnen besondere Vorsicht und Sorgfalt nach dieser Hinsicht auf. Er wird gut tun, die Patienten zur Ausführung seiner schriftlichen Verordnungen in die Apotheke, nicht in die Drogenhandlung, zu senden, weil der Apotheker verpflichtet ist, Medikamente nicht anzufertigen, welche die Maximaldosis überschreiten; der Apotheker hat dann die Verpflichtung, sich an den ordinierenden Arzt oder Zahnarzt zu wenden, im Streitfalle an den Kreisarzt.

Ärzten ist das Selbstdispensieren von Arzneien verboten; nur an Orten, wo keine öffentliche Apotheke vorhanden ist, dürfen sie eine mit den notwendigsten Arzneimitteln versehene kleine Hausapotheke halten, jedoch nicht zum Wiederverkauf, sondern nur zum Gebrauch in der eigenen Praxis (Preußische Apotheker-Ordnung vom 11. Oktober 1801). Dies gilt auch für Zahnärzte; gestattet ist diesen indessen die Abgabe kosmetischer Zahn- und Mundreinigungsmittel (Erlaß vom 16. Dezember 1893).

Der Zahnarzt hat nicht das Recht, Fehler des Apothekers durch Verweis zu rügen, sondern kann ihn höchstens auf Fehler hinweisen; im Streitfalle kann er sich beschwerdeführend an den Kreisarzt wenden (Erlaß vom 10. März 1859). Glaubt der Apotheker Fehler oder Irrtümer des Arztes in Rezepten zu finden, so muß er dies in höflicher Form dem Arzt mitteilen. Besteht dieser auf Anfertigung der Verordnung, so hat der Apotheker dem Kreisarzt Anzeige zu erstatten. Verboten ist in Preußen den Ärzten, eine bestimmte Apotheke durch Empfehlung zu bevorzugen (Medizinaledikt vom 17. September 1725, anerkannt vom Oberverwaltungsgericht durch Urteil vom 27. März 1897). Den Apothekern andererseits ist verboten, mit Ärzten über die Zuwendung von Arzneiverordnungen Verträge zu schließen (Apotheker-Betriebsordnung § 38). Nach § 30 der Preußischen Apotheken-Betriebsordnung gehen die vom Arzt als „eilig" bezeichneten Verordnungen allen anderen vor.

Die Anwendung des Chloroforms ist den Zahnärzten schon seit Erlaß der Ministerialverfügung vom 29. November 1860 in Preußen gestattet.

Der Zahnarzt kann Gifte als Arznei verordnen, aber er darf sie dem Patienten nicht überlassen, auch nicht unentgeltlich (Entsch. d. Reichsg. i. Strafs., Bd. III, S. 119). Erlaubt ist Anwendung bei Patienten in der Weise, daß sie durch den Gebrauch sofort verbraucht werden (Entsch. d. Reichsg. i. Strafs., Bd. 33, S. 305). Zubereitung und Anwendung von Giften zum eigenen persönlichen Gebrauch ist gestattet.

Ein scharfer Unterschied zwischen Arznei und Gift besteht im medizinischen Sinne nicht. Unter „Gift" verstehen wir einen Stoff, der durch seine chemischen Eigenschaften das Leben schädigt oder vernichtet; unter „Arznei" einen chemischen Körper, der Heilzwecken dient. Von dem approbierten Zahnarzte muß erwartet werden, daß er die von ihm als Arzneimittel verwendeten chemischen Stoffe in der richtigen Weise anwendet (siehe Pharmakologie für Zahnärzte von Prof. Dr. Müller, Verlag von Hermann Meußer, Berlin).

2. Gewerbeordnung.

Der Zahnarzt ist kein Gewerbetreibender, auch der technische Teil seiner Tätigkeit dient der Heilkunde. Daher finden die Bestimmungen der Gewerbeordnung und des Handelsgesetzbuches auch keine Anwendung auf die Gehilfen, Techniker, Lehrlinge und Empfangsdamen oder Bureaugehilfinnen des Zahnarztes. Es gelten vielmehr nur die Bestimmungen des Bürgerlichen Gesetzbuches über den Dienstvertrag (BGB. § 611ff.). Da der Zahnarzt kein Gewerbetreibender ist, so kann er auch nicht wie ein solcher sein Gewerbe, d. h. in diesem Falle seine Praxis, verkaufen, auch keine Konkurrenzklauseln vereinbaren. Er unterliegt auch nicht den für Gewerbetreibende gültigen Steuergesetzen. Jedoch ist die Einordnung des zahnärztlichen Berufes in den Gewerbestand nicht ausgeschlossen. Da die einzelnen Bundesstaaten selbständig die direkten Steuern bestimmten, so konnten sie Zahnärzte zur Gewerbesteuer veranlagen, wie dies z. B. in Hamburg und Elsaß-Lothringen geschehen ist. Die Gewerbeordnung findet im übrigen nur insoweit Anwendung, als sie ausdrückliche Bestimmungen hierüber enthält (siehe Gewerbeordnung § 6). Da nach der Gewerbeordnung die Ausübung der Heilkunde freigegeben ist, kann jedermann die Zahnheilkunde betreiben, ohne eine Approbation zu besitzen, nur darf er sich nicht Zahnarzt nennen oder einen ähnlichen Titel führen (§§ 29 und 147, 3 RGO.). Im Gegensatz zum Zahnarzt unterliegt der Nichtapprobierte als Gewerbetreibender der Gewerbesteuer und kann beim Gewerbegericht verklagt werden. Seine Angestellten sind Gewerbegehilfen. Er kann Konkurrenzklauseln vereinbaren, auch kann er sein Geschäft, d. h. seine Praxis, beliebig verkaufen. Die besonderen Rechte und Pflichten der Zahnärzte hat er nicht.

Die für den Zahnarzt in Frage kommenden Bestimmungen der Gewerbeordnung sind folgende:

1. Die Approbation. Dieselbe ist das Zeugnis der zuständigen Behörden über den erfolgten Befähigungsnachweis des Zahnarztes und wird nach einem amtlichen Muster ausgefertigt (§ 29 RGO.). Mit der Approbation erwirbt der Zahnarzt das ausschließliche Recht, als Zahnarzt von Staat oder Gemeinde anerkannt oder mit amtlichen Funktionen betraut zu werden. Sie kann wegen sittlicher oder strafrechtlicher Verfehlungen versagt oder auch entzogen werden (§ 53 RGO.). Die Namen der Approbierten werden in den vom Bundesrat bestimmten Amtsblättern veröffentlicht. Mit der Approbation erwirbt der Zahnarzt ferner das Recht, sich nach Belieben in jedem Bundesstaat des Reiches niederzulassen (§ 29 RGO.). Diese Freizügigkeit kann weder durch Vertrag, weil dieser öffentliches Recht nicht ändern kann, noch durch Landesrecht, welches Reichsrecht nicht umstoßen kann, aufgehoben werden. Nur die nach dem Gesetz über die Freizügigkeit vom 1. November 1867 (§§ 3, 4) mögliche Abweisung wegen Verarmung und polizeiliche Ausweisung wegen Strafen ist gegebenenfalls auch gegen Zahnärzte anwendbar. In Preußen können bestrafte Personen ausgewiesen werden, wenn sie mit Zuchthaus, Arbeitshaus oder sonst derart bestraft sind, daß sie für die öffentliche Sicherheit oder Moral gefährlich erscheinen (Gesetz vom 31. Dezember 1842, § 2).

2. Die Konzessionspflicht der Privatheilanstalten. Ist der Zahnarzt Inhaber einer solchen, so wird er als Gewerbetreibender angesehen; er wird es auch, wenn er einen rein technischen Geschäftsbetrieb eröffnet (RGO. § 30).

3. Gewerbebetrieb im Umherziehen. Die Ausübung der Heilkunde im Umherziehen ist nur den in Deutschland approbierten Medizinalpersonen gestattet (RGO. § 56a).

4. **Die Zulässigkeit von ärztlichen Taxen*).** Die Dienstleistung des Zahnarztes in Ausübung seines Berufes begründet für ihn stets den Anspruch auf Bezahlung. Gemäß § 80 der Gewerbeordnung können von den Zentralbehörden als Norm Taxen festgesetzt werden. Dieselben sind in den Gebührenordnungen festgelegt worden, deren Anwendung dem Zahnarzt in der Höhe je nach den besonderen Umständen des Falles freigestellt ist. Jedoch ist es auch erlaubt, die Gebühren frei außerhalb der Taxe zu vereinbaren, wobei vorausgesetzt wird, daß die Güte der Leistung der Forderung entspricht und die Höhe der Forderung in berechtigten Grenzen bleibt. Geschieht eine Vereinbarung nicht, so gilt in erster Linie die Taxe, und wo eine solche nicht besteht, die übliche Vergütung, d. h. diejenige, die im Streitfall vom Gericht als angemessen zugebilligt wird (BGB. § 612). Eine Vereinbarung ist nur anfechtbar bei Irrtum, Betrug (Wucher), unter Ausnutzung der Unerfahrenheit, wenn ein Werk sehr wenig Wert hat, oder bei Verstoß gegen die guten Sitten (Standesinteressen).

5. **Die Aufhebung des Kurierzwanges.** Gemäß § 144 der RGO. werden die früher für Medizinalpersonen gültigen besonderen Bestimmungen, welche ihnen unter Androhung von Strafen einen Zwang zu ärztlicher Hilfe auferlegten, aufgehoben. Nur auf Ersuchen der Polizei muß jedermann, also auch der Zahnarzt, bei Unglücksfällen oder gemeiner Gefahr oder Not Hilfe leisten, z. B. zur Rettung eines Verunglückten, dem ein Gebiß in die Luftröhre gerutscht ist. Diese in § 360, Nr. 10, des StrGB. angeordnete Pflicht zur Nothilfe ist eine allgemeine Bürgerpflicht, der jeder (bei Strafe bis 150 Mark oder Haft) nachkommen muß, wenn er es ohne eigene erhebliche Gefahr tun kann. Sonst aber kann der Zahnarzt den Antrag eines Patienten, ihn zahnärztlich zu behandeln, ablehnen oder die Behandlung von Bedingungen abhängig machen. Der Ehrengerichtshof für Ärzte hat Ärzte bestraft, welche in Fällen dringender Lebensgefahr ihre Hilfe verweigert haben (vgl. Entscheidungen des Ehrengerichtshofes, Bd. I, S. 81; Bd. II, S. 135).

6. **Das Verbot arztähnlicher Titel bei Nichtapprobierten.** Durch den Titel Zahnarzt wird dem Publikum öffentlich kundgetan, daß es einen studierten, staatlich geprüften und zur Ausübung seines Berufes ermächtigten Vertreter der Zahnheilkunde vor sich hat. Gemäß § 147 der RGO. wird daher mit Geldstrafe bis zu 300 Mark und im Unvermögensfalle mit Haft bestraft, wer, ohne hierzu approbiert zu sein, sich als Arzt (Wundarzt, Augenarzt, Geburtshelfer, Zahnarzt, Tierarzt) bezeichnet oder sich einen ähnlichen Titel beilegt, durch den der Glauben erweckt wird, der Inhaber desselben sei eine geprüfte Medizinalperson.

Weitere Vorrechte der Zahnärzte: Vorrecht im Konkurse des Schuldners wegen Kur- und Pflegekosten aus dem letzten Jahre vor Konkurseröffnung (Konkursordnung § 61).

Recht zur Ablehnung des Schöffen- und Geschworenenamtes (Gerichtsverfassungsgesetz §§ 35, 85), sowie in Preußen der städtischen Ehrenämter (Städteordnung § 74).

---

*) In Preußen ist seit dem 1. September 1920 eine neue Gebührenordnung für approbierte Zahnärzte festgesetzt.

Gesetzgebung und Zahnheilkunde. 21

3. Bürgerliches Gesetzbuch.

Die Ansprüche der Zahnärzte verjähren in zwei Jahren, nicht nur für ihre Dienstleistungen, sondern auch für ihre Auslagen (BGB. § 196, Nr. 14). Die Verjährungsfrist beginnt mit dem Schlusse des Jahres, in dem die Forderung entstanden und fällig geworden war. Rechtskräftig ausgeklagte Forderungen (auch aus rechtskräftig gewordenen Zahlungs- und Vollstreckungsbefehlen) verjähren erst nach 30 Jahren (BGB. § 202).

Unterbrochen wird die Verjährung durch Erhebung der Klage oder Zustellung eines gerichtlichen Zahlungsbefehls, nicht aber durch Übersendung der Rechnung, Mahnung oder Androhung der Klage. Eine Abschlagszahlung, mündliches oder schriftliches Schuldanerkenntnis, Zahlungsversprechen, Stundungsgesuch, Entrichtung von Zinsen für die Schuld seitens des Schuldners, unterbrechen die Verjährung. Nach der Unterbrechung beginnt die Verjährung von neuem zu laufen (BGB. §§ 208, 209).

Das Honorar des Arztes oder des Zahnarztes ist unmittelbar nach der einzelnen Dienstleistung fällig, nicht erst nach dem Abschluß der gesamten Behandlung (BGB. § 614).

Dienstvertrag: Auf die rein ärztlichen Dienstleistungen des Zahnarztes sind die Vorschriften über den Dienstvertrag anzuwenden (BGB. §§ 611ff.). Der zur Dienstleistung Verpflichtete hat die Dienste im Zweifel in Person zu leisten (BGB. § 613). Der Patient hat also nicht nötig, sich von einem Vertreter behandeln zu lassen, wenn er gegen dessen Fähigkeiten berechtigte Gründe zum Mißtrauen hat. Dagegen entspricht es der Verkehrssitte, daß er sich die Dienste von Assistenten gefallen läßt, gegen deren Person und Kenntnisse keine berechtigten Bedenken bestehen. Der Ausschluß von Vertretern und Assistenten müßte also besonders vereinbart sein. In keinem Falle darf aber der Patient im Zweifel bleiben, ob er von dem Zahnarzt selbst oder von einem Vertreter (Assistenten) behandelt wird.

Bei Ausführung der ärztlichen Dienste ist die größte Sorgfalt zu beobachten; hierfür ist § 276 BGB. maßgebend. Dieser wichtige Paragraph lautet: „Der Schuldner hat, sofern nicht ein anderes bestimmt ist, Vorsatz und Fahrlässigkeit zu vertreten. Fahrlässig handelt, wer die im Verkehr erforderliche Sorgfalt außer acht läßt."

Jede fahrlässige Unterlassung oder unvorsichtige Handlung, welche den Regeln der zahnärztlichen Kunst widerspricht, verpflichtet also zum Schadenersatz und kann außerdem noch die Anklage und Bestrafung wegen fahrlässiger Körperverletzung oder Tötung zur Folge haben, wenn der Ausgang unglücklich ist.

Der Zahnarzt darf nur zuverlässige Gehilfen, Assistenten und Vertreter haben. Er ist für die ordnungsmäßige Erkundigung vor ihrer Anstellung verantwortlich. Ferner haftet er selbst schlechthin für jedes Verschulden seiner Gehilfen und Vertreter (BGB. §§ 278 und 831), nur durch Vertrag mit dem Patienten kann er diese Haftung ausschließen.

Der Patient kann von seinem Arzte, soweit es seine Interessen erfordern, eine Auskunft über Art, Dauer und Ursache des Leidens fordern (BGB. §§ 666, 675). Verweigerung der Auskunft oder falsche Auskunft verpflichtet zu Schadenersatz. Ist der Patient nicht der Auftraggeber, so genehmigt er durch Duldung der Untersuchung in fremdem Auftrage, daß dem Auftraggeber Auskunft erteilt wird.

Da das Verhältnis des Patienten zum Zahnarzt immer ein Vertrauensverhältnis ist, so kann der Auftrag zur Behandlung widerrufen (gekündigt) werden, ohne daß es einer Begründung bedarf (BGB. § 627). Ist ein Zahnarzt aber auf bestimmte Zeit mit festen Bezügen angestellt, so bedarf es zur Kündigung vor der Zeit eines wichtigen Grundes (BGB. § 626). Welcher Grund ausreichend ist, hängt von den Umständen ab, z. B. sind wichtige Gründe zur vorzeitigen Kündigung: grobe Ehrverletzung, grobe Fahrlässigkeit, Vertrauensbruch.

Aber auch der Zahnarzt kann die Weiterbehandlung in jedem Stadium ablehnen, soweit es sich um gesonderte Leistungen handelt, nicht aber um begonnene Behandlungen, Zahnextraktionen, Ätzpasten u. dgl., da er für den einmal übernommenen Fall haftet und die Vorsicht, die ihm sein Beruf auferlegt, nicht außer acht lassen darf.

Vorschuß kann der Zahnarzt für seine Leistung fordern. Im übrigen braucht der Patient das Honorar erst nach Übergabe einer spezifizierten Rechnung zu zahlen (BGB. § 666).

Einwendungen dahin, daß der gewünschte Erfolg (Heilung, Linderung, Verschönerung) nicht erreicht sei, sind gegen rein ärztliche Dienstleistungen des Zahnarztes nicht zulässig, wenn sie den Regeln der Kunst und Wissenschaft entsprochen haben. Für den Erfolg kann kein Arzt einstehen; er hat nur sorgfältig und ordnungsgemäß zu arbeiten. Anders ist es beim Werkvertrage.

Werkvertrag: Vom Dienstvertrag unterscheidet sich der Werkvertrag dadurch, daß nicht die Tätigkeit als solche bezahlt werden soll, sondern ihr Ergebnis, ein bestimmtes Werk oder Arbeitsresultat, für welches ein bestimmter Preis (Werklohn) gegeben wird (BGB. § 631). Das Werk muß vollständig und fehlerfrei sein, sonst braucht es nicht abgenommen und bezahlt zu werden.

Beim Dienstvertrage kann, wie ausgeführt, der Patient vom Vertrage zurücktreten (BGB. § 627), nicht aber kann der Zahnarzt auf „entgangenen Gewinn" klagen; beim Werkvertrage steht dem Zahnarzt gesetzlich beim Rücktritt des Patienten vom Vertrage das Recht zur Klage auf „entgangenen Gewinn" zwar zu (§§ 252, 326, 649); er wird jedoch von diesem Rechte niemals oder nur in ganz besonderen Fällen Gebrauch machen können, da die Standesvertretung der Zahnärzte eine Klage auf entgangenen Gewinn nicht für standeswürdig hält[1]).

Der Paragraph 633 BGB. behandelt die Mängelrüge: Der Besteller eines zahnärztlichen Werkes kann verlangen, daß es erstens die vereinbarten Eigenschaften hat und zweitens „nicht mit Fehlern behaftet ist, welche den Wert oder die Tauglichkeit zu dem gewöhnlichen oder den nach dem Vertrage vorausgesetzten Gebrauch aufheben oder mindern." Dies gilt auch von den Gegenständen und Apparaten, welche der Zahnarzt herzustellen hat.

Mängel müssen bei der Abnahme gerügt werden. Nimmt der Besteller ein mangelhaftes Werk ab, obschon er den Mangel kennt, so kann er nachträglich ihn nicht mehr rügen (BGB. § 646), außer wenn er sich seine Rechte wegen des Mangels bei der Abnahme vorbehalten hat.

Mängel, welche der Besteller bei der Abnahme nicht wissen konnte, sondern erst nachträglich durch den Gebrauch des gelieferten Gegenstandes kennengelernt, kann er aber auch ohne Vorbehalt nachträglich rügen, bis zum Ablauf der Verjährungsfrist. Die im voraus oder bei der Abnahme geleistete Zahlung schließt das Recht nicht aus, nachträglich entdeckte Mängel zu rügen. Nur muß dies sogleich geschehen, nachdem der Mangel festgestellt ist, sonst liegt eine stillschweigende Genehmigung des Werkes vor.

Ist die Mängelrüge binnen 6 Monaten nach Lieferung dem Zahnarzt gegenüber erklärt, so behält der Besteller sein Recht, gegen eine spätere Klage des Zahnarztes die Einreden aus der mangel-

---

[1]) Aus einem Gutachten, ob eine Forderung wegen entgangenen Gewinnes erhoben werden kann: In Übereinstimmung mit Ausführungen des Reichsgerichts ist der Vorstand der Zahnärztekammer der Ansicht, daß es mit der zahnärztlichen Standeswürde nicht in Einklang zu bringen ist, wenn von einem Zahnarzt ein Anspruch wegen entgangenen Verdienstes (§ 649 BGB.) geltend gemacht wird. Vielmehr liegt eine Dienstleistung höherer Art vor, die den Bestimmungen des § 627 BGB. unterliegt und jederzeitiger Kündigung unterworfen ist. (Zahnärztl. Rundschau 1916, Nr. 29.)

haften Beschaffenheit des Werkes zu erheben. Sind die 6 Monate seit Lieferung verflossen, ohne daß eine Rüge erfolgt ist, so gehen damit die Einreden verloren (BGB. §§ 638, 639, 476, 477, 478). Die Verjährungsfrist kann durch Vereinbarung länger oder kürzer bestimmt werden. Arglistige Täuschung des Bestellers verjährt erst in 30 Jahren.

Der Besteller kann die Abnahme verweigern und die Klage des Zahnarztes abwarten, nachdem der Mangel rechtzeitig gerügt ist. Statt dessen kann er aber auch selbst Ansprüche erheben. Er kann verlangen, daß der Mangel vom Zahnarzt binnen einer zu stellenden angemessenen Frist beseitigt wird. Geschieht dies nicht, so kann er auf Beseitigung des Mangels klagen oder ihn auf Kosten des Zahnarztes beseitigen lassen und die Kosten ersetzt verlangen (BGB. § 633, Abs. 2, 3). Will der Besteller aber vom Vertrage loskommen, so muß er bei Stellung der Nachfrist erklären, daß er nach deren Ablauf die Beseitigung des Mangels ablehne. Nach Ablauf der Frist hat er die Wahl zwischen der Klage auf Preisminderung und der Klage auf Wandelung. Im ersteren Falle behält er den gelieferten Gegenstand und macht geltend, daß wegen des Mangels der Preis entsprechend herabgesetzt werden müsse, im zweiten Falle gibt er den gelieferten Gegenstand zurück und verlangt Rückzahlung des Preises (BGB. § 634).

Die Wandelung ist ausgeschlossen, wenn der Mangel den Wert oder die Tauglichkeit des Werkes nur unerheblich mindert. Dieser Teil des § 634 ist für die Streitfrage, ob ein Ersatzstück als passend zu bezeichnen ist oder nicht, von besonderer Wichtigkeit, weil der Patient hiernach verpflichtet ist, sich unerhebliche Mängel der Artikulation, Druckstellen usw. beseitigen zu lassen. Anders liegt die Sache, wenn der Zahnarzt es ablehnt, die Mängel zu beseitigen.

Die Gewährleistungsansprüche (auf Beseitigung des Mangels, Preisminderung, Wandelung) können im Prozeß auf die Klage des Zahnarztes auch einredeweise vorgebracht werden. Sie setzen ein Verschulden des Zahnarztes nicht voraus; es genügt, daß die zugesicherte oder gesetzlich zu beanspruchende Beschaffenheit des Werkes nicht vorhanden ist. Der Zahnarzt wird also, wenn der Mangel rechtzeitig gerügt und von ihm nicht bestritten werden kann, zur Vermeidung von Kosten im Prozeßfalle darauf bedacht sein müssen, den Fehler selbst zu beseitigen und muß sich hierzu rechtzeitig erbieten.

Häufig machen die Patienten des Zahnarztes wegen Mängel des Werkes Ersatzansprüche geltend, z. B. wegen Behinderung im Erwerbe, Gesundheitsstörungen, Aufwendung höherer Kosten für Ersatz, den sie sich anderweitig beschafft haben. Derartige Ansprüche auf Schadenersatz sind dann gesetzlich zulässig, wenn dem Zahnarzt eine Fahrlässigkeit, ein Verstoß gegen die Regeln der Kunst zur Last fällt oder wenn er ausdrücklich zugesicherte Eigenschaften nicht gewährt hat (BGB. § 635). In diesem Falle kann also der Besteller evtl. sich anderweitig auf Kosten des Zahnarztes Ersatz machen lassen.

Der Zahnarzt braucht die Ausführung des Werkes nicht persönlich vornehmen, außer wenn dies besonderes vereinbart ist. Jedoch haftet der Zahnarzt beim Werkvertrage als Lieferant für alle Fehler seiner eigenen Lieferanten, seiner Gehilfen und Vertreter (BGB. § 278). Wird die Lieferung eines bestellten Werkes (Ersatzstückes, Brücke) verzögert, so kann der Besteller dem Zahnarzt eine angemessene Nachfrist stellen mit der Erklärung, daß er nach deren Ablauf das Werk nicht mehr abnehme (BGB. § 636). Er kann auch auf Nachlieferung bestehen und Schadenersatz wegen verspäteter Lieferung fordern.

Macht der Besteller selbst die Ausführung unmöglich, indem er die nötige Eigenhilfe (Abdrucknehmen, Bißnehmen usw.) ablehnt, so sind die Klagen wegen Verzuges gegen ihn möglich. Der Zahnarzt kann auf Erfüllung und Schadenersatz wegen Verzögerung klagen, oder er kann dem Besteller eine Nachfrist stellen, nach deren Ablauf der Vertrag aufgehoben ist. Auch steht in solchen Fällen gesetzlich dem Zahnarzte ein Anspruch auf „entgangenen Gewinn" zu (BGB. §§ 642, 643)[1]).

Die Bezahlung des Werkes kann bei der Abnahme verlangt werden. Wegen der Auslagen ist der Besteller auf Verlangen verpflichtet, Vorschuß zu leisten. Vorausbezahlung des Werklohnes kann er ablehnen. Teilzahlungen brauchen weder geleistet, noch angenommen zu werden. Dem Zahnarzt als Werkmeister (Unternehmer) steht ein Zurückbehaltungsrecht der von ihm hergestellten Ersatzstücke bis zur Entrichtung des Honorares und ein Pfandrecht an den ihm etwa zur Herstellung des Werkes von dem Besteller übergebenen Materialien zu. Ein einmal definitiv abgeliefertes nicht bezahltes Ersatzstück darf später von dem Zahnarzt nicht wieder bei Gelegenheit eines erneuten Besuches des Patienten abgenommen werden, falls es nicht freiwillig zurückgegeben wird. Nur im Wege der Klage könnte der Zahnarzt sein Werk zurückverlangen, wenn er kein Honorar erhalten hat. Falls also bei den technischen Leistungen des Zahn-

---

[1]) Vgl. jedoch die obigen Ausführungen über „entgangenen Gewinn".

arztes (künstlicher Ersatz, Richtmaschinen usw.) der Anfertiger sich nicht das Eigentumsrecht (am besten schriftlich) vorbehalten hat, kann er, falls Zahlung nicht erfolgt, die Leistung nicht zurückverlangen. Es kann nur aus dem Vertrage auf Bezahlung geklagt werden.

Die Kündigung eines Werkvertrages ist zwar bis zur Vollendung eines Werkes jederzeit (ohne Angabe von Gründen) möglich, der Besteller muß aber die volle vereinbarte Vergütung zahlen, nur unter Abzug der etwa vom Zahnarzt ersparten weiteren Auslagen (BGB. § 649).

Die Frage, welche Leistungen des Zahnarztes unter den Dienstvertrag und welche unter den Werkvertrag fallen, ist noch nicht geklärt. Bezüglich der orthodontischen Behandlung hat das Landgericht II, entgegen der Entscheidung des Amtsgerichts zu Schöneberg, in einer Sache entschieden, daß bei einem praktischen Zahnarzte diese Behandlung nicht als ein Werkvertrag, sondern als ein Dienstvertrag aufzufassen ist, weil es sich nicht allein um das Richten schiefer Zähne, sondern auch um die orthopädische Behandlung eines vorstehenden Oberkiefers gehandelt hat. Es sei auch nicht anzunehmen, daß der Arzt für den Erfolg dieser Behandlung hat einstehen können und wollen (vgl. ,,Zahnärztl. Mitt." 1913, Nr. 21).

Nach der bestehenden Judikatur fällt die Herstellung von Füllungen zweifellos unter den ,,Dienstvertrag". Die Herstellung von Kronen- und Brückenarbeiten wird zur Zeit von den Gerichten meistens als ,,Werkvertrag" angesehen, meines Erachtens mit Unrecht, weil hierbei die ärztliche Leistung (Vorbereitung des Mundes) gegen die technische überwiegt.

Bei der Leistung aller größeren zahnärztlichen Maßnahmen, insbesondere bei Goldfüllungen und Kronen- und Brückenarbeiten, ist es wichtig, genaue Vereinbarungen zu treffen und insbesondere bei Behandlung von Familienmitgliedern möglichst das Einverständnis des Familienvorstandes einzuholen.

Der Ehemann hat die gesetzliche Pflicht, für den Unterhalt der Ehefrau und der Kinder zu sorgen (BGB. §§ 1360, 1601). Falls die Ehefrau die Bestellerin der zahnärztlichen Behandlung ist, greift die Bestimmung des BGB. § 1357 über die sog. ,,Schlüsselgewalt" der Frau ein, wonach die Bestellung der Frau den Mann zur Zahlung zwingt: ,,Die Frau ist berechtigt, innerhalb ihres häuslichen Wirkungskreises die Geschäfte des Mannes für ihn zu besorgen und ihn zu vertreten." Zu dem häuslichen Wirkungskreise der Frau gehört die Bestellung zahnärztlicher Dienste für sich selbst und für die Kinder. Gegen Mißbrauch der gesetzlichen

Vollmacht der Ehefrau kann sich der Ehemann nur schützen, indem er, falls er von der Behandlung Kenntnis hat, dem Zahnarzt vorher sein Verbot mitteilt, oder indem er der Frau die Schlüsselgewalt ganz oder teilweise entziehen läßt. Bei unbedingt notwendigen ärztlichen Diensten haftet jedoch der Ehemann gesetzlich ohne weiteres (Urteile des Kammergerichts vom 13. Juli 1909 und vom Jahre 1911, des Oberlandesgerichtes Colmar vom 25. März 1904).

Für volljährig gewordene Kinder und für getrenntlebende Ehefrauen ist der Ehemann nur haftbar, wenn eine Notlage der Behandelten vorlag und die gesetzliche Unterhaltungspflicht vom Vater bzw. Ehemann nicht erfüllt ist. Sie besteht möglicherweise in solchen Fällen gar nicht oder aber nur beschränkt (vgl. BGB. §§ 1361, 1602—1612).

Der Zahnarzt, welcher minderjährigen Kindern, in Erwartung der nachträglichen Genehmigung des Vaters, die zur Erhaltung oder zur Wiederherstellung ihrer Gesundheit unbedingt nötigen Dienste leistet, hat Anspruch auf Ersatz seiner Aufwendungen, wozu auch seine Dienste gehören, gegen den unterhaltungspflichtigen Vater (BGB. §§ 679, 683). Für weitere Fälle kommen in Betracht die Paragraphen 1357, 826, 1360 sowie 617 (Dienstboten), 679 des BGB.

Die nachträgliche Erhöhung einer Liquidation ist nur wegen nachweisbaren Irrtums statthaft, nicht wegen Verweigerung oder Verzögerung der Bezahlung. Mit Übersendung der Rechnung bestimmt der Zahnarzt selbst den Betrag seiner Forderung. Diese Bestimmung ist für ihn bindend (BGB. § 315). Der Zahnarzt kann sich jedoch bei Angabe eines Pauschquantums durch den Vermerk „höhere Liquidation nach der Taxe vorbehalten" das Recht sichern, durch spätere Spezifikation, wenn sie verlangt wird, ein höheres Honorar zu fordern.

Die Überschreitung der Sätze der Gebührenordnung fällt nicht unter die Strafbestimmung des § 148, 8 der RGO., sondern hat nur unter Umständen die zivilrechtliche Abweisung des Mehrbetrages zur Folge.

Gegen die Zulässigkeit nachträglicher Erhöhung haben sich erklärt (außer bei Irrtum): Das Reichsgericht, Urteil vom 25. April 1892, das Oberlandesgericht Zelle vom 25. März 1907 u. a.

Besonders wichtig für den Arzt wie für den Zahnarzt sind noch die Bestimmungen des BGB. bezüglich des Schadenersatzes. Unabhängig von der Strafverfolgung, z. B. wegen Körperverletzung, kann der Verletzte Schadenersatz von dem Zahnarzt fordern, welcher ihn durch vorsätzliche oder fahrlässige Pflichtverletzung geschädigt hat. Schwebt ein Strafprozeß, so kann der Geschädigte sich der öffentlichen Anklage des Staatsanwaltes als Nebenkläger anschließen, um eine Buße (bis 6000 Mark) für sich im Strafurteil festsetzen zu lassen. Er kann auch den langsameren, aber sichereren Weg des Zivilprozesses auf Schadenersatz vorziehen.

Die Schadenersatzpflicht außerhalb eines Vertragsverhältnisses richtet sich nach folgenden Grundsätzen des BGB.:

1. § 823 sagt: Wer vorsätzlich oder fahrlässig das Leben, den Körper, die Gesundheit, die Freiheit, das Eigentum oder ein sonstiges Recht eines anderen widerrechtlich verletzt, ist dem andern zum Ersatze des daraus entstehenden Schadens verpflichtet.

2. § 826: Wer in einer gegen die guten Sitten verstoßenden Weise einem anderen vorsätzlich Schaden zufügt, ist dem andern zum Ersatz des Schadens verpflichtet.

Die Handlung muß also nicht notwendig strafbar sein. Es genügt, daß sie zivilrechtlich unerlaubt ist und auf Verschulden des Zahnarztes (Vorsatz oder Fahrlässigkeit) beruht. Fälle der zivilrechtlichen Haftung ohne Strafbarkeit sind z. B.: Gesundheitsschädigung, ohne daß Strafantrag gestellt ist; unlauterer Wettbewerb ohne Einleitung eines Strafverfahrens; Vermögensschädigung durch Verletzung der Schweigepflicht, ohne daß Strafantrag gestellt ist.

Zu ersetzen ist nicht nur der unmittelbare Schaden, sondern auch entgangener Gewinn oder Verdienst (BGB. §§ 844 ff.).

Ohne eigenes Verschulden kann ein Zahnarzt, wie schon angeführt, zu Schadenersatz genötigt sein, wenn er für ein Verschulden seiner Gehilfen, Assistenten, Vertreter einstehen muß (BGB. §§ 278, 831). Öffentliche Heilanstalten, welche nicht auf Grund eines Vertrages, sondern in Erfüllung öffentlichrechtlicher Pflichten, Kranke aufnehmen oder behandeln lassen, haften nach § 831 BGB. nur dann, wenn sie nicht nachweisen können, daß sie bei Auswahl und Instruktion ihrer Ärzte und ihres sonstigen Personales die im Verkehr erforderliche Sorgfalt beobachtet haben.

Die bei Körperverletzung oder Gesundheitsschädigung zu zahlenden Leistungen bestimmt § 847 ff. BGB. Es kommen in Betracht Kur und Arznei, der entgangene oder verminderte Verdienst, eine Ersatzrente, Schmerzensgeld.

Eine Minderung tritt ein bei einer Mitschuld des Verletzten. Der Schadenersatz kann auch ganz versagt werden, wenn das Verschulden des Patienten überwiegt.

Die Frage der Haftpflicht des Arztes für Garderobenstücke seiner Patienten, die im Vorraum oder Wartezimmer von einer dritten Person gestohlen sind, ist sowohl von dem Kammergerichte durch Urteil vom 20. Oktober 1919 als auch von dem Reichsgericht (Urteil vom 27. April 1920) verneint worden.

Den Arzt oder Zahnarzt trifft nur dann eine Schadenersatzpflicht, wenn er selbst seine Patienten veranlaßt, die in das Sprechzimmer mitgebrachte Garderobe an einem anderen Orte abzulegen. In diesem Falle hat er für die nötige Bewachung der Garderobe zu sorgen.

4. Zivilprozeßordnung für das Deutsche Reich in der Fassung des Gesetzes vom 17. März 1898.

Für die Tätigkeit des Zahnarztes als Zeuge und Sachverständiger vor Gericht kommen hauptsächlich folgende Ausführungen mit Bezug auf die entsprechenden Paragraphen der Zivilprozeßordnung in Betracht[1]):

§ 372. Das Prozeßgericht kann anordnen, daß bei der Einnahme des Augenscheins ein oder mehrere Sachverständige zuzuziehen seien.

§ 383. Zur Verweigerung des Zeugnisses sind berechtigt:

5. Personen, welchen kraft ihres Amtes, Standes oder Gewerbes Tatsachen anvertraut sind, deren Geheimhaltung durch die Natur derselben oder durch gesetzliche Vorschrift geboten ist, in betreff der Tatsachen, auf welche die Verpflichtung zur Verschwiegenheit sich bezieht.

§ 385. Die in § 383 Nr. 5 bezeichneten Personen dürfen das Zeugnis nicht verweigern, wenn sie von der Verpflichtung zur Verschwiegenheit entbunden sind (s. StrPO. § 52).

§ 397. Die Parteien sind berechtigt, dem Zeugen diejenigen Fragen vorlegen zu lassen, welche sie zur Aufklärung der Sache oder der Verhältnisse des Zeugen für dienlich erachten.

Der Vorsitzende kann den Parteien gestatten und hat ihren Anwälten auf Verlangen zu gestatten, an den Zeugen unmittelbare Fragen zu richten.

Zweifel über die Zulässigkeit einer Frage entscheidet das Gericht.

§ 401. Jeder Zeuge hat nach Maßgabe der Gebührenordnung auf Entschädigung für Zeitversäumnis und, wenn sein Erscheinen eine Reise erforderlich macht, auf Erstattung der Kosten Anspruch, welche durch die Reise und den Aufenthalt am Orte der Vernehmung verursacht werden.

§ 402. Auf den Beweis durch Sachverständige finden die Vorschriften über den Beweis durch Zeugen entsprechende Anwendung.

§ 404. Die Auswahl der zuzuziehenden Sachverständigen und die Bestimmung ihrer Anzahl erfolgt durch das Prozeßgericht. Dasselbe kann sich auf die Ernennung eines einzigen Sachverständigen beschränken. Es kann an Stelle der zuerst ernannten Sachverständigen andere ernennen.

Sind für gewisse Arten von Gutachten Sachverständige öffentlich bestellt, so sollen andere Personen nur dann gewählt werden, wenn besondere Umstände es erfordern.

---

[1]) Die Bestimmungen über Sachverständige im Strafprozeß vgl. in der StrPO. §§ 72—85.

Das Gericht kann die Parteien auffordern, Personen zu bezeichnen, welche geeignet sind, als Sachverständige vernommen zu werden. Einigen sich die Parteien über bestimmte Personen als Sachverständige, so hat das Gericht dieser Einigung Folge zu geben; das Gericht kann jedoch die Wahl der Parteien auf eine bestimmte Anzahl beschränken.

§ 406. Ein Sachverständiger kann aus denselben Gründen, welche zur Ablehnung eines Richters berechtigen, abgelehnt werden. Ein Ablehnungsgrund kann jedoch nicht daraus entnommen werden, daß der Sachverständige als Zeuge vernommen worden ist.

Das Ablehnungsgesuch ist bei demjenigen Gericht oder Richter, von welchem die Ernennung des Sachverständigen erfolgt ist, vor der Vernehmung desselben, bei schriftlicher Begutachtung vor erfolgter Einreichung des Gutachtens, anzubringen. Nach diesem Zeitpunkt ist die Ablehnung nur zulässig, wenn glaubhaft gemacht wird, daß der Ablehnungsgrund vorher nicht geltend gemacht werden konnte. Das Ablehnungsgesuch kann vor dem Gerichtsschreiber zu Protokoll erklärt werden.

Der Ablehnungsgrund ist glaubhaft zu machen: der Eid ist als Mittel der Glaubhaftmachung ausgeschlossen.

Die Entscheidung erfolgt von dem im zweiten Absatze bezeichneten Gericht oder Richter; eine vorgängige mündliche Verhandlung der Beteiligten ist nicht erforderlich.

Gegen den Beschluß, durch welchen die Ablehnung für begründet erklärt wird, findet kein Rechtsmittel statt; gegen den Beschluß, durch welchen dieselbe für unbegründet erklärt wird, findet sofortige Beschwerde statt.

§ 407. Der zum Sachverständigen Ernannte hat der Ernennung Folge zu leisten, wenn er zur Erstattung von Gutachten der erforderten Art öffentlich bestellt ist, oder wenn er die Wissenschaft, die Kunst oder das Gewerbe, deren Kenntnis Voraussetzung der Begutachtung ist, öffentlich zum Erwerbe ausübt, oder wenn er zur Ausübung derselben öffentlich bestellt oder ermächtigt ist.

Zur Erstattung des Gutachtens ist auch derjenige verpflichtet, welcher sich zu derselben vor Gericht bereiterklärt hat. Bestrafung wegen Nichterscheinens s. § 409.

§ 408. Dieselben Gründe, welche einen Zeugen berechtigen, das Zeugnis zu verweigern, berechtigen einen Sachverständigen zur Verweigerung des Gutachtens. Das Gericht kann auch aus anderen Gründen einen Sachverständigen von der Verpflichtung zur Erstattung des Gutachtens entbinden.

Die Vernehmung eines öffentlichen Beamten als Sachverständigen findet nicht statt, wenn die vorgesetzte Behörde des Beamten erklärt, daß die Vernehmung den dienstlichen Interessen Nachteile bereiten würde. Dies trifft also z. B. auf die Dozenten an der Universität zu.

Im Zivilprozeß kann der Zahnarzt als Zeuge oder als Sachverständiger, oder als Zeuge und Sachverständiger zugleich, vernommen werden. Als Zeuge hat er nur über seine Wahrnehmungen auszusagen; wird von ihm außerdem ein Urteil über zweifelhafte Fachfragen verlangt, so ist dies auch ohne ausführliche Angabe von Gründen ein Gutachten. In solchen Fällen hat der Zahnarzt daher den Zeugen- und Sachverständigeneid zu leisten und hat Anspruch auf die höheren Gebühren des Sachverständigen. Eine besondere Form des schriftlichen Gutachtens ist durch das Gesetz nicht vorgeschrieben. Jedoch gilt für amtliche Gutachten in Preußen und in den meisten anderen Bundesstaaten folgende Vorschrift (vgl. Ministerialerlaß vom 20. Januar 1853 und 11. Februar 1856): Anzugeben ist:

1. Veranlassung, Zweck, beauftragende Behörde; Ort und Tag der Untersuchung; Name, Stand, Alter des Untersuchten;
2. die Angaben des Kranken oder seiner Angehörigen über seinen Zustand (Anamnese);
3. der objektive Befund auf Grund der eigenen Wahrnehmungen des Arztes;
4. das wissenschaftlich begründete Urteil des Arztes über die zu beantwortende Frage. Fremdwörter sind zur Vermeidung von Mißverständnissen durch deutsche Wörter zu erläutern.

Ein für allemal vereidigte Sachverständige sind in Preußen außer den Gerichtsärzten auch die in der Liste der Landgerichte als gerichtliche Sachverständige für die einzelnen Fachangelegenheiten eingetragenen Sachverständigen, die vom Landgerichtspräsidenten bzw. Oberlandesgerichts-, Kammergerichtspräsidenten für gerichtliche Angelegenheiten im allgemeinen vereidigt werden. Ihre Auswahl geschieht durch den Landgerichtspräsidenten nach Anhörung der Fachkreise, in erster Linie amtlicher Fachvertretungen, über Zuverlässigkeit und Sachkunde (Verfügung des Justizministers vom 5. Februar 1900).

Auf die gerichtlichen Sachverständigen haben die Gerichte in erster Reihe ihre Auswahl zu richten, wenn die Parteien sich nicht über bestimmte andere Personen als Sachverständige einigen. Jedoch ist auch ihr Gutachten für das Gericht nicht bindend. Sie werden nicht im Einzelfall besonders beeidigt, sondern es genügt ihre Berufung auf den allgemeinen geleisteten Eid (ZPO. § 410).

Durch ein Gesetz vom 1. Juni 1909 sind zahlreiche Paragraphen geändert worden. Der § 410 besagt jetzt in seinem Absatz 1:

„Die Beeidigung des Sachverständigen erfolgt vor oder nach Erstattung des Gutachtens. Die Eidesnorm geht dahin, daß der Sachverständige das von ihm geforderte Gutachten unparteiisch und nach bestem Wissen und Gewissen erstatten werde oder erstattet habe."

Der Zahnarzt als gerichtlicher Sachverständiger wird in erster Linie bestrebt sein müssen, seine Gutachten, sei es mündlich oder schriftlich, durchaus objektiv ohne Ansehen der Person abzugeben. Man erwartet von ihm, daß er die Fragen des Gerichtes in den Beweisbeschlüssen klar und unzweideutig beantwortet. Es wird weiter von ihm erwartet, daß er in geschickter Weise versucht, bei den Vorbesichtigungen eine Einigung der Parteien herbeizuführen. Jedoch ist hierzu folgendes zu bemerken:

Vergleiche, die **nicht** vor Gericht geschlossen werden, also auch solche, die durch Vermittlung des **Sachverständigen** zustande kommen, sind anfechtbar und können widerrufen werden. Vergleiche, welche vor **Gericht** geschlossen sind, können nicht angefochten und nicht widerrufen werden, außer wenn eine **Frist** für den Widerruf verabredet war.

Von den weiteren Bestimmungen der Zivilprozeßordnung ist für Zahnärzte noch besonders wichtig § 811 bezüglich des Schutzes gegen Pfändung der zur Ausübung des Berufes erforderlichen Gegenstände, sowie anständiger Kleidung. Außer Instrumenten und Gerätschaften sind auch Bücher, Möbel, Kleidungsstücke unpfändbar, soweit sie zur Berufsausübung nötig sind, z. B. auch Uhr und anständige Einrichtung des Sprechzimmers (Landgericht I, Berlin, Blätter für Rechtspflege 901, S. 84). Gehalt von Privatärzten, die z. B. als Assistenten angestellt sind, ist nur pfändbar, soweit es 1500 Mark jährlich (125 Mark monatlich) übersteigt. Bei Zahnärzten, die als Staats- oder Gemeindebeamte angestellt sind, ist nur der dritte Teil des 1500 Mark übersteigenden Gehalts pfändbar (ZPO. § 850).

5. Strafgesetzbuch.

Aus dem Strafgesetzbuche für das Deutsche Reich kommen namentlich in Betracht die Paragraphen über Körperverletzung und fahrlässige Tötung, welche im nächsten Kapitel mit behandelt werden sollen. Ferner der § 278 StGB., welcher lautet: Ärzte und andere approbierte Medizinalpersonen, welche unrichtige Zeugnisse wider besseres Wissen ausstellen, werden mit Gefängnis bestraft. Daneben kann auf Verlust der bürgerlichen Ehrenrechte erkannt werden (StGB. § 280). Das Recht, Atteste mit öffentlicher Glaubwürdigkeit auszustellen, um über den Gesundheitszustand einer Person an Behörden oder Versicherungsgesellschaften Auskunft zu geben, haben nur approbierte Medizinalpersonen. Der Zahnarzt kann also verlangen, daß seine im Rahmen der Approbation ausgestellten Atteste, z. B. auch für die Krankenernährung, voll anerkannt werden. Für Nichtapprobierte, welche unberechtigt derartige Zeugnisse ausstellen, oder echte Zeugnisse fälschen, droht der § 277 StGB. Gefängnis bis zu einem Jahre an.

Bloße Fahrlässigkeit bei Ausstellen von Attesten, z. B. Unterlassung der eigenen Untersuchung, ist nicht strafbar, jedoch gehört es zu den wichtigsten Berufspflichten des Zahnarztes, in den Attesten genau anzugeben, was er selbst festgestellt hat, was der Patient oder ein Dritter angibt. Auch muß das an den Tatbestand geknüpfte Gutachten wissenschaftlich gerechtfertigt sein, wenn auch nähere Begründung im Attest selbst nicht nötig ist. Durch Fahrlässigkeit kann eine Schadenersatzpflicht begründet werden. Krankenscheine für Kassen sind Atteste, deren wissentlich falsche Ausstellung nach § 278 StGB. strafbar ist (Entscheidung des Reichsgerichts in Strafsachen, Bd. 24, S. 284). § 300 des StGB. behandelt das Berufsgeheimnis. Verpflichtet zum Schweigen sind die Zahnärzte, deren Vertreter, Assistenten und Gehilfen, die letzteren auch dann, wenn sie keine medizinische Vorbildung haben. Nicht verpflichtet zum Schweigen sind dagegen alle nicht approbierten Personen, z. B. selbständige Zahntechniker, auch wenn sie im Auslande approbiert sind. Privatgeheimnis ist nicht nur, was dem Zahnarzt besonders anvertraut war, sondern auch alles, was er selbst bei der Untersuchung wahrnimmt, z. B. syphilitische Infektion, falsches Gebiß. Verboten ist Mitteilung in jeder Form. Selbst im Prozeß des Zahnarztes gegen einen Patienten wegen Bezahlung der Gebühren darf nur das Notwendigste über die Behandlung gesagt werden, unter Verschweigung solcher Krankheitsursachen, deren Geheimhaltung im Interesse des Patienten liegt.

Erlaubt sind Mitteilungen auf Grund besonderer Befugnis, die im öffentlichen oder im Privatrecht begründet sein kann. So sind z. B. Ärzte oder Zahnärzte nach § 139 StGB. verpflichtet, von bevorstehenden Verbrechen der Behörde Anzeige zu machen, auch wenn sie davon nur infolge ihrer Berufstätigkeit Kenntnis erhielten. Ferner ist nach § 666 BGB. der Zahnarzt wie der Arzt verpflichtet, seinem Auftraggeber die erforderlichen Nachrichten zu geben. Das gilt z. B. für die Versicherungsgesellschaften und Krankenkassen (Entscheidung des Reichsgerichtes vom 8. Januar 1909).

Das Reichsgesetz gegen den unlauteren Wettbewerb (neue Fassung vom 7. Juni 1909) kann gegen öffentliche Reklame und falsche Titelführung angewendet werden. Mit Hilfe dieses Gesetzes sind die vielen Ankündigungen ,,schmerzloses Zahnziehen", ,,Garantie für völlige Schmerzlosigkeit" usw. aus den Tageszeitungen fast gänzlich beseitigt worden. Das Reichsgericht hat die Strafbarkeit solcher Annoncen mehrfach entschieden (Urteile vom 25. März 1904 und vom 11. März 1910).

Das Gesetz ist auch anwendbar gegen Zahnärzte, welche sich, unter Außerachtlassung der ihrem Stande und ihren Standesgenossen schuldigen Rücksicht, mit den Standesorganisationen durch unerlaubte Reklame in Widerspruch setzen, indem sie „besondere Leistungen" anpreisen.

6. Berufspflichten in der zahnärztlichen Praxis, Kunstfehler.

Das Maß von Sorgfalt, welches das Gesetz von einem Arzte seinen Patienten gegenüber für notwendig erachtet, ist durch § 276 BGB. dahin festgelegt, daß hierfür die herrschenden Verkehrsanschauungen maßgebend seien. Man erwartet von einem geprüften Arzt oder Zahnarzt, daß er außer dem nötigen Wissen, der von ihm vorausgesetzten Opferfreudigkeit und Humanität die notwendige Vorsicht niemals außer acht läßt. Hierzu gehört in erster Linie, daß er sich bei jedem therapeutischen Eingriffe vorher überlegt, ob er demselben gewachsen, oder ob es nicht ratsamer ist, einen in dem speziellen Falle mehr bewanderten Kollegen hinzuzuziehen, oder den Kranken einem anderen Arzte zu überweisen. Ein derartiges vorsichtiges Verfahren wird den Arzt am besten vor Vorwürfen seiner Patienten bewahren und ihn vor Kunstfehlern schützen. Das Wort „Kunstfehler" findet nur in der Heilkunde Anwendung. Man versteht unter einem Kunstfehler eine Körperverletzung oder Schädigung der Gesundheit, welche, unter Außerachtlassung der allgemein als gültig anerkannten Vorschriften, durch die Behandlung eines Kranken, oder bei Gelegenheit derselben veranlaßt wird. Es kann also nicht jeder eine Körperverletzung oder Gesundheitsschädigung darstellende Fall gerichtlich geahndet werden; denn er kann in der Schwierigkeit selbst oder in nicht vorherzusehenden Zufällen liegen. Die hierher gehörigen Paragraphen des Strafgesetzbuches lauten:

§ 222. Wer durch Fahrlässigkeit den Tod eines Menschen verursacht, wird mit Gefängnis bis zu drei Jahren bestraft. Wenn der Täter zu der Aufmerksamkeit, welche er aus den Augen setzt, vermöge seines Amtes, Berufes oder Gewerbes besonders verpflichtet war, so kann die Strafe auf fünf Jahre Gefängnis erhöht werden.

§ 230. Wer durch Fahrlässigkeit die Körperverletzung eines anderen verursacht, wird mit Geldstrafe bis zu 900 Mark oder mit Gefängnis bis zu zwei Jahren bestraft.

War der Täter — wie oben (§ 222) — verpflichtet, so kann die Strafe auf drei Jahre Gefängnis erhöht werden.

Aus diesen Paragraphen geht deutlich hervor, daß forensisch der Begriff „Kunstfehler" dem Begriffe der „fahrlässigen Körperverletzung" gleichkommt. Auch das Reichsgericht hat in feststehender Rechtsprechung sich auf diesen Standpunkt gestellt. Über die zivilrechtliche Schadenersatzpflicht bei Kunstfehlern der Ärzte oder Zahnärzte kommen die bereits erläuterten Paragraphen des BGB. in Betracht. Der Arzt hat zwar für die Ausübung seiner Tätigkeit einen weiten Spielraum; seine Befugnis geht jedoch nicht so weit, daß er irgendwelche eingreifenden Operationen ohne den bestimmten Willen des Kranken, bzw. der gesetzlichen Vertreter desselben, vornehmen darf. Denn in bezug auf die behufs Heilung an dem Körper eines Kranken ohne ausdrückliche Genehmigung von einem Arzte (Zahnarzte) vorgenommenen operativen Maßnahmen käme nach einem Erkenntnis des R.-G. vom 31. Mai 1894 unter Umständen der § 223 des StGB. in Betracht: „Wer vorsätzlich einen anderen körperlich mißhandelt oder an der Gesundheit beschädigt, wird wegen Körperverletzung mit Gefängnis bis zu drei Jahren oder mit Geldstrafe bis zu 1000 Mark bestraft[1]."

In gewissem Zusammenhang mit den zwar mit Bewilligung der Patienten gemachten aber doch in einzelnen Fällen einen Kunstfehler darstellenden Eingriffen steht der Deutsche Reichserlaß vom 29. September 1900, welcher die Vorsteher der Kliniken, Polikliniken und sonstigen Krankenanstalten genau auf ihre Pflichten hinweist.

Bei der Behandlung minorenner Personen, also unter 21 Jahren, ist ganz besondere Vorsicht notwendig. Denn ein Minderjähriger ist zu einem bestimmten Auftrage nicht berechtigt, weil er keine Rechtsfähigkeit besitzt, und daher ist für chirurgische Operationen, also auch für die kleinsten Eingriffe am menschlichen Körper, eigentlich die Einwilligung des Vaters, Vormundes oder sonstigen Rechtsvertreters notwendig. Es wäre demnach, strenggenommen, beispielsweise kein Arzt berechtigt, ein einfaches Panaritium bei einer minderjährigen Person ohne weiteres zu eröffnen, ebenso kein Zahnarzt, eine einfache Extraktion vorzunehmen. Indessen würde in solchen Fällen gegen eine etwaige Verurteilung unbedingt die Verkehrssitte und der Gebrauch sprechen, obwohl der Arzt (Zahnarzt) nur dann ganz sicher geht, wenn er bei derartiger Behandlung minderjähriger Personen vor der Vornahme von chirurgischen Eingriffen die Betreffenden fragt, ob die notwendige Genehmigung der Eltern

---

[1] Das Reichsgericht hat in feststehender Praxis sowohl in Strafsachen (Urteil vom 31. Mai 1894, Bd. 25, S. 375) als in Zivilsachen (Urteil vom 27. Mai 1908, Bd. 68, S. 431) einen operativen Eingriff ohne Einwilligung des Patienten als „vorsätzliche Körperverletzung" behandelt.

oder Vormünder vorliegt. Natürlich ist eine solche Vorsicht nur bei wirklichen Operationen notwendig; das Einlegen von Ätzpasten, Füllungen usw. ist nicht als Operation in diesem Zusammenhange aufzufassen. Die größte Vorsicht aber nach dieser Richtung hin ist den Zahnärzten zu empfehlen, wenn es sich um schwerere Eingriffe in der Mundhöhle oder um Narkosen handelt. In diesen Fällen würde kaum eine Entschuldigung durch die herrschende Verkehrssitte zugestanden werden können; vielmehr gehört dazu stets die ausdrückliche Genehmigung der gesetzlichen Rechtsvertreter.

Nichtapprobierten kann in gewisser Beziehung schneller Gefahr drohen, als dem approbierten Arzte, weil ihnen schon der Versuch einer längeren Behandlung verhängnisvoll werden kann. Denn während der approbierte Arzt sein Wissen entfalten und den vorliegenden Fall mit den verschiedensten Mitteln behandeln kann, droht dem Nichtapprobierten, der sich auf eine kompliziertere Behandlung einläßt, leicht der Vorwurf der Verschleppung des Leidens und damit eine Anklage wegen fahrlässiger Körperverletzung, d. h. wegen Kunstfehlers.

Ein dahingehendes Erkenntnis des Reichsgerichts (I. Strafs.) vom 26. Mai 1900 lautet:

„Wer sich der ärztlichen Behandlung Kranker unterzieht, ohne die dazu nötige wissenschaftliche Ausbildung genossen zu haben, handelt unter Hintansetzung der pflichtmäßigen, für solche Beschäftigung notwendigen Aufmerksamkeit, d. h. fahrlässig."

Für Kunstfehler in der Zahnheilkunde kommen hauptsächlich in Betracht: Kunstfehler in bezug auf A- und Antiseptik, bei der Zahnextraktion und anderen Operationen im Munde und an den Kiefern, bei der Anwendung von Betäubungsmitteln, beim Füllen der Zähne, beim Zahnersatz, bei Behandlungen und im Verkehr mit Medikamenten, sowie die Verantwortlichkeit für Blutungen nach Operationen. Ich will hier nur einige Punkte besonders hervorheben:

Der Zahnarzt muß zwar im allgemeinen die in der Chirurgie gültigen Forderungen über die Desinfektion der Instrumente und der Hände erfüllen; es ist ihm aber ein größerer Spielraum für die Ausführung der Desinfektion gelassen, welcher in vielen Fällen schon durch peinlichste Sauberkeit, durch Abspülen der Instrumente mit heißem Wasser, unter Zusatz antiseptischer Mittel und nachherigem energischem Abreiben der meist vernickelten Zangen, der Bohrer (nach vorheriger Behandlung mit der Stahlbürste) und anderer Instrumente genügt wird. Die Möglichkeit der Übertragung der Syphilis und Infektionskrankheiten ist jedoch gerade bei der Behandlung im Munde und an den Zähnen nicht zu unterschätzen, so daß die weitgehendste Sicherheit in der völligen Sterilisation durch Kochen der Instrumente besteht. Bei größeren Eingriffen in der Mundhöhle und an den Kieferteilen (Wurzelspitzen-Resektionen usw.) hat der Zahnarzt unbedingt dieselben Maßnahmen bezüglich der Desinfektion der Hände und Instrumente anzuwenden wie der Chirurg. Unausführbar aber ist eine weitere Hauptforderung der allgemeinen Chirurgie für den Zahnarzt, das Operationsgebiet selbst auch nur annähernd von pathogenen Mikroorganismen zu reinigen.

Die Extraktion von einzelnen kranken Zähnen, wenn sie mit Bewilligung der Patienten oder ihrer gesetzlichen Vertreter vorgenommen ist, wird, auch wenn die extrahierten Zähne noch zu erhalten waren, nur in seltenen Fällen ein strafrechtliches Verfahren rechtfertigen. Denn in erster Linie hat jeder über sich selbst zu verfügen; es gibt Leute, welche gegen eine konservierndee Behandlung Abneigung haben und sich den Unbequemlichkeiten und Kosten derselben nicht unterziehen wollen. Im Falle einer Anklage wird der Sachverständige erwägen müssen, daß insbesondere die Behandlung der verschiedenen Stadien der Pulpitis zu den schwierigeren zahnärztlichen Hilfeleistungen gehört, daß die Behandlung Zeit und Kosten verursacht, und daß ferner eine ganze Reihe von Fällen trotz sorgsamster Behandlung im Erfolge unsicher ist. Der Zahnarzt hat auch nicht nötig, allzu ängstlich bei der von ihm einzuschlagenden Behandlung zu sein. Es wird ihm die Freiheit der Anschauung über die Fälle, welche er zur Füllung oder zur Extraktion vorschlägt, unbedingt zugestanden werden müssen. Er hat nur notwendig, jeden Fall auf Grund seiner wissenschaftlichen Ausbildung zu behandeln und muß jederzeit in der Lage sein, seine Maßnahmen wissenschaftlich zu begründen. Auch das Unterlassen der in vielen Fällen wertvollen Wurzelspitzenresektion kann, wenn es sich nicht um besonders für die Operation und einen guten Erfolg derselben geeignete wurzelkranke Zähne handelt, wegen der Schwere des Eingriffes und der Unsicherheit des Erfolges nicht als Kunstfehler angesehen werden. Der gewissenhafte Zahnarzt muß aber, besonders, wenn es sich um wurzelkranke Vorderzähne handelt, alle Möglichkeiten der Erhaltung ins Auge fassen und mit seinen Patienten besprechen. Auch die nicht rechtzeitige Entfernung kranker Zähne bei entzündlichen Schwellungen der Kiefer kann zu einem Vorwurfe gegen den Zahnarzt führen, weil der Übergang einer Periostitis zu einer Ostitis oft schnell und plötzlich ist. Für die Frage, ob im Falle einer Anklage ein strafbarer Vorwurf gerechtfertigt ist, kommen eine ganze Reihe von Nebenumständen in Betracht. So wurde vor einigen Jahren einem angesehenen Zahnarzt in München der Vorwurf gemacht, durch nicht rechtzeitige Extraktion eine umfangreiche äußere Operation seiner Patientin verursacht zu haben. Der Sachverständige konnte eine Fahrlässigkeit in dem Verhalten des Zahnarztes, welcher durchaus den Zahn erhalten wollte, nicht finden. Diagnostische Irrtümer bei Operationen und Extraktionen wegen Stellungsanomalien werden kaum Veranlassung zu einem gerichtlichen Verfahren geben können, wenn nicht arge Verstöße gegen feststehende Regeln der zahnärztlichen Wissenschaft vorliegen. Die Extraktion der anormal über und unter dem Kieferbogen stehenden Zähne kann nicht ohne weiteres als Kunstfehler angesehen werden. Ebensowenig das Nichtauffinden des schuldigen schmerzenden Zahnes. Auch das Abbrechen eines Zahnes bei der Extraktion wird in der Regel nicht als Kunstfehler anzusehen sein, besonders dann nicht, wenn eine sachgemäße Nachbehandlung der Extraktionswunde eingeleitet ist. Schwieriger schon liegt die Sache in den Fällen, bei denen versehentlich benachbarte gesunde Zähne statt der kranken gezogen sind. Auch hierbei kommt es vor allem darauf an, in welcher Weise der Arzt weitere Komplikationen und Schmerzen zu verhüten sucht. Eine Nachbehandlung bei größeren Operationen in der Mundhöhle und bei schwierigen Extraktionen ist unbedingt notwendig. Denn nach dem heutigen Standpunkt der Wissenschaft ist dem Aussehen des Operationsgebietes sowohl, wie dem Verhalten der durch die Extraktion gesetzten Wunden, eine größere Aufmerksamkeit wie in früheren Zeiten zu schenken. Eine allgemeine Infektion nach einer Zahnextraktion ist ein auch für den Operateur recht unangenehmes Vorkommnis. Bei leichtfertigen Anklagen wird der Sachverständige, auch wenn es sich um nichtapprobierte Personen handelt, energisch den Standpunkt vertreten müssen, daß Schwellungen der Kiefer nach Zahnextraktionen, mit Temperaturwechsel und bedenklichen Zuständen eine genügende Erklärung durch die in der Mundhöhle vorhandenen Bakterien und die Mundverhältnisse selbst finden (geschwollenes, entzündetes Zahnfleisch, mangelnde Mundpflege, Allgemeinerkrankungen usw.).

Bei der Anwendung örtlicher Betäubungsmittel durch Injektion in der Zahnheilkunde, sowie bei der Anwendung der Allgemeinnarkose, ist die Anwesenheit einer dritten Person dringend anzuraten, weil, besonders bei dem weiblichen Geschlecht, unter der Einwirkung der Anästhetika Sinnestäuschungen (Halluzinationen) vorkommen, welche den Arzt in eine sehr üble Lage bringen können. Die tiefe Lage des Operationsstuhles, die nahen Berührungen mit dem Operateur, begünstigen derartige Zustände, welche, wie durch viele Fälle bewiesen ist, sogar ohne Anwendung von Betäubungsmitteln vorkommen können. Hierbei spielen Alter, Erregbarkeit, Renommiersucht und andere Umstände eine gewisse Rolle, so daß eigentlich bei jeder zahnärztlichen Behandlung die Anwesenheit eines Zeugen geboten ist. Bei der Anwendung der Allgemeinnarkose, die gesetzlich dem Arzte wie dem Zahnarzte auch ohne Zuziehung eines Kollegen gestattet ist, liegt doch für den Zahnarzt die weitgehendste Sicherheit in der Zuziehung eines praktischen Arztes, welcher bei eintretenden üblen Zufällen (Todesfällen) die Verantwortung mit dem Zahnarzte teilt. Auch die Anwendung der lokalen Anästhesie ist kein harmloser Eingriff, wie die vielen üblen Nachwirkungen und vereinzelten Todesfälle in den letzten Jahren bewiesen haben. In erster Linie ist zu bedenken, daß alle durch Injektion angewandten Lokalanästhetika eine mehr oder minder starke Wirkung teils auf das Herz, teils auf andere Organe haben, daß diese Wirkung meistens, aber nicht immer, durch äußerste Vorsicht bei der Anwendung der Dosis vermindert werden kann, und daß der Allgemeinzustand des Patienten hierbei derselben Beachtung bedarf (besondere Vorsicht bei hochgradiger Blutarmut geboten), wie bei einer wirklichen Narkose. In vielen Fällen wird, besonders bei größeren zahnärztlichen Eingriffen, eine vorsichtig eingeleitete Narkose der Injektionstherapie vorzuziehen sein. Das Eintreten ulzeröser Prozesse nach Injektionen (Nekrose des Gewebes), Temperaturerhöhungen, sowie das Abbrechen von Injektionsnadeln, können bei der lokalen Anästhesie, insbesondere der Leitungsanästhesie, ohne jede Schuld des Operateurs stattfinden. Eine Fahrlässigkeit wird nur dann angenommen werden müssen, wenn die notwendigen Vorsichtsmaßregeln verletzt worden sind, wenn also z. B. eine nicht genügend aseptisch aufbewahrte Nadel verwendet wurde. In der Regel wird es sich um unvorhergesehene Nachwirkungen oder um einen „unglücklichen Zufall" handeln; als solchen und nicht als einen Kunstfehler sieht auch Williger[1]) das Abbrechen einer Injektionsnadel an, vorausgesetzt, daß der Zahnarzt keinen Umstand, welcher die Wahrscheinlichkeit eines Nadelbruches bedingen könnte, außer acht gelassen hat. Auf jeden Fall hält Williger den Operateur für verpflichtet, seinem

---

[1]) 2 Fälle von Abbruch einer Nadel bei der sog. Mandibularinjektion von Prof. Dr. Williger (Korrespondenzblatt für Zahnärzte, Jahrg. 1915/16).

Patienten das Abbrechen der Nadel nicht zu verschweigen und mit seinem Einverständnis die Entfernung der Nadel zu versuchen. Obwohl abgebrochene Nadeln, wenn sie aseptisch waren, reaktionslos einheilen können, wird man doch, wenn man von der Entfernung Abstand nimmt, jederzeit mit dem Eintritt großer Schmerzen und eitriger Prozesse rechnen müssen. Der Ansicht Willigers ist unbedingt zuzustimmen. Mit Wissen und Willen des Patienten wird der Operateur jedoch einen sofortigen Eingriff abwarten oder verschieben können, wenn er seinen Patienten unter Aufsicht behält. In diesem Falle müßten aber zur Vermeidung späterer Haftbarmachung einwandsfreie Vereinbarungen zwischen Arzt und Patienten stattfinden.

Die größte Vorsicht ist bei Extraktionen unter örtlicher oder allgemeiner Anästhesie in der Schwangerschaft geboten. Eine bestimmte Kontraindikation liegt aber weder in der Gravidität, noch in der Menstruation und Laktation. Die Schwierigkeit des Falles, die Notwendigkeit der Operation, und vor allem der Allgemeinzustand der Patientin sind wichtige Momente für die Entscheidung und die Handlungsweise des Zahnarztes, welcher bei den genannten physiologischen Zuständen schon bei einfachen Zahnextraktionen zur größten Vorsicht verpflichtet ist. Daß Aborte nach Zahnextraktionen vorkommen können, ist bekannt. Falls Vorwürfe gegen den Zahnarzt erhoben werden, wird es darauf ankommen, ob er von dem Zustand seiner Patientin Kenntnis hatte, und ob große Schmerzen, welche anders nicht beseitigt werden konnten, oder sonstige zwingende Gründe für die Operation vorlagen.

Für die Beschuldigung eines Kunstfehlers beim Füllen der Zähne spielen die diagnostischen Irrtümer eine große Rolle. Indessen wird, wie schon bemerkt, die Entfernung eines kranken Zahnes, wenn sonst der Patient damit einverstanden ist, kaum eine strafrechtliche Verfolgung oder Zivilansprüche rechtfertigen. Für eine Schuldfrage kämen die Verhältnisse der Mundhöhle überhaupt, der Grad des Fortschrittes der Karies, etwaige Schwellung des Kiefers, und andere Momente in Betracht. Anders liegen solche Fälle, in welchen eine falsche Behandlung eingeleitet ist, z. B. bei unsachgemäßer Behandlung und Füllung der an Pulpitis erkrankten Zähne. Weitere Kunstfehler können beim Füllen dadurch vorkommen, daß Verletzungen der umliegenden Weichteile mit den Instrumenten oder durch Abspringen der Bohrer verursacht werden. Abbrechen einer Nervnadel im Wurzelkanal oder das Perforieren einer Wurzel werden nicht ohne weiteres als Kunstfehler anzusehen sein. Für die Abwägung derartiger Fälle kämen das Verhalten der Patienten und verschiedene andere Fragen in Betracht, auch die, ob der Zahnarzt bei mehr Ruhe das Ausgleiten des Bohrers oder das Abbrechen der Nervnadel hätte vermeiden können. Auch in diesen Fällen muß, wie bei dem Abbruch einer Injektionsnadel, der Patient über den Vorfall aufgeklärt, und es muß der Versuch gemacht werden, die Bruchteile zu entfernen.

Beim Zahnersatz kommen Kunstfehler vor bei der Vorbereitung des Mundes sowie bei dem Einsetzen von künstlichen Zähnen, Ersatzstücken und Brücken. Zahnwurzeln, welche nicht gefüllt sind, müssen vor Anfertigung des künstlichen Ersatzes entfernt werden. Wieweit, und ob hierbei Kunstfehler anzunehmen sind, unterliegt im Streitfalle dem Gutachten des Sachverständigen. Williger läßt als einzige Ausnahme für das Belassen ungefüllter Zahnwurzeln nur die Hämophilie gelten. Weitere Fehler der Vorbereitung des Mundes können bei der Anfertigung von Stiftzähnen, sowie bei dem Einsetzen von Kronen und Brücken, begangen werden. Gerade bei diesen Maßnahmen kommen durch unsachgemäßes Abschleifen gesunder Zähne schwere Schädigungen des Kauapparates vor. Einzelne Punkte sind wissenschaftlich noch strittig, z. B. ob die Pulpa der als Brückenpfeiler zu benutzenden Zähne vorher amputiert werden muß. Zu erwähnen ist ferner das unsachgemäße Abdrucknehmen mit zu heißer Abdruckmasse, welches bereits wiederholt zu Anklagen wegen fahrlässiger Körperverletzung geführt hat. Des weiteren kommen Kunstfehler vor bei Verwendung unechter Metalle, durch das Verschlucken künstlicher Zähne infolge unsachgemäßer Anfertigung, oder durch das Eindringen von Gebißteilen in die Atmungsorgane. Gegen die Verwendung von Kompositionsmetallen in geringem Umfange (z. B. für Schutzplatten oder Klammern) wird der Vorwurf eines strafbaren Kunstfehlers nicht erhoben werden können, auch nicht bei Herstellung ganzer Platten nach stattgehabter Vereinbarung. Auf diese kommt es aber dabei an. Zivilrechtlich liegt die Sache anders, ,,denn der Arzt (Zahnarzt, Dentist) ist auch dann schadenersatzpflichtig, wenn er auf Wunsch des Kranken zu einer sachwidrigen Behandlung schreitet".

So urteilt das Oberlandesgericht Kolmar im Jahre 1916[1]) mit folgenden Ausführungen, welche zwar einen speziellen Fall (Extraktion von Zähnen) betrafen, aber durch ihre Begründung für das gesamte zahnärztliche und zahntechnische Gebiet maßgebend sind:

---
[1]) D. Z. W. 1916.

Der Dentist N. hatte einer jungen Frau im ganzen 22 Zähne und Zahnwurzeln gezogen. Sie verklagte ihn hernach, weil der Verlust sie reute, auf Schadenersatz wegen unsachgemäßer Behandlung, und die Klage hatte Erfolg. Das Oberlandesgericht Kolmar führte aus:

Von den 22 Zähnen und Zahnwurzeln waren fünf ganz gesund, drei mit leichtester Karies und drei mit einer der Behandlung leicht zugänglichen Karies behaftet. Diese elf Zähne hätten daher, als gesund oder durch Behandlung, Füllung usw. leicht instandzusetzen, überhaupt nicht ausgezogen zu werden brauchen. Daß sie gleichwohl ausgezogen wurden, widersprach dem in der Zahnheilkunde allgemein anerkannten Grundsatz, daß ein künstlicher Zahn und ein künstliches Gebiß nie einen natürlichen Zahn und ein natürliches Gebiß voll ersetzen kann, und daß daher der Zahnheilkundige unbedingt darauf bedacht sein muß, natürliche Zähne nicht auszuziehen, sondern sie instandzusetzen und zu erhalten, solange ihre Beschaffenheit es zuläßt. Von diesem ihm bekannten Grundsatz ist der Beklagte abgewichen, weil die Klägerin ihn zum Ziehen aller dieser Zähne aufgefordert hatte. Auf seinen Einwand, einige dieser Zähne seien gesund, andere davon müßten gefüllt werden, hat sie sich allerdings geweigert, Zähne füllen zu lassen, und auf das Ziehen der Zähne bestanden, da sie ihr zu groß und zu häßlich seien; sie wünsche sich kleine weiße Zähne. Dadurch, daß Beklagter diesem Wunsche nachkam, den er bei einer 25jährigen Frau als berechtigt ansah, hat er sich gröblich gegen die Pflichten vergangen, die jedem, der sich mit entgeltlicher Ausübung der Heilkunde befaßt, den von ihm Rat und Hilfe Verlangenden gegenüber obliegen. Denn wie auch in anderen Fällen, in denen ein Sachverständiger seiner überlegenen Sachkunde wegen um seine Dienste angegangen wird, besteht bei dem, der gewerblich die Heilkunde ausübt, nach der Eigenart seines Berufs, überdies auch nach Treu und Glauben, der Inhalt des Vertragsverhältnisses nicht darin, daß er sich blindlings den Wünschen der Kranken unterwirft; vielmehr setzen diese in sein Wissen und seine Gewissenhaftigkeit das Vertrauen, daß ihnen ein wirklich sachgemäßer Rat und sachgemäße Behandlung zuteil werden. Wer sich in ärztliche Behandlung begibt, hat sich demgemäß dem Rat und den Anordnungen des Arztes zu unterwerfen. Tut er dies nicht, so hat der Arzt die Pflicht, den Kranken zu belehren, unter Umständen ihn auch auf die gesundheitlichen Nachteile hinzuweisen, die sich sonst ergeben, vor allem aber jede sachwidrige Behandlung abzulehnen und nötigenfalls vom Vertrage zurückzutreten. Für eine sachwidrige Behandlung bleibt daher der Arzt auch dann, wenn er hierbei ungeachtet seiner besseren Sachkunde den Wünschen des Kranken nachgegeben hat, verantwortlich, und zwar nicht nur aus dem Vertragsverhältnis, sondern zugleich aus seiner unerlaubten Handlung. Insbesondere sind in solchem Falle — ohne daß die Frage, inwieweit die Einwilligung des Kranken die Rechtswidrigkeit der Körperverletzung oder der Gesundheitsbeschädigung aufzuheben vermag (§ 823), erheblich ist — alle Voraussetzungen des § 826 gegeben. Denn es verstößt bei jedem, der die Heilkunde als Beruf ausübt, gröblich gegen die guten Sitten, einem Kranken, auch wenn er es wünscht, eine Behandlung zuteil werden zu lassen, von der der Heilkundige weiß, daß sie sachwidrig und gesundheitsschädlich ist, und das Bewußtsein, daß die sachwidrige Behandlung dem Kranken gesundheitlich nachteilig sein wird, enthält zugleich die vorsätzliche Schädigung.[1])

Anzeigen bei der Staatsanwaltschaft wegen angeblich falscher Behandlung bei der Anlage von Gebissen und besonders Brücken, oder weil minderwertige Materialien verwendet worden seien, gehören nicht zu den Seltenheiten. Wenn auch in den meisten Fällen die auf „Gesundheitsschädigung" oder „Betrug" lautenden Anzeigen schon infolge vorheriger Sachverständigenvernehmung nicht zur gerichtlichen Verhandlung kommen, so sind doch in einzelnen Fällen Verurteilungen erfolgt. Obwohl es sich fast durchweg um gewerbsmäßige Pfuscher bei derartigen Verhandlungen handelte, so besteht doch auch für den approbierten Zahnarzt die Gefahr, einmal wegen „Kunstfehlers" oder gar „Betruges" nach dieser Richtung hin öffentlich angeklagt zu werden. Daher sind äußerste Gewissenhaftigkeit und möglichst genaue vorherige Besprechung mit dem Patienten notwendig, weil er bei der Lieferung technischer Apparate (Ersatzstücke, Kronen- und Brückenarbeiten, Richtmaschinen usw.), ebenso wie andere Gewerbetreibende, ungerechten Vorwürfen und Denunziationen ausgesetzt ist. Die Anwesenheit eines Hilfsfräuleins, welches auch die Vereinbarung notiert, ist dringend anzuraten.

Man verwendet heute fast allgemein zu Metallplatten sowie zu Kronen- und Brückenarbeiten nur Gold, und zwar 18- bis 22 karätiges. Früher hat man versucht, auch unechte Metalle oder schwachkarätige Goldmetalle zu benutzen, hat aber davon aus Gesundheitsrücksichten allgemein Abstand genommen, und schon in der „Zahnersatzkunde" von Detzner (Berlin 1885) heißt es auf S. 164:

„Je nach dem Zusatz von minderwertigen Metallen zu dem Gold hat man letzteres in Karate eingeteilt. Diese Karate gehen von 24, als der reinsten Goldsorte, abwärts. Zu zahntechnischen Zwecken darf die Goldlegierung nicht unter 14 Karat, das ist 14 Teile Gold und 10 Teile Silber und Kupfer, haben, da die Mundflüssigkeiten, welche bei einer Störung im Organismus leicht sauer werden, ein geringhaltigeres Gold angreifen, wodurch lokale Irritationen der Mundschleimhaut entstehen können."

In dem bekannten „Lehrbuche und Atlas der zahnärztlichen Technik" von Preiswerk (München 1906) heißt es auf S. 280:

„Es sind in der Praxis mannigfache Legierungen mehr oder weniger edeln Metallcharakters erprobt worden. Solche Legie-

---

[1]) Dem Urteile kann nur deswegen zugestimmt werden, weil es sich um die Entfernung einer größeren Anzahl (11) noch zu erhaltender Zähne handelte.

rungen zersetzen sich aber meist unter dem Einfluß von Mundflüssigkeiten, werden unansehnlich und, was weit schlimmer ist, gefährlich für die Gesundheit des betr. Patienten. Man verwendet also heute höchstens noch für Schutzplatten oder Klammerungen Kompositionsmetalle. Zweifellos können alle unechten Metalle durch Oxydationsprozesse Reizungen der Mundschleimhaut und des Zahnfleisches sowie Verfärbungen der Zähne verursachen und, wenn nicht Abhilfe geschaffen wird, im weiteren Verlaufe Magen- und Darmerkrankungen hervorrufen."

Kronen- und Brückenarbeiten erfordern eine genaue vorherige Besprechung mit den Patienten.

Es muß zur Vermeidung von Streitigkeiten und gerichtlichen Verhandlungen dem Zahnarzt dringend angeraten werden, seine Patienten vor Anfertigung von Kronen- und Brückenarbeiten über das Wesen solcher Arbeiten aufzuklären und sie darauf aufmerksam zu machen, daß mehr oder weniger eingreifende Vorarbeiten an eigenen gesunden Zähnen hierbei notwendig sind.

Über die zu Stützpfeilern bei Brückenarbeiten zu verwendenden Zähne muß gleichfalls eine deutliche Aussprache stattfinden, besonders wenn sie kariös sind.

Für die in solchen Fällen auftretenden wissenschaftlichen Streitfragen und die Vorwürfe, welche seitens der Patienten den Zahnärzten gemacht werden können, sollen die beiden nachfolgenden Gutachten einen Beitrag liefern:

1. Verfahren im Zivil- und Strafprozeß.
Gutachten.

Die mir übersandten zwei Bände Zivilprozeßakten und ein Band Akten der Kgl. Staatsanwaltschaft habe ich durchgearbeitet, ebenso einen mir am 15. März 1914 zugegangenen Schriftsatz der Herren Rechtsanwälte Dr. X. und Dr. Y.

Ich schicke zunächst folgende allgemeine Bemerkungen voraus!

Es ist in der ganzen Medizin schwierig, einem Arzte einen strafbaren Kunstfehler nachzuweisen, weil es für die verschiedensten Krankheiten verschiedene Methoden gibt. Noch schwieriger ist dies in der Zahnheilkunde, wo noch viel weniger bestimmte Normen für die Behandlung der Affektionen in der Mundhöhle bestehen als in der Allgemeinen Medizin. Insbesondere trifft dies für Kronen- und Brückenarbeiten zu, weil diese Methode, einen gaumenlosen Zahnersatz herbeizuführen, sich erst seit etwa 20 Jahren in Deutschland eingebürgert hat und weil für die notwendige Vorbereitung einheitliche bestimmte Prinzipien noch nicht durchweg existieren. Es ist dies auch kaum möglich, wenn man bedenkt, daß es sich fast niemals in solchen Fällen um ein einzelnes Organ handelt — denn jeder einzelne Zahn ist ein Organ des Körpers —, sondern um mehrere Teile. Es wird daher fast immer dem Ermessen des Arztes (Zahnarztes) überlassen sein müssen, sein Handeln den Mundverhältnissen im allgemeinen und im speziellen anzupassen. Dies ist aber besonders schwierig, weil, wie gesagt, nicht ein einzelnes krankes Glied zu behandeln ist, sondern mehrere gesunde und kranke Teile (Zähne) der Mundhöhle, und weil Kiefer und Zahnfleisch zu berücksichtigen sind. Ich habe in meinem im Jahre 1912/13 erschienenen Werke ,,Deutsches Zahnärzterecht"[1]) ausdrücklich auf die Schwierigkeit in solchen Fällen aufmerksam gemacht und auf S. 50 folgendes gesagt:

Die neuere Richtung in der Zahnheilkunde, durch Kronen- und Brückenarbeiten eigene kariöse Zähne vor dem weiteren Untergange zu bewahren und, unter Benutzung gesunder oder gefüllter Zähne, dem Patienten die Unbequemlichkeiten eines Plattenersatzes zu ersparen, führt zu einer großen Anzahl von Zivilprozessen, ja sogar Strafprozessen. An sich ist es für jeden, besonders für das weibliche Geschlecht, überaus verlockend, nicht ,,ein Gebiß oder künstliche Zähne" tragen zu müssen, die herausgenommen und gesäubert werden sollen und für das Empfinden, besonders eines jungen Menschen, etwas Abschreckendes haben. Nun ist die Erreichung dieses Zieles aber nicht so einfach. Es müssen häufig gesunde eigene Zähne stark abgeschliffen oder es muß ein Zahn entfernt werden, um einen guten und zweckmäßigen Brückenersatz zu machen. Derartigen Arbeiten sind nicht alle Zahnärzte von vornherein gewachsen, es gehört viel Übung und Erfahrung hierzu, und die Preise für derartige Arbeiten, welche nach der Medizinaltaxe der ,,freien Vereinbarung" unterliegen, sind häufig sehr hoch. Daher sind genaue Vereinbarungen und volles Einverständnis des Patienten notwendig. Oft genug haben wir gesehen, daß Prozesse angestrengt wurden, in denen die Beklagten behaupteten, es sei ihnen vorher nicht gesagt worden, daß die Instandsetzung der Mundhöhle vor dem künstlichen Ersatz durch eine Brücke notwendig sei. Der Verlust des Prozesses, wenn nicht gar Verurteilung auf Schadenersatz wegen Kunstfehlers, war die Folge, und darum muß der Zahnarzt seinen Patienten recht genau die Vorzüge und Nachteile einer ,,Brücke" vor Augen führen, sie auf die evtl. großen Schädigungen und unnützen Geldausgaben durch zurückgelassene Wurzeln aufmerksam machen, wenn er sich sichern will, später nicht auch noch wegen Schadenersatzes belangt zu werden.

Insbesondere wird der Zahnarzt erwägen müssen, ob die von ihm zu Brückenpfeilern zu benützenden eigenen Zähne geeignet sind, damit nicht später Schmerzen entstehen, Herausnahme der Brücke und neue Geldopfer nötig werden. Bei der Schwierigkeit und verhältnismäßig kurzen Erfahrung in Kronen- und Brückenarbeiten sind, wie bemerkt, noch nicht durchweg feststehende Regeln gegeben. Zum Beispiel bleibt noch eine viel umstrittene Frage, in welchen Fällen sog. abnehmbare oder festsitzende Brücken gefertigt werden sollen. Ausschlaggebend sind die Mundverhältnisse, und mehr als in anderen technischen Fällen kann man bei Kronen- und Brücken-

---

[1]) Von Professor Dr. Paul Ritter und Justizrat Dr. Alfred Korn, Berlin, Berlinische Verlagsanstalt.

arbeiten ersehen, daß die Anwendung und die Herstellung derselben an die wissenschaftlichen und technischen Leistungen des Zahnarztes hohe Anforderungen stellen.

In dem vorliegenden Rechtsstreite, bei dem von meinem Standpunkte als Sachverständiger **von einem strafbaren Kunstfehler gar keine Rede sein kann**, handelt es sich besonders um folgende wissenschaftliche Frage:

Es wird von dem Kläger dem Beklagten **in der Hauptsache** zum Vorwurf gemacht, er habe einige Zähne, welche er als Brückenpfeiler umkront hat, insofern falsch behandelt, als er die Nerven nicht vorher dekapitiert hat, und zwar gegen die Regeln der Wissenschaft. Diese Ansicht ist von vornherein **falsch**, denn es bestehen in Fachkreisen hierüber zwei Ansichten. Die Einen verlangen, daß man bei gesunden Zähnen, die man zu Brückenpfeilern benutzt, die Nerven vorher entfernt, um allen späteren Möglichkeiten aus dem Wege zu gehen, die anderen halten dies nicht für nötig, wenn es sich um **gesunde** Zähne handelt, und sind sogar der Meinung, daß durch diese Dekapitierung gesunder Nerven unnötige Schmerzen und eine Schwächung des Zahnes, der dann nur als sog. toter Zahn funktionieren kann, herbeigeführt werden. Nur in Fällen weit **vorgeschrittener Karies** stimmen die wissenschaftlichen Ansichten darüber überein, daß, wenn nur noch eine dünne Zahnbeinschicht den Nerv bedeckt, die Nervkammer aufgebohrt, und der Nerv entfernt werden muß. Ist aber bei nicht allzu sehr vorgeschrittener Karies noch die Möglichkeit einer **Überkappung** gegeben, d. h. kann die vorhandene Zahnbeindecke noch so weit geschützt werden, daß ohne Herausnahme der Nerven eine Schädigung derselben durch antiseptische Unterlage und durch nachherige Füllung vermieden sein dürfte, so ist auch dieser Weg ein wissenschaftlich verständlicher, und es kann einem Arzte aus diesem Grunde kein Vorwurf eines Kunstfehlers gemacht werden. Es wird in solchen Fällen zu untersuchen sein, ob ein derartiges Verfahren gerechtfertigt war.

Nach diesen allgemeinen Bemerkungen werden jetzt die **einzelnen Vorwürfe** zu prüfen sein, welche der Kläger dem Beklagten (Zahnarzt) macht, und zwar mit Berücksichtigung der in den Akten befindlichen bisherigen Sachverständigengutachten.

Nach der Liquidation des Beklagten (pag. 3 und 4 der Amtsgerichtsakten) hat er dem Kläger vom 13. April 1910 bis zum 3. Juli 1910 drei Goldbrücken, bestehend aus je vier Gliedern, sowie eine Brücke, bestehend aus fünf Gliedern, gefertigt und nach der notwendigen Vorbehandlung eingesetzt, zum Preise von 774 Mark. Hiervon sind 500 Mark bezahlt, der Rest von 274 Mark steht aus. — Zwei Brücken waren für den Oberkiefer, zwei Brücken für den Unterkiefer gefertigt. — Der Beklagte hat die Restforderung am 28. August 1911 (pag. 5) der Einziehungsgenossenschaft B. in X. übergeben.

Dieses Verfahren, ausstehende Forderungen abzutreten (zu zedieren), ist unter Ärzten und Zahnärzten durchaus üblich.

Eine Vereinbarung in Höhe von 774 Mark bestreitet der Kläger (pag. 9 und 10).

Bald nach dem Einsetzen der Brücken traten Schmerzen auf (pag. 15). Beklagter nahm Abänderungsversuche vor. Später steigerten sich die Schmerzen. Der Kläger teilte dies dem Beklagten durch Schreiben vom 4. Oktober mit, und dieser erklärte sich zur

Beseitigung der Schmerzen und zur Erneuerung eines abgesprungenen Porzellanzahnes bereit (pag. 6).

Der Kläger hielt sich nicht mehr verpflichtet, zu dem Beklagten wieder hinzugehen, da er das Vertrauen verloren und mit ihm Differenzen hatte.

Später sollen auch die anderen Brücken lose geworden sein (pag. 16).

Der Kläger wirft dem Beklagten vor, er hätte ihn auf das Risiko mit den Brücken aufmerksam machen müssen, anstatt ihm, unter besonderer Hervorhebung der Vortrefflichkeit, zu den Brücken zu raten (pag. 2 und 16).

Der Sachverständige, prakt. Zahnarzt H., hat am 2. Oktober 1911, also etwa $1^{1}/_{4}$ Jahr nach dem Einsetzen der Brücken, gesehen (pag. 18) und in einem privaten Gutachten konstatiert, daß die Schmerzen, über welche der Kläger klagte, begründet waren. Zwei Brücken hätten sich von ihren Verankerungen gelöst und seien für den Kläger unbrauchbar. Durch diese Lockerheit seien die zu Stützen der Brücken benutzten eigenen Zähne irritiert und müßten schmerzen. Insbesondere kann der Kauakt von dem Patienten nur unter heftigen Schmerzen ausgeführt werden. Die technische Ausführung des Ersatzes bezeichnet H. als gut. An der rechten oberen Brücke war ein Zahn abgeplatzt, was nach der Ansicht des Sachverständigen H. nach so kurzer Zeit nicht vorkommen dürfte. Diese Ansicht ist falsch, da Abplatzen von Brückenzähnen gerade im Anfang ohne Schuld des Anfertigers vorkommt.

(Pag. 72ff.) Der prakt. Zahnarzt Dr. K., Sachverständiger, hat am 24. April und 6. Mai 1912 die Zähne des Klägers untersucht, also beinahe zwei Jahre nach dem Einsetzen. Er hat konstatiert, daß von den vier „festsitzenden Brücken", welche der Beklagte dem Kläger geliefert hat, eine und zwar die im Unterkiefer rechterseits, locker war. Dr. K. konnte sie leicht entfernen. Der vordere Stützzahn (zweiter rechter unterer kleiner Backenzahn) zeigte, nach der Herausnahme der Brücke, an der distalen Seite eine nicht ausgebohrte schmerzhafte kariöse Höhlung. K. hält das Lockersein der Brücke nicht für ein Verschulden des Beklagten, zweifelhaft scheint ihm aber die vorhandene Höhlung in dem umkronten Zahn; er nimmt jedoch an, die Karies sei erst nach dem Lockersein der Brücke entstanden und brauche nicht zur Zeit des Einsetzens schon vorhanden gewesen sein.

Ich kann dem Dr. K. hierin folgen, da beinahe zwei Jahre vergangen waren, und es meines Erachtens zur Zeit der Untersuchung durch K. sich nicht bestimmt feststellen ließ, ob die Kavität vor Einsetzen der Brücke vorhanden war, ebenso wenig, daß keine Füllung vorhanden war; sie kann sich ebenso gut erst nach eingetretener Lockerkeit der Krone „ausgewaschen" haben. Den hinteren Stützzahn der Brücke (rechter unterer dritter Molar) fand K. stark und tief kariös, mit frei liegender blutender Pulpa (Nerv). In diesen Zahn war nach der dem Sachverständigen K. vorgelegten spezifizierten Rechnung des Beklagten von diesem eine Fletscher-Zement-Füllung als Schutzdecke für den Nerven gelegt worden. Hier stimme ich K. zu, daß dieser Verschluß unter einer Brücke ungeeignet war. K. sieht in dem nicht erfolgten Abtöten der Nerven in diesem Zahn die Ursache der Schmerzen des Klägers, welcher die rechte Seite infolgedessen nicht zum Kauen benutzen konnte. Die übrigen drei Brücken hält K. für sachgemäß, trotzdem von der rechten oberen Brücke eine künstliche Zahnfacette abgeplatzt war.

Nach der Feststellung durch K. fehlten damals dem Kläger elf Backenzähne.

Die Lockerheit der rechten unteren Brücke bestand seit August 1911 (pag. 75).

Den Vorschlag des Beklagten, der Kläger solle sich die Brücken erst für den Unterkiefer, nach einem Jahre für den Oberkiefer, machen lassen, hält K. mit Recht für falsch, da der Kautätigkeit damit nicht gedient war.

Obwohl der Kläger über Schmerzen unter den drei anderen Brücken klagte, hat K. von einer Entfernung Abstand genommen. Er hält jedoch die Schmerzen unter der oberen linken Brücke für begründet und dadurch verursacht, daß auch in diesen Zahn nach der Rechnungsaufstellung des Beklagten von diesem eine Fletscher-Zement-Füllung gelegt war (pag. 74v).

K. ist nicht der Meinung, daß der Kläger durch die Behandlung des Beklagten dauernd an seiner Gesundheit geschädigt war. Er hält einen Abzug von 74 Mark von der Liquidation für gerechtfertigt.

Der Kläger hält diesen Abzug für nicht genügend (pag. 79a) und verlangt außerdem Schmerzensgeld, da er, außer den lokalen Schmerzen, eine Schädigung seines Nervensystems davongetragen habe.

Er hatte auch eine Strafanzeige gegen den Beklagten erstattet. Pag. 81v der Amtsgerichtsakten befindet sich ein Auszug aus den Strafakten, wonach das Verfahren zunächst eingestellt war, und zwar
1. wegen fahrlässiger und vorsätzlicher Körperverletzung gegenüber dem Kläger;
2. wegen Betrugs gegenüber dem Kläger;
3. wegen strafbarer Handlungen gegenüber anderen Personen.

(Strafakten pag. 60ff.) In dem Gutachten vom 24. Mai 1912, welches zu den Strafakten von Professor Dr. Z. erfordert war, hält dieser Gutachten eine beabsichtigte oder fahrlässige Schädigung des Klägers durch den Beklagten, dessen Fehler bei Anfertigung der Brücken nur auf Unkenntnis der neuesten Arbeitsmethoden in Kronen- und Brückenarbeiten zu beruhen scheinen, nicht für vorliegend. Auch bezeichnet er den geforderten Preis nicht als außerordentlich hoch; aber man könne dann „eine gut gebrauchsfähige und exakte Arbeit verlangen". Die Brücken, sagt er aber im Eingang seines Gutachtens, „sind an und für sich gut angefertigt und ausgearbeitet".

(Pag. 82 der Amtsgerichtsakten.) Inzwischen ist der Kläger von dem früheren Gutachter H. behandelt worden, der auf Grund seiner erneut erlangten Kenntnis der Mundhöhle ein erweitertes Gutachten erstattet, unter dem 2. Juni 1912.

Dieses Gutachten ist wesentlich ungünstiger als das erste vom 2. Oktober 1911 (pag. 18). H. hält für die Instandsetzung mindestens 120 Mark für berechtigt, evtl. könnten sich ungünstigen Falles die Kosten auf ca. 400 Mark belaufen, wobei H. die Vorbehandlung und Erneuerung der unteren und der einen oberen Brücke für nötig erachtet; möglicherweise, sagt er, seien auch die vorhandenen Schmerzen unter den beiden anderen Brücken auf „Kunstfehler" zurückzuführen; jedoch lasse sich dies erst nach Herausnahme der Brücken definitiv feststellen.

Am 22. Januar 1913 (pag. 71 der Strafakten) gibt Z. ein erneutes Gutachten, in welchem er nach Herausnahme der unteren Brücke konstatiert hat, daß die Schmerzen des Klägers durch unsachgemäße Vorbereitung der beiden Stützzähne hervorgerufen sind.

Pag. 73 der Strafakten gibt Dr. L. ein ärztliches Attest, nach welchem es sehr wohl möglich ist, ,,daß die jetzige hochgradige Nervosität eine Folge der erlittenen zahnärztlichen Behandlung ist".

Am 14. August 1913 (pag. 84 der Strafakten) gibt Z., als Sachverständiger vor Gericht vernommen, sein Gutachten dahin ab, daß der Nerv des Zahnes unter der einen von ihm herausgenommenen Brücke, den er freiliegend und blutend vorfand, vor dem Einsetzen unbedingt hätte abgetötet, und die Wurzel behandelt werden müssen. In dieser Unterlassung erblicke er eine Fahrlässigkeit im Sinne des § 230, Abs. 2 des StGB.

Pag. 97ff. der Strafakten gibt nun K. unter dem 18. September 1913 ein erneutes längeres Gutachten ab.

Zunächst stellt er fest, daß 9 Backenzähne fehlten (die sonstigen Angaben hierüber in den Akten schwanken.) Er erklärt, daß der Beklagte mit seinem Rate zu einem Brückensystem als dem besten in der heutigen wissenschaftlichen Zahnheilkunde richtig verfahren ist, und daß auch das Abschleifen von 8 Zähnen sachgemäß bzw. notwendig war. Das Abspringen einer Zahnfazette hält er nicht für ein Verschulden des Beklagten, ebensowenig die von Z. (pag. 60 der Strafakten) gerügte Verwendung von Fensterkronen. Die von Z. (pag. 71 der Strafakten) gerügte Klemmung der Brücke am Prämolaren des Unterkiefers, durch welche eine Reizung des Zahnfleisches entstanden war, hält K. zwar nicht für korrekt, aber nicht für einen Kunstfehler. Für falsch hält K. die nicht erfolgte Abtötung der Nerven gegenüber der von dem Beklagten angewandten Methode der Überkappung (pag. 101—103), zumal ,,Zähne, in denen die Pulpa sorgfältig abgeätzt und weiter behandelt ist, nach unserer jetzigen Ansicht bei Patienten im vorgeschrittenen Alter als ebensolange lebensfähig betrachtet werden können, als wenn die Pulpa noch vorhanden wäre".

Eine wirkliche Schuld (Kunstfehler) sieht also K. darin und stimmt mit Z. überein (pag. 105v der Strafakten), daß in den beiden unteren Zähnen eine vorherige Abätzung der Zahnpulpen nicht stattgefunden hat, wie sie hätte stattfinden müssen.

Soweit die Gutachten der Sachverständigen, aus denen hervorgeht, daß eigentlich nur wegen der nicht erfolgten Abätzung der Nerven der beiden unteren Stützzähne dem Beklagten ein strafbares Verschulden beizumessen sein soll.

Die Sachverständigen gehen meines Erachtens zunächst zu wenig auf die Auslegung des Wortes ,,Kunstfehler" in der Heilkunde ein und machen keinen genügenden Unterschied zwischen einem Kunstfehler, der im Zivilprozesse zwar einen Fehler darstellen kann und einem Kunstfehler, der im Strafprozesse deswegen als solcher zu bezeichnen ist, weil er ein Verfahren, ,,gegen alle Regeln der Wissenschaft" darstellt und in seiner Wirkung eine ,,Körperverletzung" bedeutet. Ich habe diese Rücksichtnahme auf die Auslegung des Wortes ,,Kunstfehler" in meiner beinahe 25 jährigen Tätigkeit als gerichtlicher Sachverständiger häufig vermißt. Der Sachverständige muß doch prüfen, ehe er von einem strafbaren Kunstfehler spricht, welche Motive den Angeschuldigten bei seinem Verfahren geleitet haben, und wenn diese Gründe nicht richtig waren, so folgt doch daraus noch nicht, daß sie strafrechtlich angreifbar falsch waren. Ferner haben die Sachverständigen, was meines Erachtens lediglich für den Zivilprozeß von Wichtigkeit ist, nicht genügend die Zeitverhältnisse zwischen der Behandlung des Beklagten und der Lockerheit der unteren Brücke, bzw. der Besichtigung derselben durch einen anderen Zahnarzt, gewürdigt; auch nicht die Frage, welche Schuld dem Kläger selbst beizumessen ist, daß er so lange mit der Herausnahme der Brücke gewartet hat, daß er nicht rechtzeitig zu dem Beklagten zur Abhilfe zurückgegangen ist, trotz der Aufforderung des Beklagten, so daß seine sicherlich eingetretene große Nervosität seinem Verschulden zuzuschreiben ist.

Mit Recht moniert dies der Beklagte Pag. 125 der Strafakten.

Der Erfolg hat bewiesen, daß, wenn der Beklagte wirklich versprochen hat, es würden nach dem Brückenersatze niemals Schmerzen oder Komplikationen eintreten (pag. 44v der Landgerichtsakten), er in diesem Versprechen zu weit gegangen ist. Aber es darf doch daraus nicht der Schluß gezogen werden, er habe diese Aussage gegen seine Überzeugung getan! An sich wäre es doch auch möglich gewesen, daß die Brücken, deren gute Ausführung Z. in seinem Gutachten bestätigt hat, gut funktioniert hätten. Richtig ist, daß das von dem Beklagten bei der Vorbereitung geübte Verfahren nicht das übliche ist. Aber man kann nicht sagen, und darin stimme ich mit den anderen Sachverständigen nicht überein, daß es ein unwissenschaftliches ist. Allerdings wäre der Beklagte vorsichtiger verfahren, wenn er vor dem Einsetzen der Brücken eine Zeitlang abgewartet hätte[1]), ob sich eine Reaktion in den mit Fletscher-Zement überkappten Zähnen zeigen würde; aber man kann ferner nicht behaupten, daß unbedingt Schmerzen eintreten mußten, zumal durch das beim Einsetzen der Brücken verwandte definitive Zement sehr wohl eine Ausfüllung der mit Fletscher (provisorisch) überkappten Zahnhöhle stattfinden konnte. Trotzdem müßte man vom Sachverständigenstandpunkt darin einen ersatzpflichtigen Fehler erblicken, daß der Beklagte die Brücke ohne Abwarten der evtl. Reaktion eingesetzt hat, und man müßte seiner Behandlung die Schuld an dem Mißerfolge zusprechen, wenn nicht zwischen dem Einsetzen der Brücken und der Besichtigung derselben durch H. ein Zeitraum von etwa 1¼ Jahr läge. — Da aber der Kläger auf pag. 15 der Amtsgerichtsakten selbst angibt: ,,Gleich nach Beendigung der Behandlung stellten sich leichte Zahnschmerzen ein, auch lockerte sich die eine Brücke", — so kann der Zerfall der Zähne sehr wohl während des langen Lockerseins der Brücke vor sich gegangen sein, und man muß damit rechnen, daß möglicherweise bei rechtzeitiger Befestigung der Brücke durch den Beklagten oder einen anderen Zahnarzt und erfolgter Abhilfe unter der Fletscher-Füllung keine Schmerzen bzw. keine Irritation der Nerven stattgefunden hätten. Jedenfalls ist es hiernach nicht erwiesen, daß durch Schuld der Behandlung des Beklagten die Schmerzen und der weitere Zerfall der Zähne verursacht sind. Diese Auffassung behalte ich aufrecht, selbst wenn, wie K. in seinem Gutachten im Mai 1912 (Amtsgerichtsakten) angibt, (am Ende), die untere rechte Brücke sich erst seit August 1911 gelockert hat, oder, wie der Beklagte in dem mir nachträglich übersandten Schriftsatze vom 14. März 1914 behauptet, im September

---

[1]) Siehe jedoch den Schlußsatz.

1911[1]). Denn auch in der Zeit vom August 1911 oder September 1911 bis 6. Mai 1912 konnten die beschriebenen Symptome durch die Lockerheit der Brücke unter derselben entstanden sein. Dafür spricht übrigens das erste Gutachten von H. (Amtsgerichtsakten pag. 18) vom 2. Oktober 1911 im Vergleich zu seinem zweiten Gutachten (Amtsgerichtsakten pag. 82) vom 2. Juni 1912. Daraus geht hervor, daß die Lockerheit der Brücke die ganze Zeit hindurch bestanden hat.

Daß bei einem Ersatz durch Brücken- und Kronenarbeiten Patienten nervös werden, ist jedem Praktiker bekannt. Das unbedingt notwendige feste Einpressen der Krone, die schmerzhafte Vorbehandlung irritieren das Zahnfleisch begreiflicherweise. Druckgefühl, ja sogar Angstgefühl, stellen sich oft im Anfang ein. Die Patienten fühlen sich mitunter ganz unglücklich. Jedoch schwinden diese Symptome meist bald, unter Umständen unter geeigneter Behandlung, und dann tritt eine große Behaglichkeit im Munde und Zufriedenheit ein, das Nervensystem beruhigt sich.

Zugegeben wird dem Kläger ohne weiteres, daß auch seine Nerven durch die Behandlung des Beklagten irritiert wurden; es ist aber anzunehmen, daß der nachherige Grad von Nervosität, wie er in den Akten geschildert ist, nicht eingetreten wäre, wenn er nicht so lange mit der Beseitigung der Schmerzen und der Herausnahme der Brücke gewartet hätte.

Mit Bezug auf die von mir eingehend gewürdigten Sachverständigengutachten bemerke ich ausdrücklich, daß mir die Gutachter K. und Z. als hervorragende Praktiker persönlich bekannt sind.

Den Gutachter H. kenne ich meines Wissens nicht.

Die Klärung der Frage, inwieweit dem Beklagten bzw. seinen Leistungen eine Schuld an den nachher aufgetretenen Komplikationen und Schmerzen des Klägers zuzuschreiben sein dürfte, ob nicht etwa auch eine anderweitige zahnärztliche Behandlung in Betracht kommt, ist durch eine Anzahl Widersprüche in den Akten recht erschwert. Nach pag. 18 (Amtsgerichtsakten) hat der Sachverständige H. am 2. Oktober 1911 zwei Brücken locker gefunden; nach pag. 72 (Amtsgerichtsakten) hat der Sachverständige K. nur eine Brücke locker gefunden (Untersuchung am 24. April und 6. Mai 1912.)

Nach dem mir nachträglich zugesandten Schriftsatz des Beklagten hat der Kläger am 18. September 1911 an Geheimrat K. geschrieben, daß ,,jetzt drei Brücken locker seien und schmerzen". In dieser Mitteilung liegt ein auffallender zeitlicher Widerspruch mit dem im Mai 1912 festgestellten Befunde des Sachverständigen K. — Falls etwa zwischen dem Briefe des Klägers und der Untersuchung durch K. eine anderweitige zahnärztliche Behandlung stattgefunden hat, so wäre der Befund des Sachverständigen K. erklärlich. In den Akten ist aber hiervon nichts enthalten; es liegt eine Erschwerung für das Gutachten schon darin, daß die in den Akten genannten Sachverständigen zum Teil selbst behandelt haben, zum Teil in ihrem Befunde nicht übereinstimmen.

Ich gebe auf Grund eingehenden Studiums der drei Bände Akten folgendes Gutachten über die Beweisfragen (pag. 37 und 67 der Landgerichtsakten) ab und bemerke

---

[1]) Nach Zuschrift des Beklagten: September 1910 nach eigener Mitteilung des Klägers.

ausdrücklich, daß mir eine Untersuchung der Zähne des Klägers nach so langer Zeit durchaus unnötig erscheint.

Der Beklagte hat nicht schuldhaft gegen die für Zahnärzte bestehenden wissenschaftlichen Regeln verstoßen, indem er dem Kläger, dem neun oder elf Backenzähne fehlten, zum Ersatz derselben die Anbringung von Goldbrücken riet, und indem er bei ihm den Ersatz durch Goldbrücken vornahm, ohne vorher bei ihm die Nerven der zwei rechten unteren Backenzähne (Prämolaren und Molaren), nämlich des vorderen und hinteren Stützzahnes der Brücke, abzutöten.

Ob diese Unterlassung verursacht hat, daß der Kläger in der Folgezeit heftige Schmerzen an den Zähnen empfand, und daß eine weitere zahnärztliche Behandlung des Klägers erforderlich wurde, läßt sich mit Bestimmtheit nicht feststellen. Denn es ist ebensogut möglich, daß infolge des Lockerseins der Brücke, welches längere Zeit bestand, der kariöse Prozeß weitergegangen ist und die geschilderten Schmerzen verursacht hat. Richtiger allerdings wäre der Beklagte verfahren, wenn er den Erfolg seiner Überkappungen erst einige Zeit abgewartet hätte. Einen Vorwurf kann man ihm hieraus jedoch nicht machen. Wenn er aber ohne Einschränkung dem Kläger versprochen hat, daß niemals Komplikationen oder Schmerzen nach dem Einsetzen der Brücken eintreten würden, so war er zu diesem Versprechen nach dem Stande der Wissenschaft, insbesondere bei Kronen- und Brückenarbeiten, und mit Rücksicht auf die Mundverhältnisse des Klägers, nicht berechtigt.

Das starke Abschleifen fünf gesunder Zähne (pag. 43v der Landgerichtsakten) stellt an sich keinen Fehler dar, ebensowenig die Ausführung von zwei Fensterkronen an den oberen Eckzähnen. Es ist sehr wohl möglich, daß die schmerzhafte Empfindung an den abgeschliffenen Zähnen, wie sie in geringem Grade häufig ohne die Notwendigkeit des Abtötens der Pulpa vorkommt, durch eine kleine Nachbehandlung (z. B. mit Höllenstein) gewichen wäre und sich nicht so verschärft hätte, wenn der Kläger rechtzeitig dem Beklagten Gelegenheit zur Abhilfe gegeben hätte. Immerhin war, wie bemerkt, der Beklagte zu seinem Versprechen (pag. 44v der Landgerichtsakten), daß Komplikationen oder Schmerzen in Zukunft ausgeschlossen seien, nicht berechtigt. Hat er dies Versprechen ohne Einschränkung gegeben, so ist es verständlich, daß der Kläger zu ihm nicht zurückgehen wollte, und der Beklagte muß sich meines Erachtens einen Abzug für die nachträglich entstandenen Kosten der Instandsetzung, aber nur für diese, gefallen lassen. —

Bei meiner Vernehmung vor Gericht erwiderte ich auf Befragen des Anwalts des Klägers, daß, wenn der Beklagte, wie er jetzt angibt, nach dem Einlegen der Fletscherfüllungen mit dem Einsetzen der Brücke sechs Wochen gewartet hat, ich ihm den Vorwurf, er habe eine etwaige Reaktion nicht genügend abgewartet, nicht machen kann.

Hierzu teilt mir der Beklagte nachträglich noch folgendes mit:

Vorbehandlung der Zähne fand am 13. und 17. April statt, die Anfertigung der vier Goldbrücken erst am 1. Juni bis 3. Juli, also nach sechs Wochen, als keine Beschwerden eingetreten waren.

Habe auch den Kläger schriftlich zweimal aufgefordert, zur Behandlung und Abstellung (der Mängel) zu mir zu kommen.

Die Brücke rechts unten hatte sich laut Schreiben des Klägers bereits einige Zeit nach der Behandlung gelockert. Innerhalb sechs Wochen hatte sich keine Reaktion gezeigt. Nach Eidesleistung des Beklagten, keine Versprechungen gegeben zu haben, wurde der Kläger abgewiesen und verurteilt, die gesamten Kosten des Rechtsstreites zu tragen.

2. Verfahren im Zivilprozeß.
Gutachten.

In Sachen A. c/a. B. erlaube ich mir, das erforderte Gutachten abzugeben:

Am 3. Juni 1912 erscheinen der Kläger, Dentist A., und der Beklagte B. Parteien erkennen sich an. Vergleichsversuche vergeblich.

Im Mai 1911 hat sich der Beklagte von dem Kläger behandeln lassen. Es wurden ihm zwei Zähne gezogen, ein dritter Zahn wurde ihm abgebrochen. Außerdem hat der Kläger dem Beklagten verschiedene Füllungen herausgenommen, zum Zweck des Ersatzes, nach der Meinung des Beklagten ohne jeden Grund. Verabredet waren für die ganze Behandlung, einschließlich zweier Brücken im Unterkiefer und einer Brücke im Oberkiefer, 360 Mark. Geliefert wurde definitiv eine Brücke im linken Unterkiefer, welche jedoch wackeln soll.

Angezahlt hat der Beklagte 110 Mark. Der Beklagte hat die Weiterbehandlung zunächst aufgegeben, weil er fortwährend Schmerzen durch die Operation des Klägers gehabt hätte. Als später der Kläger die fertiggestellten Brücken ohne Bezahlung nicht herausgeben wollte, kam es zum Streit. Der Beklagte behauptet, daß ihm der Kläger kunstwidrig eigene gesunde Zähne verletzt und erhebliche Schmerzen verursacht habe. Er behalte sich infolgedessen eine Schadenersatzklage vor.

Infolge des Streites mit dem Kläger ist der Beklagte zu dem Zahnarzt Dr. H. zur Behandlung gegangen, um die größten Schmerzen loszuwerden: derselbe habe die technischen Arbeiten des Klägers für gut erklärt, die Vorbehandlung jedoch für unsachgemäß. Der Kläger, welcher Dentist ist, bestreitet die Unsachgemäßheit und gibt an, er habe gewissenhaft gehandelt, da er, als seine Versuche, den oberen linken Zahn zu ziehen, mißlangen, die Fortsetzung der Operation dem praktischen Zahnarzt F. überließ.

Die Untersuchung im Munde des Beklagten in Gegenwart des Klägers ergibt, nachdem der Kläger dem Sachverständigen die beiden Brücken überreicht hatte: Der von Dr. H. (pag. 52v und 53) bezeichnete obere linke Backenzahn ist nicht zur Hälfte abgeschliffen, jedoch ist er brettartig abgeschliffen und seine Wurzeln sind aus dem Kiefer herausgetreten, wodurch er etwas wackelt. Der Kläger gibt an, dieser Zustand des Zahnes sei schon zur Zeit seiner Behandlung, als der Beklagte zu ihm kam, so gewesen. — Der von Dr. H. bezeichnete rechte untere Backenzahn ist gleichfalls an der Krone stark abgeschliffen und nicht ganz fest. — Im rechten Oberkiefer soll nach dem Gutachten des Dr. H. der letzte Backenzahn auch verschliffen sein; dieses ist nicht der Fall.

1. Die im Munde befindliche aus einem goldenen Zahn und einer Goldkrone bestehende Brücke im linken Unterkiefer schließt gut an und ist genügend fest, wenngleich sie bei starken Versuchen, wie es

häufig der Fall ist, zum Wackeln gebracht werden kann. Für die von dem Beklagten angegebenen Schmerzen unter dieser Brücke, welche etwa $^3/_4$ Jahr getragen wird, ist an sich eine Erklärung nicht zu finden. Wenn er die Brücke $^3/_4$ Jahr getragen hat, können die Schmerzen nicht arg sein, da sich sonst der Zustand so verschlimmert hätte, daß eine Entzündung zu diagnostizieren wäre.

2. Die mir von dem Kläger übergebene obere linke Brücke ist als schwebende Brücke gearbeitet und besteht aus zwei Goldkronen und vier Zähnen. Sie ist jetzt noch als passend zu bezeichnen.

3. Die mir von dem Kläger übergebene Brücke für den rechten Unterkiefer besteht aus drei Zähnen in Gold und 2 Goldkronen. Der Backenzahn, um den die eine Goldkrone geht, wackelt und ist an der Krone abgeschliffen, schmerzt auch bei Berührung.

4. Die mir von dem Kläger übergebene einzelne Krone für den oberen linken Schneidezahn ist passend und sollte mit der oberen linken Brücke verbunden werden.

Ein Wackeln des oberen linken großen Schneidezahnes ist zur Zeit meiner Untersuchung nicht zu konstatieren. (Die Beweisstücke hat der Kläger zurückerhalten.)

Der Kläger hat, wie die Parteien übereinstimmen, mit dem Beklagten eine Garantie von 20 Jahren vereinbart.

Die Fragen des Beweisbeschlusses sind folgendermaßen zu beantworten: Die obere linke Brücke ist richtig hergestellt und paßt noch jetzt im Munde, ebenso die einzelne Krone für den oberen Schneidezahn. Ebenso ist die linke untere Krone, welche jetzt noch im Munde ist, sachgemäß gefertigt und eingesetzt. Unsachgemäß ist die untere rechte Brücke, obwohl sie technisch ebenso schön gearbeitet ist, wie die anderen beiden Brücken. Indessen ist der Backenzahn, welcher die Krone zum Halt der Brücke trägt, krank und sicherlich schon zur Zeit der Anfertigung der Brücken krank und ungeeignet für Brückenersatz gewesen. Dies mußte der Kläger berücksichtigen und hier von dem Brückenersatz Abstand nehmen. Überhaupt war der ganze Mund für Brückenersatz nicht besonders geeignet, und der Kläger durfte eine Garantie von 20 Jahren nicht versprechen, weil er wissen mußte, daß der Mund des Beklagten, d. h. seine Zähne, insbesondere die von ihm zu den Brücken benutzten Zähne, nicht taktfest waren. Zu verneinen aber ist die Frage, ob die Behandlung der Zähne durch Abschleifen unsachgemäß ausgeführt ist. Ein mehr oder minder starkes Abschleifen einzelner eigener Zähne ist für die Herstellung von Kronen- und Brückenarbeiten unbedingt notwendig. Allerdings muß der Patient hierzu seine Einwilligung geben. Dieselbe kann aber eine stillschweigende sein, wie sie darin liegt, daß der Patient nach dem Abschleifen eines Zahnes sich ruhig weitere Zähne abschleifen läßt. Diese Prozedur muß er unbedingt merken. Nach dieser Richtung hin dürfte dem Kläger keinerlei Schuld beizumessen sein. Eine andere Frage allerdings ist die, ob der Kläger als Sachverständiger nicht eine andere Art des Ersatzes wählen mußte; hierbei kommt es wesentlich auf die Art der Bestellung und Vorbesprechung an, worüber sich die Parteien nicht einig sind. Hat der Beklagte von vornherein einen Brückenersatz gewünscht und bestellt, so konnte der Kläger wohl der Meinung sein, es würde ihm gelingen, dem Patienten einen sachgemäßen Brückenersatz, trotz der nicht besonders geeigneten eigenen Zähne, auf Jahre hinaus zu fertigen, und es wäre ihm auch daraus ein ins Gewicht fallender Vorwurf nicht zu machen, daß ihm der Brückenersatz im rechten Unterkiefer wegen des schmerzenden Backenzahnes nicht gelungen ist. In keinem Falle aber durfte er eine Garantie von 20 Jahren versprochen und in jedem Falle war er verpflichtet, vor Inangriffnahme seiner Maßnahmen die ganze Art des Ersatzes und seiner Konsequenzen mit dem Patienten, der doch Laie ist, genau zu besprechen.

Das Gutachten ist nach bestem Wissen und Gewissen auf den ein für alle Male von mir geleisteten Sachverständigeneid abgegeben und von mir selbst unterschrieben worden.

Weitere Schädigungen der Gesundheit (Kunstfehler) können bei der nicht operativen Beseitigung von Schmerzen entstehen, also z. B. durch schmerzstillende Einlagen oder Zahnfleischpinselungen, ferner beim Reinigen der Zähne und bei der Anfertigung von Regulierungsapparaten.

Im ersteren Falle erinnere ich an den unsachgemäßen Verschluß der Zähne nach Anwendung ätzender Medikamente, wodurch nicht nur Verätzungen der Mundschleimhaut, sondern auch Magenkatarrhe, verursacht werden können. Besonders gilt das von den Ätzpasten zur Kauterisation der Pulpa, wobei man auch zu berücksichtigen hat, daß nicht zu viel erkrankte Zähne zu gleicher Zeit mit Arsen behandelt werden sollen. Bei der Behandlung gangränöser Zahnpulpen durch Ausspritzen mit differenten Medikamenten muß die Mundschleimhaut und die äußere Haut möglichst geschützt werden, da sonst leicht einmal Anklagen vor Gericht vorkommen können.

Beim „Reinigen der Zähne" sind ja heutzutage diejenigen Fälle auszuschließen, in denen durch Anwendung von Säuren zum Schaden des Zahnschmelzes der „grüne Zahnbelag" beseitigt werden sollte. Vielmehr kämen wohl forensisch nur solche Vorkommnisse in Betracht, wenn durch Ausgleiten der Instrumente erhebliche Verletzungen der Mundschleimhaut verursacht werden. Sofern nicht nachweisbar direkte Ungeschicklichkeit oder mangelnde Vorsicht die Schuld trägt, ist in derartigem Ausgleiten der Reinigungsinstrumente nur ein bangloser Zufall zu sehen, welcher kaum zu einer Bestrafung wegen fahrlässiger Körperverletzung führen würde.

Wohl aber wäre die Gefahr einer strafrechtlichen Verfolgung vorhanden, wenn bei Gelegenheit derartiger Verletzungen Infektionskrankheiten übertragen würden. Daher ist besonders bei akuten Infektionskrankheiten oder bei florider Lues außerordentliche Sorgfalt hinsichtlich des Instrumentariums erforderlich.

Sollte der seltene Fall eintreten, daß bei dem Reinigen der Zähne vom Zahnstein Partikelchen der abgestoßenen Massen in die Luftwege aspiriert werden, so wäre hierin nach Lage der Dinge meiner Meinung nach keine Fahrlässigkeit zu erblicken, selbst wenn in der Folge eine Bronchitis oder Pneumonie einträten. Aber der geprüfte Zahnarzt wird alle solche Möglichkeiten in Betracht ziehen müssen und nicht bloß zur Vermeidung einer Anklage, sondern aus Rücksicht für seinen Ruf und das Wohl seiner Patienten, mit größter Sorgfalt die Behandlung vornehmen.

Nicht sachgemäß angelegte Regulierungsapparate, durch welche die eigenen Zähne erheblich Schaden nehmen, können zu Schadenersatzforderungen führen. Wer nicht genügend in der Orthodontie bewandert ist, oder sich nicht die nötige Zeit für solche Maßnahmen nehmen kann, wird gut tun, derartige Patienten einem Spezialisten zu überweisen.

Die Berechtigung des approbierten Zahnarztes, gleich den übrigen Ärzten, differente Medikamente mittelst eines Rezeptes verschreiben zu dürfen, legt ihm besondere Vorsicht und Sorgfalt in dieser Hinsicht auf[1]). Fehler in einer Verordnung, welche eine, wenn auch nur vorübergehende, Gesundheitsschädigung zur Folge haben würden, machen den Arzt strafbar.

Es ist aber auch zu empfehlen, selbst bei Verordnungen einfacher Mittel, z. B. zum Spülen des Mundes, den Patienten recht genaue Verordnungen zu geben, welche den Fortschritten der medizinischen Wissenschaft entsprechen. Ich denke hierbei an das Kali chloricum. Bei diesem Mittel sind bisweilen schon recht minimale Gaben von giftiger, auch tötlicher Wirkung, und Mair[2]) meint sogar, wenn Vergiftungen nicht öfters beschrieben werden, so habe dies lediglich darin seinen Grund, weil viele Todesfälle irrtümlich nicht auf das Kali chloricum, sondern auf die Krankheit, bezogen werden, gegen welche das Mittel angewendet wird.

Der Zahnarzt wird jedenfalls die Verpflichtung haben, mit Verordnung dieses Mittels in der Kinderpraxis besonders vorsichtig zu sein und auch Erwachsenen das Mittel nur zum vorübergehenden Gebrauch zu verordnen. Noch größere Vorsicht ist bei dem inneren Gebrauche dieses Mittels geboten, obwohl das Kali chloricum bei hartnäckigen Fällen von Stomakace sehr wertvolle

---

[1]) Durch Urteil des Reichsgerichts vom 17. November 1911 wurde ein Zahnarzt zum Schadenersatz (Rente) verurteilt, nachdem er vorher zu einer Geldstrafe wegen fahrlässiger Tötung verurteilt war. Er hatte einem Patienten 0,05 Morphium (Maximaldosis 0,03) verschrieben, der infolge der zu starken Dosis verstarb (D. Z.-Ztg. 1911, Nr. 49).
[2]) Mair, Kasuistik der Kunstfehler. Berlinische Verlagsanstalt, Berlin.

Hilfe durch seine schnelle Ausscheidung aus allen Sekreten bietet. Mikulicz[1]) warnt besonders vor dem inneren Gebrauche auf leerem Magen.

Was über Kali chloricum gesagt ist, gilt in gleichem Sinne für andere differente Medikamente, welche in der zahnärztlichen Praxis teils innerlich, teils durch Injektionen, zur Anwendung kommen. Der Zahnarzt wird immer gut tun, in zweifelhaften Fällen einen anderen Arzt zu Rate zu ziehen. — Es ist, wie bemerkt, Pflicht eines jeden Arztes oder Zahnarztes, seine Verordnungen in klarer Weise zum Ausdruck zu bringen, also besonders bei differenten Mitteln nicht etwa seine schriftlichen Verordnungen (Rezepte) durch mündliche in unklarer Weise zu ergänzen. Vorzugsweise gilt dies für den Zahnarzt, welcher mit der Aufgeregtheit seiner Patienten mehr wie andere Ärzte zu rechnen hat. Wenn Jemandem ein Rezept gegeben wird, so kann er mit Recht annehmen, daß die Hauptverordnungen in demselben enthalten sind.

Der Zahnarzt hat auch bei allgemeinen Verordnungen die größte Rücksicht auf den Gesamtzustand seiner Patienten zu nehmen: einer im vierten Monat schwangeren Dame hatte ein Zahnarzt nach alter Therapie gegen akute Zahnschmerzen ein heißes Fußbad verordnet, nach dessen Anwendung die Dame abortierte. Es hätte dem Kollegen leicht ein Vorwurf gemacht werden können, wenn nicht noch anderweitige Umstände als Veranlassung angesehen worden wären.

Eine Schädigung bei Anwendung von Röntgenstrahlen in der Zahn- und Mundpathologie ist mir bis jetzt nicht bekannt geworden. Das Reichsgericht hat aber im Jahre 1908 bereits eine Entscheidung getroffen, welche für die gesamte Heilkunde, also auch für die Zahnheilkunde, von prinzipieller Bedeutung ist. Es handelte sich um eine Schadenersatzklage gegen einen Arzt wegen Schädigung durch Röntgenbestrahlung. Der Arzt hatte zur Beseitigung eines lästigen Bartwuchses auf der Oberlippe einer Patientin die Bestrahlung zu lange fortgesetzt, so daß entstellende Narben zurückblieben. Das Oberlandesgericht Zelle erkannte den Klageanspruch als berechtigt an, da nach einem eingeholten sachverständigen Gutachten die Behandlung mit Röntgenstrahlen zu unterbrechen sei, wenn sich die ersten Anzeichen der Verbrennung in Gestalt von roten Flecken zeigen. Dies habe der Beklagte wissen müssen und sei deshalb zunächst wegen Fahrlässigkeit

---

[1]) J. Mikulicz und W. Kümmel, Die Krankheiten des Mundes. Jena 1908.

zu verurteilen. Der beklagte Arzt hafte aber auch in vertraglicher Hinsicht, da es sich um einen Dienstvertrag zwischen ihm und der Klägerin handele. Wenn ein Arzt seine Dienste anbiete, so verspreche er stillschweigend, daß er die ärztliche Kunst kunstgerecht ausführen wolle. Es sei daher auch die Schadenersatzklage der Geschädigten gerechtfertigt. Der dritte Zivilsenat des Reichsgerichtes hatte die eingelegte Revision verworfen und das Urteil bestätigt. —

Über einige häufig den Gegenstand gerichtlicher Verhandlungen bildende Streitfragen führe ich folgende Gutachten an, welche gleichzeitig die Sachverständigentätigkeit des Zahnarztes klarlegen:

Nach mißglückten oder unvollendeten Zahnextraktionen ist eine Nachbehandlung notwendig.

Die Frage, ob der Operateur an einer mißglückten oder unvollendeten Zahnextraktion schuld ist, ist nicht ohne weiteres zu bejahen, in den meisten Fällen wird sie zu verneinen sein. In erster Linie wird es auch in diesen Fällen darauf ankommen, welche Verordnungen und Ratschläge der Zahnarzt nach mißglückten Zahnextraktionen gibt, und vor allen Dingen, durch welche Maßnahmen er weitere Komplikationen und Schmerzen zu verhüten sucht.

Gutachten.
In der Prozeßsache A. c/a. B. gebe ich nach Durcharbeitung der Akten folgendes Gutachten ab:

Am 8. November 1914 hat sich der Kläger in dem Atelier des Beklagten, eines Zahntechnikers, von dessen Assistenten einen Zahn ziehen lassen. In dem Umstande, daß der Kläger später von einer Zahnwurzel spricht, liegt kein greifbarer Widerspruch, weil ein Patient bei der Entfernung tiefkariöser Zähne einen Unterschied hierbei nicht zu machen pflegt. Der Zahn sei abgebrochen und der Kiefer angesplittert worden. Es traten Schmerzen und eine starke Eiterung ein, so daß Kläger nach 6 Wochen in die Behandlung des Dr. H. begab. Nach weiterer Angabe des Klägers hat er sich am 18. Dezember 1915 zu Dr. H. begeben. Für die Heilung des Leidens waren ein operativer Eingriff des Dr. H. und mehrere Besuche des Klägers, der auswärts wohnte und deswegen in Berlin bleiben mußte, bei Dr. H. notwendig. Der Kläger verlangt in dieser Klage das an Dr. H. bezahlte Honorar von 20 Mark, Reise- und Aufenthaltskosten mit 24 Mark, sowie die an den Beklagten bezahlten 3 Mark, zusammen 47 Mark, von dem Beklagten erstattet. Der als sachverständiger Zeuge vernommene Dr. H. hat erklärt, daß der Kläger mit einer „starken Auftreibung der rechten Gesichtshälfte, Schmerzen und penetrantem Geruche aus dem Munde, zu ihm kam, daß die Zahnwunde vollständig verjaucht war, und daß er zwei tief im Kiefer steckende Wurzeln feststellte". Er habe den Knochen aufmeißeln müssen, die Wurzeln entfernt, die Wunde mit Jodoformgaze tamponiert und mehrfach behandelt. — Ich will gleich hier bemerken, daß diese Beschreibung des Zeugen Dr. H. durchaus dem Bilde einer infizierten Zahnwunde entspricht, wie es nur nach der Entfernung oder dem Abbrechen eines Zahnes oder einer Zahnwurzel einzutreten pflegt, und daß dieser Krankheitskomplex auf keine andere Ursache, etwa auf benachbarte kranke Wurzeln oder Zähne, zurückgeführt werden kann. Die hierdurch eintretenden Entzündungen und Infektionen zeigen andere lokale Erscheinungen. Der von Dr. H. geschilderte Zustand entspricht auch der Annahme, daß antiseptische Maßnahmen nach der mißglückten Operation durch den Beklagten nicht vorgenommen wurden. Zur Verschlimmerung des Leidens können allerdings etwaige benachbarte Zahnwurzeln oder eine schlecht gepflegte Mundhöhle (kariöse Zähne) unter Beteiligung pathogener Mundpilze, beigetragen haben, während bei sachgemäßer Nachbehandlung trotz des Abbrechens des Zahnes die aufgetretenen Krankheitserscheinungen zum großen Teile mit Sicherheit — nach dem Standpunkte der Wissenschaft — hätten vermieden werden können (sofortiges Einlegen von Jodoformgaze, antiseptische Ausspülungen, äußerliche Umschläge usw.). Von derartigen Maßnahmen erwähnt aber Zeuge S. in seiner Aussage nichts. Es kann zwar nicht behauptet werden, daß mangels antiseptischer Nachbehandlung in allen Fällen, in denen Zähne oder Zahnwurzeln unter Verletzung der Knochen- und Weichteile abgebrochen waren, derartige Komplikationen eintreten. In der Mehrzahl der Fälle treten sie aber ein. Aus der Aussage des Dr. H. geht auch hervor, daß einzelne Knochenteilchen bereits bei den Extraktionsversuchen abgesplittert waren, und in solchen Fällen ist unbedingt eine antiseptische Tamponade notwendig. Hierbei kommt es gar nicht darauf an, ob eine oder mehrere Zahnwurzeln entfernt sind, und man kann von einem Patienten (Laien) nicht verlangen, daß er die Anzahl der gezogenen oder zu ziehenden Wurzeln kennt; er spricht gewöhnlich, wenn es sich um die Extraktion eines Zahnes oder von Wurzeln handelt (die Backenzähne haben mehrere Wurzeln), von der „Extraktion eines Zahnes oder einer Wurzel". Nach der Aussage des Dr. H. handelte es sich um die Entfernung der Wurzeln des zweiten oberen großen Backenzahnes. S. 22 gibt der Kläger an, daß bei einem wiederholten Ansetzen mit der Zange die Wurzel nach und nach abbrach, und dieser Angabe entspricht durchaus der Befund des Dr. H.

Wesentlich ist für mein Gutachten die nach meiner Vernehmung von dem Gerichte gemachte Feststellung, daß zwischen der Behandlung durch den Beklagten und den sachverständigen Zeugen Dr. H. mehrere Wochen verstrichen sind, und ich muß in dieser Beziehung den Ausführungen auf S. 78 eine gewisse Bedeutung für mein Gut, achten beilegen.

Die nochmalige Zeugenaussage des Sachverständigen Dr. H. bestätigt seinen ersten Befund, daß er zwei tief abgebrochene Wurzeln vorfand, während der Beklagte nur die dritte zu dem Backenzahn gehörige Wurzel gezogen hat. Aus dem Befunde der Wunde und dem wiederholten Ansetzen mit der Zange erklärt sich übrigens, daß es sich um die versuchte Extraktion mehrerer Zahnwurzeln gehandelt hat.

Ich gebe folgendes Gutachten ab:

Nach Lage der Akten erscheint die Annahme des Zeugen Dr. H. vom 8. August 1916 durchaus begründet, daß die von dem Vertreter des Beklagten im November 1914 vorgenommene Operation an einer Zahnwurzel des Klägers die Ursache der späteren Erkrankung an jener Stelle gewesen ist; es ist nicht anzunehmen, daß etwa in der Umgebung dieser Zahnwurzel vorhandene andere kranke Zahnwurzeln die von dem Zeugen Dr. H. in seiner Aussage vom 24. Juli 1915 beschriebene Krankheit veranlaßt haben. Es ist jedoch folgendes zu berücksichtigen: Das Abbrechen eines Zahnes oder einer Zahnwurzel kann ohne Schuld des Operateurs vorkommen; dieser hat aber eine sachgemäße Nachbehandlung einzuleiten. Dies ist nach dem Akteninhalte nicht geschehen. Es ist sogar zweifelhaft, ob der Beklagte den Kläger wieder bestellt hat. Auch mußte der Beklagte, wenn er der Operation nicht gewachsen war, seinen Patienten einem Zahnarzte überweisen, wie es viele Zahntechniker tun.

Die mißglückte, bzw. unvollständige Operation des Beklagten ist meines Erachtens an den Folgen und der Krankheit des Klägers schuld. Zweifellos aber ist das Leiden dadurch verschlimmert worden, daß der Kläger mehrere Wochen verstreichen ließ, ehe er einen Arzt aufsuchte. Darin ist eine Lässigkeit zu erblicken, auf welche ein Teil der Schuld an der späteren Erkrankung zurückzuführen ist. Wenn wirklich, wie der Kläger angibt, der Techniker des Beklagten ihm erklärt hat, „es würden sich noch einige leichte Schmerzen einstellen, die aber nicht von Bedeutung seien," so mußte der Kläger trotzdem, da sicherlich die Beschwerden und Schmerzen sich steigerten und übler Mundgeruch eintrat, durch diese Symptome veranlaßt werden, viel früher einen Arzt aufzusuchen. Es hätte dann wahrscheinlich ein geringerer Eingriff genügt, und wäre die Entzündung nicht so weit vorgeschritten. Etwaige mangelnde Mundpflege kann das Leiden auch verschlimmert haben.

Stellt das Abrutschen eines Schleifrades bei der Vorbereitung der Zähne für Brücken-Ersatz eine Fahrlässigkeit dar?

Gutachten,
erstattet für das Landgericht I in Berlin.

Zivilklage des Ehemannes einer Patientin gegen einen Zahntechniker.

Bei einer der Sitzungen, während der Beklagte einen unteren linken Zahn zur Krone präparierte, glitt ihm das oval geschliffene Corundumschleifrad in der Größe eines 10-Pf.-Stückes aus und verursachte die in den Akten geschilderte Verletzung der Ehefrau, nämlich eine Verletzung unter der Zunge am Mundhöhlenboden. Die Ehefrau blutete stark, der Beklagte wusch die Wunde mit Wasserstoffsuperoxyd aus und behandelte, nachdem die Blutung stillstand, die Ehefrau an den Zähnen weiter.

Am Nachmittag desselben Tages mußte die Ehefrau wegen erneuter sehr starker Blutung und Anschwellung der Zunge und des Mundhöhlenbodens den Beklagten mit einem Auto wieder aufsuchen. Derselbe ging mit der Patientin zu dem praktischen Arzt Dr. A., der neben der Verletzung einen Einschnitt machte und die Wundhöhle tamponierte, nachdem er die verletzte Stelle zugenäht hatte; Dr. A. behandelte nun in Gemeinschaft mit dem Hausarzt Dr. B.

die Ehefrau in deren Wohnung. Als der Zustand sich aber nicht besserte, wurde der Chirurg Prof. Dr. C. zugezogen, welcher nach Desinfizierung und Auswaschung der Wunde noch einen Tampon vorfand, den nach Annahme der Ehefrau Dr. A. vergessen hatte herauszunehmen. Nach 8 tägigem Aufenthalt in der Klinik des Dr. C. wurde Patientin geheilt entlassen und klagt heute nur noch über taubes Gefühl in der operierten Stelle.

Die Fahrlässigkeit des Beklagten soll darin bestehen, daß er das Abrutschen des Rades nicht zu vermeiden wußte.

Der Beklagte behauptet, er habe durch festes Anlegen des Schleifrades an seine Finger die Mundhöhle vor Verletzungen zu schützen gesucht.

Der Kläger verlangt von dem Beklagten in dieser Klage 536,70 Mk., nach der auf S. 6 v. d. A. angegebenen Aufstellung, und ferner die Bezahlung der gerichtlichen und außergerichtlichen Kosten. Der Beklagte ist bei der Versicherungsgesellschaft „Hammonia" versichert. Er erkennt an, daß die Verletzung und Heilung derselben auf sein Verfahren zurückzuführen sind, meint aber, daß ein derartiger Zufall ohne Verschulden des Operateurs vorkommen könne. Auf diesem Standpunkt steht auch die Versicherung Hammonia. Trotzdem ist der Beklagte, wie er ausdrücklich erklärt, bereit, die Angelegenheit durch einen Vergleich aus der Welt zu schaffen. Er behauptet nicht etwa, daß die Verletzung durch unruhiges Verhalten usw. der Ehefrau passiert sei, will auch nicht behaupten, daß die Ehefrau Bluterin sei; er habe nur gehört, daß die Ehefrau bei einer früheren Operation sehr stark geblutet hätte. Nach Angabe der Ehefrau war nach einer Mandeloperation eine starke Blutung aufgetreten, welche durch Anlegen von Nähten gestillt wurde. Sonst behauptet die Ehefrau, nie eine starke Blutung gehabt zu haben.

Der zugezogene Chirurg Prof. Dr. C. gibt bei seiner Vernehmung an, er habe die Patientin in einem schweren und lebensbedrohlichen Zustande vorgefunden. Die Zunge sei überaus stark angeschwollen, im Munde sei eine übelriechende und stinkende Wundhöhle vorhanden gewesen, in der er noch einen Gazetampon vorfand. Nach übereinstimmender Angabe der beiden Parteien war der Tampon am Donnerstag vorher von Dr. A. eingelegt worden und wurde am Sonntag darauf von Prof. Dr. C. herausgezogen.

Die Angabe des Dr. B., Frau F. habe erklärt, das Abgleiten des Rades sei dadurch entstanden, daß sie den Beklagten vorher am Arm gefaßt habe, bezeichnet die Ehefrau als irrig.

Dr. A. gibt an, die Ehefrau habe an einer Stelle am linken Unterkiefer ziemlich stark venös geblutet. Sie habe weder schlucken noch sprechen können. Er habe daher einen Entspannungsschnitt gemacht und sei dabei auf eine mit Blutgerinsel gefüllte Höhle gekommen. Er habe die Höhle ausgeräumt und tamponiert. Die Blutung stand zunächst und fing in der darauffolgenden Nacht wieder in geringem Maße an.

Über diese tatsächlichen Feststellungen sind beide Parteien einig.

Der Beklagte hat nach völliger Wiederherstellung der Ehefrau des Klägers dieselbe zu Ende behandelt, indem die Brücke, zu deren Einsetzung der eigene Zahn (unt. kl. l. II. Backenzahn) abgeschliffen worden war, fertig in den Mund der Ehefrau eingesetzt. Im Munde sieht man am Mundhöhlenboden in dem drüsigen Gewebe unterhalb dieses Zahnes noch jetzt eine der Größe des abgerutschten Schleifrades entsprechende vernarbte Stelle. Ich habe dies durch Untersuchung im Munde der Ehefrau in Gegenwart des Beklagten festgestellt. Sonst ist nichts Abnormes im Munde mehr zu konstatieren.

Ich gebe folgendes Gutachten ab:
Die Erkrankung der Ehefrau des Klägers ist zweifellos durch das Abgleiten des Schleifrades erfolgt und hat die nachherige Zuziehung der Ärzte verursacht.

Das Abgleiten eines solchen Instrumentes kann zwar jedem, auch dem geschicktesten Zahnarzt, passieren und ist nur voraussichtlich dann zu vermeiden, wenn außer den schützenden Fingern die umgebenden Weichteile der Mundhöhle bei solchen Operationen durch den Scheibenschützer oder durch Einlegen von Schwamm oder dergleichen geschützt werden. Indessen wird diese Vorsichtsmaßregel in der Praxis meist nicht angewandt. Der Zahnarzt verläßt sich gewöhnlich auf seine Geschicklichkeit. Die Frage aber, ob das Abgleiten des Schleifrades in den Mundhöhlenboden, also die Verletzung der Ehefrau, zu vermeiden war, ist zu bejahen. Dies hat auch die Verhandlung bei dem Sachverständigen ergeben. Der Beklagte behauptet auch bei diesem nicht, die Ehefrau hätte durch unruhiges Verhalten das Abgleiten des Rades veranlaßt. Ich muß aber bemerken, daß dadurch, daß der Tampon des Dr. A. mehrere Tage in der Mundhöhle liegen blieb, sich meines Erachtens das Leiden (Schwellung, übler Geruch usw.) verschlimmert hat.

Für die Frage, inwieweit etwa die Anlage der Ehefrau zu Blutungen (Hämophilie) die Schwere der Erkrankung veranlaßt hat, kommt folgendes in Betracht: Die Hämophilie, deren Wesen in einer nicht genügenden Gerinnungsfähigkeit des Blutes besteht, kann nur dann mit Sicherheit angenommen werden, wenn sie erblich ist, oder aber, wenn starke, nach jeder kleinen Verletzung eintretende und sich wiederholende, schwer zu stillende Nachblutungen diese Diagnose rechtfertigen. Für diese Annahme liegt aber nach dem Akteninhalte und nach den mir gemachten Angaben der Ehefrau kein Grund vor. Abgesehen davon genügt die nach dem jetzigen Befunde der Narbe offenbar tiefe Verletzung des Mundhöhlenbodens durch das Schleifrad vollständig, um die starke Nachblutung erklärlich erscheinen zu lassen. Ich schalte daher die Möglichkeit, daß eine Anlage der Ehefrau zu Blutungen (Hämophilie) für die Erkrankung etwa als Ursache anzunehmen sei, für mein Gutachten vollständig aus und bin der Meinung, daß der Beklagte, bzw. die Versicherungsgesellschaft, für den entstandenen Schaden aufzukommen hat.

Die Verantwortlichkeit des Zahnarztes für Blutungen nach seinen Operationen ist nicht minder groß, wie in der Chirurgie. Die erste Pflicht des Zahnarztes ist es, keinen Patienten nach einer Zahnextraktion oder einem anderen Eingriffe im Munde vorher fortgehen zu lassen, als bis die Blutung vollständig steht. Ferner sind genaue Verordnungen zu geben, welche den Patienten auch auf die Möglichkeit und die Gefahr einer Nachblutung hinweisen, damit er bei starker Blutung sofort erneute Hilfe sucht. In solchen Fällen werden den Zahnärzten häufig ungerechtfertigte Vorwürfe gemacht.

Für diese Frage ist, falls sie Anlaß zu einem Strafverfahren oder Zivilprozeß (Schadenersatzklage) gegeben hat, in erster Linie, wenn nicht von vornherein ein wirklicher Kunstfehler vorliegt, der Umstand von Wichtigkeit und meistens maßgebend, welchen Grad von Sorgfalt der Operateur für die ganze Operation und für die Beseitigung der etwa eingetretenen Blutungen verwandt hat. Zu den besonderen Berufspflichten der Ärzte gehört eben nach der Tendenz des BGB. die Pflicht zur sorgfältigen Behandlung, Untersuchung, Beratung der Patienten, bei Vermeidung von Schadenersatz und Strafe. Nun braucht aber, wie schon ausgeführt, ein wirklicher Kunstfehler, der in der ganzen Medizin äußerst schwer mit Sicherheit nachzuweisen ist, nicht immer ein strafbares Vergehen im Sinne des StGB. darzustellen, wohl aber wird er den Patienten zur Schadenersatzklage berechtigen, d. h. der Arzt muß für den durch ihn verursachten Schaden und dessen Nachwirkungen auf Erfordern seines Patienten Schadenersatz leisten.

In den letzten Jahren haben sich gerade derartige Prozesse gegen Zahnärzte nach blutigen Operationen sehr gemehrt. Das Publikum ist auf ihre Leistungen mehr aufmerksam gemacht worden und ist leichter geneigt, bei den operativen Eingriffen der Zahnärzte etwa eingetretene unangenehme Folgezustände ihnen zur Last zu legen. Die besondere Schwierigkeit für den zahnärztlichen Operateur liegt darin, daß er nicht immer, wie die anderen Ärzte, in der Lage ist, die Wirkungen seiner Operationen zu prüfen, weil häufig bei eintretenden Komplikationen, wenn Patient das Zimmer nicht verlassen kann, der allgemeine Arzt hinzugezogen wird. Auch wird der Zahnarzt nicht immer in der Lage sein, die Folgen seiner Operation allein zu beseitigen. Besonders trifft dies für schwere Nachblutungen zu. Es ergeben sich daher für den Sachverständigen, wenn eine Begutachtung verlangt wird, gerade in diesen Fällen eine ganze Reihe von Fragen, die er genau prüfen muß, um zu einem objektiven Gutachten zu gelangen.

Die nachfolgenden beiden Gutachten sollen den Zusammenhang näher beleuchten und zugleich eine Richtschnur für den Sachverständigen bei derartigen Anschuldigungen geben:

I. Gutachten.

In Sachen des Kaufmanns Walter S. gegen den praktischen Zahnarzt F. habe ich den gesamten Akteninhalt eingehend durchgearbeitet. Ich schließe mich durchweg dem Gutachten des Sachverständigen Medizinalrat Dr. S. an, so daß mir in der Hauptsache nur eine Ergänzung der Ausführungen dieses Gutachtens vom zahnärztlichen Standpunkte nötig erscheint. Nächstdem werde ich in meinem Gutachten laut Beweisbeschlusses vom 4. Januar 1909 mich zusammen mit Herrn Medizinalrat Dr. S. nur über die in dem Schriftsatze vom 1. Januar 1909 vorgelegten Bedenken äußern.

Meines Erachtens ist der Beklagte in allen Punkten richtig verfahren und kann ihm nicht der geringste Vorwurf gemacht werden. Der Beklagte, welcher mir als ein Zahnarzt bekannt ist, der die wissenschaftlichen Ziele der Zahnheilkunde eifrig verfolgt, hat zunächst die sachgemäße Absicht gehabt, dem Kläger seinen kranken Zahn zu erhalten. Er hat diese Behandlung, dem Akteninhalte nach, den Regeln der Wissenschaft entsprechend, eingeleitet und schließlich im Einverständnisse mit seinem Patienten, den kranken Zahn entfernt, nachdem er noch vorher eine Inzision am Gaumen zur Eröffnung eines Geschwüres gemacht hatte. Die Extraktion des Zahnes hat der Kläger, nach seinen Angaben auf S. 8 der Akten, unter Anwendung der Injektionsanästhesie gemacht. Das zu dieser Injektion gewöhnlich verwendete Mittel verhindert nun in vielen Fällen eine sonst vielleicht reichlich auftretende Blutung durch den Zusatz des Adrenalin. Dieses stellt ein Nebennierenpräparat dar, welches die Gefäßnerven lähmt, Kontraktion der Blutgefäße und Blutleere verursacht. Die Zeit des Anhaltens der Blutleere ist verschieden, und mitunter treten die Blutungen erst nach mehreren Stunden ein, in manchen Fällen sogar sehr heftig. Dieser Umstand läßt auch erklären, daß die Blutung in dem vorliegenden Falle plötzlich ärztliche Hilfe erfordert hatte. Es entspricht aber für gewöhnlich dem Usus, daß der Patient in solchen Fällen zu dem behandelnden Zahnarzte zurückkehrt, und zwar ist dies häufig mehrfach notwendig, wenn nach der Entfernung der Tampons die Blutung von neuem einsetzt, so daß ein neuer Tampon eingelegt werden muß. Diesen Umständen hat der Beklagte Rechnung getragen und den Patienten aufgefordert, beim Eintritt besonderer Vorkommnisse sich wieder an ihn zu wenden.

Was die Frage der Durchschneidung der Gaumenschlagader anbetrifft, so halte ich es nach meinen langjährigen Erfahrungen für den vorliegenden Fall für ganz unerheblich, ob ein Ast dieser Arteria palatina anterior bei dem Einschnitt getroffen wurde; denn in jedem Falle war es möglich, durch sachgemäße Tamponade eine Gefahr abzuwenden, und der Beklagte hätte voraussichtlich dies erreicht, wenn der Kläger zu ihm rechtzeitig zurückgekehrt wäre. Derartige Vorkommnisse in der zahnärztlichen Praxis gehören nicht zu den Seltenheiten, und es ist dem Beklagten nicht nachgewiesen, daß er etwa nicht imstande gewesen wäre, die Begleiterscheinungen seines operativen Eingriffes sachgemäß zu beobachten und zu behandeln. Er hatte nur die Verpflichtung, falls er mit dem Fall nicht allein fertig geworden wäre, einen erfahrenen Kollegen oder einen Chirurgen zuzuziehen.

Soweit meine allgemeinen Ausführungen vom Standpunkte des Zahnarztes.

Nunmehr folgt das angeordnete Nachtragsgutachten des Herrn Medizinalrat Dr. S. in Gemeinschaft mit mir, unter Berücksichtigung des Schriftsatzes vom 1. Januar 1909:

Kein Operateur kann voraussehen, wenn es sich um derartige kleine chirurgische Operationen, wie in dem vorliegenden Falle, handelt, wie stark die Blutung sein wird. Unseres Erachtens hatte der Beklagte nicht notwendig, die Einwilligung seines Patienten besonders einzuholen, wenn er vor oder im Verlaufe der Operation

Gesetzgebung und Zahnheilkunde. 65

(Zahnextraktion) einen weiteren so einfachen Eingriff für notwendig erachtete, wie ihn an sich die Eröffnung eines Zahnabszesses darstellt. Übrigens wird auf S. 146 seitens des Klägers sogar zugegeben, daß der Beklagte zu ihm, als er sich noch in liegender Stellung befand, gesagt habe, er solle noch einen Augenblick liegen bleiben, es sei noch eine Kleinigkeit zu machen. Kein Operateur kann aber in allen Fällen voraussehen, welche Komplikationen sich nach seinem Eingriff einstellen würden. Dem Beklagten ist daher um so weniger ein Vorwurf zu machen, als seine ganze Behandlung, welche zu den häufigen Fällen in der zahnärztlichen Praxis gehört, als eine einheitliche Handlung aufzufassen ist, durch welche er die beste Absicht hatte, in korrekter Weise, den Grundsätzen der Wissenschaft entsprechend, seinem Patienten zu helfen. Wenn der Beklagte einen tiefen Einschnitt gemacht hat, so stellt auch dieser keine größere Operation dar und entspricht den Regeln der Wissenschaft. Die Tiefe des Einschnitts ist auch nicht immer abhängig von dem Willen des Operateurs, zumal, wenn es sich, wie hier, um jauchigen Zerfall des in Betracht kommenden Gewebes handelt. Auch ist es, entgegen der Ausführung auf S. 147, vollständig gleichgültig, ob ein Haupt- oder Seitenast der Gaumenschlagader getroffen war, da die Blutung annähernd dieselbe ist. Wenn auf S. 152 gesagt wird, der Abszeß an der Gaumenseite habe sich bereits bei dem zweiten Besuche (9. Dezember) gebildet, so ist der Kläger (S. 153) gar nicht in der Lage, als Laie diesen Angaben des Beklagten zu widersprechen, welche die Sachverständigen für durchaus wahrscheinlich halten.

Ein Abszeß pflegt sich nicht in wenigen Stunden zu entwickeln, denn das Leiden beginnt mit einer Infiltration des Gewebes und macht verschiedene Stadien durch, ehe es zu einer wirklichen Eiterung kommt. In allen Stadien der Entzündung bis zur Eiterung sind Inzisionen gerechtfertigt, welche mehr oder minder heftige Nachblutungen verursachen. Die Menge dieser kann kein Arzt voraussehen, und sie sind bei richtiger Behandlung ungefährlich. Derartige Blutungen werden bei Vornahme der Injektionsanästhesie häufig zurückgehalten. Jedoch hält diese Hemmung der Blutung bei weitem nicht so lange an, daß sie erst, wie auf S. 1v der Klage angegeben ist, 1$\frac{1}{2}$ Tage später in der Nacht hätte einsetzen können, wenn tatsächlich eine Schuld des Operateurs vorgelegen hätte. Daher sind die von dem unterzeichneten Gutachter Dr. S. gemachten Schlußfolgerungen, ,,daß es bei der Ausführung des Schnittes zu einer Durchtrennung der Schlagader nicht gekommen sein kann", entgegen den Ausführungen auf S. 160, durchaus aufrechtzuerhalten, zumal, wie schon bemerkt, die durch die Anästhesie bewirkte Hemmung der Blutung höchstens einige Zeit, d. h. 1 bis höchstens 2 Stunden, anhalten kann. Völlig unrichtig ist es, wie auf S. 161 angegeben wird, daß die Anästhesie 1 oder 2 Tage fortwirken kann. Vielmehr ist voraussichtlich die wiederholte Nachblutung darauf zurückzuführen, daß es sich um erweichtes und verjauchtes Gewebe handelte, so daß jede Berührung eine Zerrung und Blutung verursachte. Derartige Fälle aber, in denen solche Blutungen wiederholt vorkommen und tamponiert werden müssen, kommen eben nicht selten vor. Es muß auch bei der Ansicht verblieben werden, welche der unterzeichnete Gutachter Dr. S. schon auf S. 162 der Akten ausgesprochen hat, daß eine nachträgliche Zerreißung des Hauptstammes der Gaumenschlagader, welche bei der ersten Operation selbst bei sachgemäßer Ausführung freigelegt worden sein kann, erfolgt ist. Hierzu können die mechanischen Insulte, das feste Hineindrängen der Tampons mit der Pinzette, die dadurch verursachte Erweiterung der Mundhöhle, die angewandten Medikamente (Eisenchlorid, S. 164), und andere Umstände, um so mehr beigetragen haben, als es sich um ein brüchiges gangränöses Gewebe handelte. Es ist daher zur Entkräftigung der ungerechten Beschuldigungen gegen den Beklagten gar nicht einmal nötig, die Möglichkeit einer hämophilischen Anlage des Klägers ins Auge zu fassen, die übrigens unseres Erachtens nicht vorhanden war. Völlig unrichtig aber ist es, wenn auf S. 165 und 166 behauptet wird, der Beklagte hätte sich auf Grund des entzündeten und morschen Gebietes nicht mit der kurzen Weisung begnügen sollen, der Patient solle nötigenfalls wiederkommen, sondern hätte energischer alle nötigen Vorsichtsmaßregeln anwenden müssen.

Gerade das wäre ein Verstoß gegen den Usus gewesen und hätte den Patienten nur ängstlich gemacht, da gar keine Möglichkeit vorlag, den nachherigen Verlauf der Angelegenheit und die Anzahl der notwendigen Tamponierungen vorherzusehen. Gerade weil der Beklagte mit einer erneuten Blutung auf Grund seiner Injektion rechnete, ist er so vorsichtig verfahren, obwohl in vielen Fällen auch nach Injektionen ganz normale oder nur geringe Nachblutungen auftreten. Der Beklagte hat also nicht nur keinen Kunstfehler begangen, sondern er ist den Regeln der Wissenschaft entsprechend verfahren, und es ist ihm nicht der geringste Vorwurf zu machen.

Die Klage wurde abgewiesen.

II. Gutachten.

Nach genauer Durchsicht der Akten gebe ich folgendes Gutachten ab:

Der Kläger verlangt in der vorliegenden Klage außer der Bezahlung für die gehabten Unkosten einen Schadenersatz für entgangenes Gehalt und ein Schmerzensgeld.

Er begründet seine Ansprüche damit, daß er der Meinung ist, der Beklagte hätte den fraglichen Zahn ihm als „Bluter" nicht ziehen dürfen, und er sei bei der Beseitigung der Blutung nicht gewissenhaft verfahren.

Beide Parteien sind darüber einig, daß dem Beklagten bekannt war, daß der Kläger Bluter ist, und es fragt sich zunächst, ob der Beklagte berechtigt war, bei der ihm bekannt gewordenen Anlage seines Patienten zu Blutungen, demselben überhaupt einen Zahn zu ziehen.

Es ist richtig, daß die Bluterkrankung an sich (Hämophilie) vom theoretischen Standpunkt eine Kontraindikation für die Zahnextraktion ist. Es ist aber die Bezeichnung „Hämophilie" nach dem Stande der Wissenschaft nur dann bestimmt gerechtfertigt, wenn ganz bestimmte Ursachen im Organismus vorhanden sind. Als einzig sichere Ursache gilt nur die hereditäre Anlage, und man wird also nur bei solchen Personen Hämophilie anzunehmen brauchen, welche seit der Kindheit an Nasenbluten, an Blutungen aus den Därmen oder anderen Organen, gelitten und diese Disposition ihrer Angabe nach schon deswegen behalten haben, weil sie bei jeder kleinen Verletzung leicht bluten. Durch letztere Angabe allein braucht man sich aber noch nicht abschrecken zu lassen, eine Zahnextraktion, wenn sie notwendig ist, vorzunehmen; denn die Fälle von wirklicher Hämophilie sind außerordentlich selten. Das Publikum nimmt den Begriff der Bluterkrankung nicht genau, bezeichnet schnell jemanden als Bluter, der bei irgendeiner Verletzung oder einer Zahnextraktion mal länger geblutet hat. Derartige Blutungen gehören an sich aber nicht in den Kreis der Hämophilie, sondern sind durch augenblickliche Störungen im Organismus, z. B. Stuhlverstopfung, Blutarmut, erschöpfende Krankheiten, oder durch die Menstruation begründet, und brauchen durchaus nicht immer wiederzukehren. Es kommt im besonderen häufig vor, daß jemand nach einer Zahnextraktion eine schwer zu stillende Nachblutung bekommen hat, und bei einer Extraktion in späterer Zeit nur eine normale Nachblutung aufweist.

Es muß also einem approbierten Zahnarzt durchaus gestattet sein, auch wenn ihm ein Patient sagt, er sei Bluter, eine Zahnextraktion vorzunehmen, wenn er sie für notwendig hält. Für die Frage einer Fahrlässigkeit kommt einzig und allein das Verhalten des Arztes solchen Patienten gegenüber in Betracht. Nicht jeder Zahnarzt hat allerdings die Übung und die Erfahrung, in derartigen Fällen die richtigen Maßnahmen zu treffen. Die von dem Beklagten angewandten Mittel gehören aber mit zu den üblichen. Er hat auch nach dem Akteninhalt seine Pflicht dadurch getan, daß er gleich nach der Entfernung des Zahnes die Wunde tamponiert hat. Für die Zuziehung eines anderen Arztes war an sich noch keine Notwendigkeit geboten, wenigstens nicht für den Beklagten. Wenn Schwächezustände eintreten und die Blutung zunimmt, so weiß jeder Patient allein, daß er sich einen anderen Arzt oder seinen Zahnarzt in die Wohnung holen läßt. Tatsächlich ist dies rechtzeitig geschehen. Ein anderer Arzt hätte vorher auch nicht wesentlich andere Maßnahmen treffen können, wie der Beklagte, obwohl das zuverlässigste und häufig allein wirkende Mittel bei Zahnblutungen die andauernde Digitalkompression ist. Aus dem Akteninhalt geht unzweifelhaft hervor, daß es dem Beklagten gelungen ist, bei jedesmaligem Besuche die Blutung zu stillen. Es ist daher also auch seine Handlungsweise als angemessen zu bezeichnen.

Das Gutachten ist nach bestem Wissen und Gewissen auf den ein für alle Male geleisteten Sachverständigeneid abgegeben und von mir selbst unterschrieben worden.

Die Klage wurde abgewiesen.

Falls gegen die Art der Behandlung eines Zahnarztes oder gegen sein Verhalten bei der Ausübung seiner Tätigkeit auch nur der geringste Vorwurf seitens des Patienten oder eines Dritten erhoben wird, welcher geeignet ist, eine **strafrechtliche Verfolgung** herbeizuführen, so ist die Zuziehung eines Anwaltes auch dann geboten, wenn der Arzt sich keiner Schuld bewußt ist. Außerdem ist Mitteilung an die Haftpflichtversicherung nötig. Den besten Schutz gegen ungerechte Anklagen bietet die möglichst ständige Anwesenheit einer dritten Person (Zeugen) während der Behandlungszeiten. Denn niemand ist leichtfertigen Anschuldigungen mehr ausgesetzt, als der Arzt und der Zahnarzt.

7. Verletzungen im Munde und an den Zähnen mit Bezug auf Haftpflicht und Rente.

Bezüglich der Schadenersatzpflicht bei Kunstfehlern ist in den vorausgegangenen Kapiteln der gesetzliche Standpunkt bereits klargelegt worden. Betreffs Abwägung der Ansprüche der Verletzten sei noch folgendes gesagt. Die Ausstellung von Attesten und Gutachten muß vom Arzt und vom Zahnarzt mit großer Sorgfalt ausgeführt werden. Nach dem Strafgesetzbuch § 278 können Ärzte und andere approbierte Medizinalpersonen, welche ein unrichtiges Zeugnis über den Gesundheitszustand eines Menschen zum Gebrauche bei einer Behörde oder Versicherungsgesellschaft wider besseres Wissen ausstellen, mit Gefängnis von einem Monat bis zu zwei Jahren bestraft werden. Daneben kann auf Verlust der bürgerlichen Ehrenrechte erkannt werden (StGB. § 280). Es ist daher wichtig, daß der Zahnarzt sich für seine gutachtliche Tätigkeit sowohl in der Privatpraxis wie auch den Behörden gegenüber eine gewisse Richtschnur setzt. Der Wert eines gesunden oder auch schon gefüllten Zahnes ist für den einzelnen verschieden. Maßgebend für die erhobenen Ansprüche sind besonders Alter, Geschlecht, Beruf, soziale Stellung. Bei der Abschätzung und Festsetzung einer Buße müssen außer dem künstlichen Ersatz Reparaturen und auch Erneuerungen berücksichtigt werden. Der Sachverständige hat bei seinem Gutachten über die Höhe der Entschädigung folgende Punkte zu beachten:

1. Beschaffenheit der Zähne und des Zahnfleisches;
    a) ist eine geordnete Mundpflege an sich vorhanden (Zahnsteinbelag, Mundentzündung usw.)?
    b) Fehlen einiger Zähne (Zahnlücken);
    c) werden bereits künstliche Zähne getragen?;
    d) Füllungen in den Zähnen und Beschaffenheit derselben;
2. Alter der betreffenden Person;
3. Geschlecht der betreffenden Person;
4. soziale Stellung;
5. Beruf (Musiker, Telephonistin usw.);
6. wie weit ist eine Herabsetzung der Arbeitsfähigkeit mit der Verletzung verbunden?

Eine sehr häufige Frage, sowohl bei gerichtlichen Gutachten, als auch bei Gutachten für Versicherungsgesellschaften, ist die, wie hoch der Wert eines durch einen Kunstfehler oder Unfall verlorengegangenen Zahnes ist. Man wird heute einen ganz anderen Maßstab für die Bewertung anlegen müssen wie früher, und beispielsweise den Verlust eines Schneidezahnes bei einer jugendlichen Person, wenn es sich um eine Körperverletzung und Zahlung einer Buße handelt, unter Berücksichtigung der oben angegebenen Punkte mit etwa 500—2000 Mark bewerten müssen.

Hierzu kommen dann noch die Kosten für den Ersatz, welcher in bester Form, also auch als Brückenarbeit, geleistet werden muß; wenn es sich bei Kindern um Verlust von Zähnen infolge von Unfällen handelt, so kommt eine Buße nicht in Betracht, selbst wenn ein Schulkind von einem anderen Kinde gestoßen wurde, dadurch hinfiel, und ein oder mehrere Zähne hierbei verlorengingen oder beschädigt wurden. Solche Fälle treffen häufig die Versicherungsgesellschaften, und der Zahnarzt als Gutachter wird die Behandlung selbst, den späteren Ersatz, eintretende Veränderungen der Kiefer und dementsprechend erneute zahnärztliche Behandlung, berücksichtigen müssen. Bei allen derartigen Gutachten, sei es, daß der Verlust von Zähnen infolge von Kunstfehlern, Körperverletzungen oder Unfällen verursacht ist, wird der Sachverständige in seinen Gutachten davon ausgehen müssen, daß der Verletzte berechtigt ist, die beste und bequemste Art des Ersatzes zu verlangen, also auch in Gold ausgeführte Kronen- und Brückenarbeiten[1]).

Bei Unfällen durch Transportmittel (Eisenbahn, Straßenbahn usw.) kommen für die Anforderungen der Verletzten bezüglich der Haftpflicht noch eine ganze Reihe von Fragen in Betracht, insbesondere auch der allgemeine Gesundheitszustand der Beschädigten und die Beschaffenheit der Mundhöhle mit Bezug auf diesen.

Das nachfolgende Gutachten soll diesen Zusammenhang erläutern:

Schadenersatzanspruch wegen Verlustes der Zähne infolge Zusammenstoßes zweier Straßenbahnwagen.

Gutachten in Sachen H. c/a. S.

Die Klägerin hat am 6. Januar 1913 dadurch einen Unfall erlitten, daß, als sie in einem Anhänger eines Straßenbahnwagens der Linie 79 fuhr, ein anderer Straßenbahnwagen in den Anhänger hineinfuhr.

Sie ist bis 20. Februar 1913 in der Behandlung des prakt. Arztes Dr. W. in H. gewesen; seit dem 26. Februar 1913 in der Behandlung des Nervenarztes Dr. F. in Ch.

Seit dem Unfall leidet die Klägerin in der Hauptsache an ständigen Kopfschmerzen, Nerven- und Muskelerschütterung.

Die Klägerin beansprucht von der Beklagten Erstattung der Heilungskosten und des Erwerbsausfalles. Sie ist seit dem Unfall vollständig erwerbsunfähig.

Nach dem ärztlichen Gutachten des Sachverständigen Dr. S. ist die Klägerin eine alte Hysterika. Wie weit ihre Klagen als Unfall-

---
[1]) Kasuistik siehe bei Ritter - Korn, Deutsches Zahnarztrecht, Verlag Klinische Verlagsanstalt, Berlin N. W.

folgen aufzufassen seien, läßt sich bei einmaliger Untersuchung nicht entscheiden, auch könne er die Klägerin nicht ohne weiteres als erwerbsunfähig ansehen.

Nach dem Gutachten des Nervenarztes Dr. F. bietet die Klägerin die Anzeichen einer erheblichen nervösen funktionellen Störung, hauptsächlich unzweifelhaft Ungleichheit der Hautreflexe, Empfindungsstörungen am ganzen Körper, Depression und Schwächezustände, so daß die Übernahme irgendeiner regelmäßigen Tätigkeit aussichtslos und schädlich erschien.

Nach dem Gutachten des Professor Dr. S. vom 3. Januar 1914 leidet die Klägerin an einer Hystero-Neurasthenie, die offenbar durch den Unfall in ihren akuten Symptomen entstanden ist. Auch das objektive Bild lasse die subjektiven Beschwerden glaubhaft erscheinen. Der Sachverständige bemißt die völlige Arbeitsunfähigkeit nicht länger als zwei Jahre. Ein bis zwei weitere Jahre dürfte dann noch eine Erwerbsbeschränkung von etwa 50% bestehen.

In einem den Landgerichtsakten lose vorn beiliegendem Gutachten des Nervenarztes Dr. F. vom 1. Juli 1914 hat die Klägerin im Anschluß an den Unfall einen größeren Teil ihrer Zähne verloren. „Da der nervöse Zustand der Patientin es erforderlich mache, sie in besonders sorgfältiger Weise zu ernähren, so sei es notwendig, daß sie die verlorenen Zähne durch künstliche ersetzt. Außerdem ist es nötig, daß sie täglich einen halben Liter Sahne als Zukost genießt."

Nach dem Gutachten des Zahnarztes Dr. C. (l. c.) bedarf die Klägerin eines Ober- und Untergebisses mit Vorbehandlung; die Kosten würden etwa 70 Mark betragen.

Nachdem die Beklagte durch Urteil des Landgerichts I verurteilt worden ist, der Klägerin allen Schaden aus dem Unfall zu ersetzen, wird in der neuen Klage vom 13. November 1914 beantragt (Amtsgerichtsakten), die Beklagte auch zur Zahlung des künstlichen Gebisses zu verurteilen.

Die Beklagte bestreitet, daß das Gebiß der Klägerin bei dem Unfall beschädigt worden ist; es sei schon vorher defekt gewesen; evtl. wird behauptet, daß die Klägerin sehr wohl mit dem Gebiß kauen und sich ernähren könne.

Der Gutachter, Professor S., habe in seinem Gutachten vom 27. Dezember 1913 festgestellt, daß der Oberkiefer der Klägerin außer den Backenzähnen einen noch etwas wackelnden Schneidezahn trüge. Hieraus schließt die Beklagte, daß der Oberkiefer — vom Unterkiefer habe der Gutachter nichts erwähnt — nicht von Zähnen entblößt ist, und die Klägerin unmöglich am guten Kauen gehindert sein könne, so daß die Kosten des Gebisses auch nicht als Kosten der Heilung anzusehen seien. Die Klägerin, so führt die Beklagte weiter aus, habe sich das Gebiß hauptsächlich wegen der Entstellung ihres Gesichtes, die durch das Fehlen der Vorderzähne hervorgerufen ist, machen lassen.

Schließlich wird die Angemessenheit des geforderten Preises bestritten.

Zur Klärung und Beurteilung der Frage wird es, mit Rücksicht auf die Schriftsätze vom 14. Dezember 1914 und 9. März 1915, darauf ankommen, festzustellen, wieviel Zähne die Klägerin vor dem Unfall gehabt hat, wieviel sie nach demselben verloren hat, und welche krankhaften Erscheinungen etwa darauf schließen lassen, daß der

Ausfall der Zähne der Klägerin, wie die Beklagte behauptet, auf eine vom Unfall unabhängige Erkrankung (Pyorrhoea alveolaris) zurückzuführen sei.

Die Klägerin behauptet in dem Schriftsatze vom 14. Dezember 1914, daß ihr infolge des Unfalles zehn Zähne ausgefallen seien, so daß sie jetzt nur noch im Oberkiefer zwei Zähne habe, und nur in der Lage sei, Flüssiges zu verdauen. Sie bestreitet entschieden, daß sie sich das Gebiß nur wegen Entstellung ihres Gesichts habe machen lassen, und beruft sich auf das Zeugnis des Dr. F. Derselbe gibt als Zeuge an, daß er bei seiner Untersuchung am 26. Februar 1913 die Zähne zwar nicht gezählt habe, doch habe die Klägerin noch in beiden Kiefern eine ganze Reihe von Zähnen gehabt. Die Klägerin habe im Laufe der Behandlung geklagt, daß ihre Zähne wackelig wurden und ausfielen. Der Zeuge habe den Ausfall der Zähne auch selbst festgestellt, wenn er auch nicht gerade beim Ausfallen zugegen war; er habe keine Entzündungen oder Schwellungen gefunden, welche auf entzündliche lokale Vorgänge schließen lassen; vielmehr wurde der Zahn locker, und das Zahnfleisch trat zurück. Die Klägerin habe wiederholt angegeben, daß sie „ziehende Schmerzen" durch die ganzen Kiefer habe.

Zuletzt habe der Zeuge F. die Klägerin am 1. Mai 1915 untersucht und festgestellt, daß die Klägerin im Oberkiefer noch zwei, im Unterkiefer noch 11 Zähne habe.

Dieser Befund stimmt mit den Angaben des Gutachters, Professor S., überein, welcher in seinem Gutachten vom 27. Dezember 1913 bereits festgestellt hat, daß der Oberkiefer außer den Backenzähnen noch einen wackeligen Schneidezahn trüge, (der wackelige obere Schneidezahn ist nachträglich, wie die Klägerin jetzt angibt, herausgefallen), daß ferner Rachen- und Gaumenreflex fehlen.

Es ist also schon nach dem Akteninhalte den Ausführungen des Schriftsatzes vom 9. März 1915 zu folgen, daß nach dem Gutachten des Sachverständigen Dr. F. „der wesentliche Ausfall der Zähne völlig ohne Entzündung stattfand, so daß es sich bei der Klägerin um eine nervöse Veränderung des Gebisses handelte, welche durch den Unfall der Klägerin hervorgerufen ist, und welche den Verlust der Zähne als unmittelbare Folge des Unfalles getätigt hat".

Im Gegensatz zu den Ausführungen der Klägerin vom 14. Dezember 1914, in welchen sie angibt, daß ihr infolge des Unfalles zehn Zähne ausgefallen sind, gibt die Klägerin in dem Schriftsatze vom 9. März 1915 an, daß nach dem Unfall bereits vierzehn Zähne ausgefallen und zwei Wurzeln gezogen seien. Hierin braucht aber kein Widerspruch zu liegen.

Die Klägerin sagt weiter (l. c.), sie habe vor dem Unfall 29 Zähne gehabt; jetzt (9. März 1915) besitze sie noch 13 Zähne, und zwar im Oberkiefer zwei, im Unterkiefer elf; ein Schneidezahn wackelt sehr.

Ich habe nunmehr am 21. Mai 1915 die Klägerin auf Vorladung untersucht.

Die Beklagte, welche gleichfalls geladen war, ist nicht erschienen.

Die Klägerin gibt zunächst auf Befragen folgendes an: Das Ausfallen der Zähne sei allmählich, in größeren Zwischenräumen, erfolgt. Die Zähne traten aus dem Kiefer hervor, wurden länger und fielen dann ohne Schmerz und ohne Blutung in der Weise heraus, daß sie sie mit Leichtigkeit mit den Fingern entfernen konnte.

Das von ihr bei dem Zahnkünstler P. vor etwa einem halben Jahre bestellte Gebiß habe sie lediglich bestellt, um besser essen und verdauen zu können. Dasselbe solle, einschließlich der Entfernung zweier Zahnwurzeln, 93 Mark kosten. Sie habe 20 Mark angezahlt, das Gebiß aber von dem Anfertiger noch nicht erhalten, da sie den Rest noch nicht bezahlt habe.

Zu dem Zahnarzt C., welcher für die Anfertigung des Gebisses 70 Mark haben wollte, weil ihr damals noch nicht so viel Zähne wie heute fehlten, sei sie deswegen nicht wieder gegangen, weil er ihr auch die unteren Zähne ziehen wollte.

Noch jetzt habe sie, besonders im Zusammenhange mit Kopfschmerzen, „ziehende Schmerzen" in den Kiefern, und zwar, nachdem die oberen Zähne ausgefallen sind, jetzt mehr im Unterkiefer.

Die Untersuchung im Munde ergibt:

Der Rachen- und Gaumenreflex ist wesentlich herabgesetzt, wie ich durch unvorbereitete Anwendung mit der spitzen Sonde feststellte.

Die jetzt 36 Jahre alte Patientin macht einen älteren Eindruck, zumal die Kopfhaare schon einige weiße Haare zeigen. Die Klägerin gibt an, daß ihr Haar stark ausfalle.

Die Angaben über die Anzahl ihrer Zähne sind richtig; sie hat im rechten Oberkiefer den ersten Backenzahn und den Eckzahn, also im ganzen zwei Zähne; im Unterkiefer vier Schneidezähne, zwei Eckzähne, je einen ersten Bikuspidaten (kleinen Backenzahn), links den zweiten und dritten großen Backenzahn, rechts den dritten großen Backenzahn, zusammen also elf Zähne.

Die unteren Schneidezähne sind dick mit Zahnstein belegt, aus dem Kiefer hervorgetreten, wackelig. Der linke große untere Schneidezahn ist im Ausfallen begriffen. Das Zahnfleisch — und das ist für die Beurteilung der Ursache der Zahnerkrankung wichtig — ist zwar geschwollen, sezerniert jedoch auf Druck mit dem Finger nicht. Dies würde aber der Fall sein, wenn es sich um eine länger bestehende Erkrankung des Zahnfleisches (Pyorrhoea alveolaris) handelte. Der Befund bestätigt also schon nach dieser Richtung hin die Angaben der Klägerin über die Art ihres Zahnleidens. Auch die übrigen Zähne der Klägerin (Backenzähne usw.), bei denen nicht die geringste Zahnsteinablagerung vorhanden ist, wackeln mehr oder minder, so daß auch dieser Befund die Angaben der Klägerin bestätigt.

Aus dem Bestande der jetzt vorhandenen Zähne schließe ich, daß erhebliche Zahnkrankheiten vorher nicht vorhanden gewesen sein können, da sonst erheblicher kariöser Zerfall bestände.

Ich habe den Urin der Klägerin untersucht, um festzustellen, ob etwa Diabetes vorliege, bei welcher Krankheit zuweilen ein spontaner Ausfall der Zähne stattfindet, aber mit vorangegangener Pyrrohoea alveolaris. Diabetes, welcher sowohl ursächlich für die Zahnerkrankung, als auch als Folgekrankheit des Unfalles, in Betracht kommen könnte, ist nicht vorhanden. Es kämen noch in Frage Tabes (Rückenmarkschwindsucht) und Gicht, bei welchen Krankheiten selbst in jüngeren Jahren häufig Zähne infolge einer äußerst schnell verlaufenden Lockerung durch Retraktion der Alveolen ausfallen. Aber auch diese Erkrankungen liegen nach den ärztlichen Gutachten in den Akten nicht vor.

Ich gebe mein Gutachten dahin ab:
Ich halte die Angaben der Klägerin für richtig und bin der Meinung, daß eine trophische Störung des Gewebes (Ernährungsstörung), wie sie bei schweren oder plötzlichen Nervenerkrankungen (Nervenschock) im Zusammenhang mit dem Ausfall der Haare und anderen Veränderungen der Haut beobachtet wird, vorliegt. Bei derartigen Erkrankungen des Nervensystems, wie sie Geh.-Rat S. und Dr. F. in den Akten schildern, ist eben die Mundhöhle in ihrer Restistenz ebenso beteiligt, wie andere Organe des Körpers. Die verminderte Zellentätigkeit führt zu trophischen Störungen des Gewebes; auf Grund solcher Störungen und nicht genügender Versorgung der beteiligten Nerven und Gefäße treten Schwellungen des Zahnfleisches, Wackeln der Zähne und Verlust derselben ein.

Das Ausfallen der Zähne geschieht oft ganz plötzlich; in anderen Fällen gehen ziehende Gesichtsschmerzen, das Gefühl des Längerwerdens der Zähne, und Schwellungen des Zahnfleisches und der Lippen, voraus, aber ohne sonstige periostitische Erscheinungen, da die Zähne weder auf Druck noch bei Perkusion empfindlich sind, sondern immer lockerer werden und schließlich ohne Blutung ausfallen. Häufiger geht dieser Prozeß im Oberkiefer vor sich, und auch diese Beobachtung entspricht dem vorliegenden Falle.

Derartige Kiefer- und Zahnleiden sind für die betreffenden Patienten außerordentlich störend, sind meistens verbunden mit Speichelfluß und der Unmöglichkeit, harte Speisen zu genießen. Es ist daher der Klägerin auch ohne weiteres zuzugeben, daß sie mit dem jetzigen Bestand ihrer Zähne nicht ordentlich verdauen kann und genötigt ist, in der Hauptsache flüssige Nahrung zu sich zu nehmen.

Den Schriftsatz vom 15. Mai 1915, welcher den Nachtrag vom 11. Mai 1915 zu dem Gutachten des Dr. F. enthält und der den Akten noch nachgesandt worden ist, habe ich in meinem Gutachten noch berücksichtigt. Die nachträglichen Ausführungen des Dr. F., betreffs der Literatur, entsprechen den herrschenden wissenschaftlichen Anschauungen und sind mir aus eigener Kenntnis bekannt. Ich habe aber trotzdem den angegebenen Artikel des Professor Dr. Arndt (Greifswald) in der zweiten Auflage von Eulenbergs Real-Enzyklopädie, Bd. 10, S. 199, im Urtexte nachgelesen und die Angaben bestätigt gefunden. Es ist für mich zweifellos, daß die von dem Zeugen und Sachverständigen Dr. F. bekundeten Erscheinungen auf den von der Klägerin erlittenen Unfall zurückzuführen sind.

Der Preis für den Zahnersatz für zwölf Zähne mit 72 Mark, die dazu notwendigen Klammern und den Gummisauger mit 11 Mark, zusammen also 83 Mark, ist angemessen, ebenso der Gesamtpreis von 93 Mark, einschließlich der Entfernung zweier Zahnwurzeln.

Es ist aber zu berücksichtigen, daß bei dem augenblicklichen Zustand der unteren Zähne (Zahnstein, Wackeln usw.) ein passendes Untergebiß zur Zeit nicht gemacht werden kann, so daß sich eigentlich die Forderung der Klägerin an die Beklagte für die Kosten eines passenden Zahnersatzes noch nicht genau definieren läßt. Jedenfalls ist sie mit 93 Mark nicht zu hoch.

Verletzungen im Munde mit Bezug auf die Unfallversicherung.

Die Unfallversicherung (RVO.) erstreckt sich auf Unfälle bei Betrieben oder Tätigkeiten, die nach den §§ 537—542 der Versicherung unterliegen. Die Reichsversicherungsordnung bestimmt in § 537 die Versicherungspflicht für alle Fabriken, Bergwerke, Bauarbeiten, Transportgewerbe (einschl. Post, Eisenbahn, Telegraphie, Fuhrwerks- und Schiffahrtsbetrieb), Spedition, Lagerei, Fleischerei u. a. m. Hierbei gelten Betriebe mit mehr als zehn Arbeitern, ferner alle Sprengstoff-, Elektrizitäts- und Dampfkesselbetriebe, als Fabriken (§ 538). Zu versichern sind:

1. Arbeiter, Gehilfen, Gesellen, Lehrlinge.
2. Betriebsbeamte, deren Jahresarbeitsverdienst nicht 5000 an Entgelt übersteigt, wenn sie in diesen Betrieben beschäftigt sind. Verbotwidriges Handeln schließt die Annahme eines Betriebsunfalles nicht aus (§ 544).

Die Versicherung erstreckt sich auf häusliche und andere Dienste, zu denen Versicherte, die hauptsächlich im Betriebe oder bei versicherten Tätigkeiten beschäftigt sind, von dem Unternehmer oder dessen Beauftragten herangezogen werden (§ 546).

Durch Beschluß des Bundesrats kann die Unfallversicherung auf bestimmte gewerbliche Berufskrankheiten ausgedehnt werden, wobei dem Bundesrat das Recht zusteht, für die Durchführung besondere Vorschriften zu erlassen (§ 547).

Versicherungsfrei sind: Offiziere, Sanitätsoffiziere, Militärpersonen der Unterklassen, Beamte mit festem Gehalt und Anspruch auf Ruhegeld in Betrieben des Reiches, eines Bundesstaates, eines Gemeindeverbandes oder einer Gemeinde.

Gegenstand der Versicherung ist der in den folgenden Vorschriften bestimmte Ersatz des Schadens, der durch Körperverletzung oder Tötung entsteht. (Die Beschädigung eines künstlichen Gebisses durch Unfall ist ein Sachschaden, der nach dem Unfallversicherungsgesetz nicht entschädigt wird.) Dem Verletzten und seinen Hinterbliebenen steht kein Anspruch zu, wenn sie den Unfall vorsätzlich herbeigeführt haben (§§ 555, 556).

Im Falle einer Verletzung sind von Beginn der 14. Woche nach dem Unfall zu gewähren:

1. Krankenbehandlung; sie umfaßt ärztliche Behandlung und Versorgung mit Arznei, anderen Heilmitteln, sowie mit Hilfsmitteln, die erforderlich sind, um den Erfolg des Heilverfahrens zu sichern oder die Folgen der Verletzung zu erleichtern (Krücken, Stützvorrichtungen u. dgl.).
2. Eine Rente für die Dauer der Erwerbsunfähigkeit (§ 558).

Die Rente beträgt, solange der Verletzte infolge des Unfalls
1. völlig erwerbsunfähig ist, zwei Drittel des nach den §§ 563 bis 570 berechneten Jahresarbeitsverdienstes (Vollrente);

2. teilweise erwerbsunfähig ist, den Teil der Vollrente, der dem Maße der Einbuße an Erwerbsfähigkeit entspricht (Teilrente).

Ist bei Verletzten, auf welche die eben angezogenen §§ 573—577 nicht zutreffen, zu besorgen, daß eine Unfallentschädigung zu leisten ist, so kann die Genossenschaft schon vor Ablauf der 13. Woche nach dem Unfall ein Heilverfahren eintreten lassen, um die Folgen des Unfalls zu beseitigen oder zu mildern (§. 580).

Sie kann den Verletzten in einer Heilanstalt unterbringen; dabei gilt § 597, Abs. 2—4.

Sie kann dem Verletzten mit seiner Zustimmung Pflege nach § 185, Abs. 1 gewähren.

Der Verletzte kann von der Genossenschaft angemessenen Ersatz für den Verdienst verlangen, der ihm durch das Heilverfahren entgeht.

Die Genossenschaft kann innerhalb der ersten 13 Wochen nach dem Unfall den Verletzten, auch ohne ihm ein Heilverfahren zu gewähren, ärztlich untersuchen lassen und von der Krankenkasse, der knappschaftlichen Krankenkasse, der Ersatzkasse, dem behandelnden Arzte, oder in den Fällen des § 577, dem Unternehmer Auskunft über die Behandlung und den Zustand des Verletzten verlangen (§ 581, Abs. 1).

Träger der Unfallversicherung sind die Berufsgenossenschaften, welche die Unternehmer der versicherten Betriebe umfassen. Auch das Reich, der einzelne Bundesstaat, der Gemeindeverband, die Gemeinde oder eine andere öffentliche Körperschaft, können Träger der Versicherung für ihre Betriebe sein. Die Berufsgenossenschaften werden nach örtlichen Bezirken gebildet und umfassen alle Betriebe der Gewerbszweige, für die sie errichtet sind. Auch Knappschaftsberufsgenossenschaften können vom Bundesrat genehmigt werden. Mitglied der Berufsgenossenschaft ist jeder zugehörige Unternehmer; auch Reich, Bundesstaat, Gemeindeverband oder Gemeinde können Mitglieder sein. Die Betriebe sind binnen einer Woche nach Eröffnung dem Versicherungsamt anzumelden; dieses überweist sie der zuständigen Genossenschaft. Die Satzung der Genossenschaft bedarf der Genehmigung des Reichsversicherungsamts. Sie muß einen gesetzlichen Mindestinhalt haben.

Beiträge zur Unfallversicherung zahlen nur die Unternehmer, nicht die Versicherten.

Haben Krankenkassen einem Versicherten Beträge ausgezahlt oder andere Leistungen bewirkt zu einer Zeit, für die auch Anspruch auf Unfallentschädigung bestand, so können sie gesetzliche Ersatzansprüche an die Genossenschaft stellen.

Jede Krankheit, die ein entschädigungspflichtiger Unfall herbeigeführt hat, ist, wenn die Erwerbsfähigkeit voraussichtlich über die 13. Woche hinaus beschränkt sein wird, von der Krankenkasse dem Träger der Unfallversicherung binnen drei Tagen anzuzeigen. Nach Ablauf von 3 Wochen seit dem Unfall ist die Anzeige bei fortdauernder Krankheit jedenfalls bis zum Ende der 4. Woche zu erstatten. Bei Krankheit, die ein Unfall herbeigeführt hat, kann der Träger der Unfallversicherung das Heilverfahren übernehmen. Er hat in diesem Falle für die Dauer des Heilverfahrens oder bis zum Ablauf der 13. Woche nach dem Unfall dem Kranken das zu gewähren, was diesem seine Krankenkasse zu leisten hätte.

Der Träger der Unfallversicherung kann die Erfüllung seiner Pflichten gegen den Verletzten und dessen Angehörige der letzten Krankenkasse des Verletzten über die 13. Woche nach dem Unfall hinaus bis zum Ende des Heilverfahrens in dem Umfange übertragen, den er für geboten hält. Er hat ihr die daraus erwachsenden Kosten in dem gesetzlichen Umfange zu erstatten.

Bei Streit zwischen Krankenkasse und Träger der Unfallversicherung entscheidet das Versicherungsamt (vgl. auch §§ 1513, 1514, 1524 RVO.). Durch § 558, 1 der RVO., welcher die Berufsgenossenschaften als Träger der Unfallversicherung verpflichtet, vom Beginn der 14. Woche nach dem Unfall alle zur erfolgreichen Durchführung der ärztlichen Behandlung nötigen Hilfsmittel zu gewähren, ist der Anspruch der Verletzten bei Verletzungen im Munde auf alle Hilfsmittel der Zahnheilkunde und Zahntechnik begründet. Außer diesen Leistungen steht dem Versicherten nach Absatz 2 desselben Paragraphen für die Dauer der Erwerbsunfähigkeit eine Rente zu. Hierbei ist es naturgemäß leichter zu entscheiden, ob völlige Erwerbsunfähigkeit besteht, als die Höhe der teilweisen Erwerbsunfähigkeit festzusetzen. In Frage kommen selbstverständlich nur die Unfälle, welche bei einem Betriebe, nicht außerhalb desselben, eingetreten sind. Die Gesundheitsstörung muß nicht notwendig allein durch den Unfall selbst verursacht sein, sie braucht nur in ursächlichem Zusammenhange mit der Schädigung zu stehen. Eine Körperverletzung im Sinne der Unfallversicherung „ist jede durch einen Unfall herbeigeführte Störung des ordnungsmäßigen Körper- oder Geisteszustandes"[1]).

Während die Berufsgenossenschaften und in letzter Instanz das Reichsversicherungsamt festsetzen, was einem Betriebsunfall zuzurechnen ist, ist es Sache des Arztes zu bestimmen:

---

[1]) Vgl. Rumpf, Soziale Medizin, Leipzig 1908. Verlag von Georg Thieme.

1. Welche Verletzung oder Erkrankung vorliegt oder vorlag;
2. Ob diese Verletzung oder Erkrankung oder der Todesfall als eine plötzliche Erkrankung mit ihren Folgen aufgetreten ist, oder als eine Verschlimmerung eines älteren Leidens aufgefaßt werden muß;
3. ob die Verletzung, Erkrankung oder der Tod
   a) in einem ursächlichen Zusammenhange mit einem Ereignis beim Betriebe steht oder
   b) zufällig bei der Arbeit aufgetreten ist (Rumpf l. c.).

Während die Berufsgenossenschaften bei Unfällen auf Grund ärztlicher Atteste etwa erforderlichen Zahnersatz oder andere zahnärztliche Hilfsmittel meist anstandslos bewilligen, sträuben sie sich häufig dagegen, einen Rentenanspruch anzuerkennen bei Verletzungen der Zähne und der Kiefer. Wie bereits ausgeführt, hat ein „Unfallverletzter Anspruch auf die beste zur Zeit seines Unfalls bekannte Art des Ersatzes"[1]. Damit ist ausgesprochen, daß die Berufsgenossenschaften die Verpflichtung haben, wenn es die Zahn- und Mundverhältnisse der Verletzten erfordern oder wünschenswert erscheinen lassen, ihnen in besonderen Fällen auch die teuerste Art des Ersatzes, d. h. Ersatzstücke in Gold, sowie Kronen und Brückenarbeiten, zu bewilligen. Natürlich darf ein Unfallverletzter nicht in jedem Falle verlangen, daß er Arbeiten in Gold erhält. Wo nach dem Standpunkt der zahnärztlichen Wissenschaft auch für jeden anderen Menschen Kautschukarbeiten angebracht sind oder für lange Zeit Aussicht auf Erfolg bieten, wird auch die Berufsgenossenschaft nicht gezwungen sein, über das Maß des Nötigen hinauszugehen. Die Berufsgenossenschaften werden in ihrem eigenen Interesse nur das beste Material verwenden lassen, um Reparaturen an den Ersatzstücken oder Neuanfertigungen nach Möglichkeit zu vermeiden.

Vom Verletzten wird man nicht verlangen können, daß er sich beispielsweise behufs Herstellung eines Plattenersatzes Zahnwurzeln entfernen läßt, welche, besonders wenn es sich um einen teilweisen Ersatz der Vorderzähne handelt, als Träger von Kronen- und Brückenarbeiten in Betracht kämen.

Zerstörung eines künstlichen Gebisses bei der Betriebsarbeit. (Grundsätzliche Entscheidung.) Eine gesetzliche Pflicht der Berufsgenossenschaften zum Ersatze des Schadens, der durch die Zerstörung eines künstlichen Gebisses bei der Betriebsarbeit verursacht ist, besteht nicht. Dem Kläger, einem Schneidemüller, flog bei der Arbeit im Sägewerk ein Stück Holz in das Gesicht und zerstörte sein künstliches Gebiß. Das Reichs-

---

[1] Vgl. auch Williger, Zähne und Trauma. Verlag von Georg Thieme, Leipzig 1911.

versicherungsamt ist der Auffassung des Schiedsgerichts, daß dem Kläger ein Anspruch auf Ersatz des zerbrochenen Gebisses gegenüber der Berufsgenossenschaft nicht zustehe, in der Entscheidung vom 12. Juli 1913 (I a 8492/12) mit folgender Begründung beigetreten:
Nach dem Gesetze haften die Berufsgenossenschaften nur für Unfälle, die über die 13. Woche nach dem Eintritt des Unfalls hinaus die körperliche oder geistige Gesundheit des Versicherten schädigen (zu vergleichen Handbuch der Unfallversicherung 3. Auflage Band I, S. 69, Anmerkung 26 zu § 1 und S. 249, Anmerkung 1 zu § 8 des Gewerbe-Unfallversicherungsgesetzes). Auf andere Beschädigungen, die ein Arbeiter bei dem Betriebe erleidet, erstreckt sich die Unfallversicherung nicht. Dies ergibt sich auch daraus, daß das Gesetz nur für die Fälle der ,,Verletzung", der Körperverletzung einschließlich der Schädigung der geistigen Gesundheit und der Tötung, einen Schadenersatz zubilligt und demgemäß die Art der Entschädigung dahin regelt, daß freie ärztliche Behandlung, Arznei und sonstige Heilmittel, gewisse die Folgen der Verletzungen erleichternde Hilfsmittel und im gegebenen Falle eine Rente zu gewähren sind (§ 9 Abs. 1, Ziffer 1 und 2 des Gewerbe-Unfall-Versicherungsgesetzes, § 558 der RVO.). Einen weiteren Schadenersatz, insbesondere den Ersatz eines Sachschadens, kennt das Gesetz nicht. Im vorliegenden Falle handelt es sich aber nicht um einen Schaden, der dem Körper des Klägers zugefügt worden ist, sondern ausschließlich um die Beschädigung einer nicht zum Körper gehörenden Sache, nämlich des künstlichen Gebisses, das auch nicht etwa um deswillen als Teil des menschlichen Körpers anzusehen ist, weil es ohne die Zugehörigkeit zu ihm seinen Zweck überhaupt verlieren würde.

Nach § 586 RVO. steht den Genossenschaften schon vor Ablauf der 13. Woche nach dem Unfall die Berechtigung zu, ein Heilverfahren eintreten zu lassen, um die Folgen des Unfalls zu beseitigen oder zu mildern. Dieses ist bei Frakturen der Kiefer, bei denen möglichst frühzeitige Reposition und Fixierung der Bruchteile erforderlich ist, von großer Wichtigkeit. Durch Hinzuziehung eines zahnärztlichen Sachverständigen bald nach dem Unfall können spätere Komplikationen leicht vermieden werden.

Die Verletzungen der Zähne und der Kiefer, welche oft zu größeren Eingriffen (Auskratzungen infolge Nekrosenbildung usw.) führen, ehe an einen sachgemäßen Ersatz fehlender Zähne bzw. Verschluß der Defekte gedacht werden kann, werden vielfach in ihrer Wirkung auf den Gesamtorganismus unterschätzt. Es besteht daher in solchen Fällen häufig ein Mißtrauen gegen die Berechtigung des Verletzten auf Bezug einer Rente oder gegen die Höhe derselben. Bei den Fragen der Berechtigung für eine Rente muß zunächst erörtert werden, ob durch den Mangel an Zähnen überhaupt eine Erwerbsunfähigkeit im Sinne der RVO. herbeigeführt werden kann, und zwar dadurch, daß der Verletzte infolge Fehlens von Zähnen in seinem Erwerb direkt geschädigt wird, oder ob infolge von Verletzungen der Kiefer, der Zähne und der Weichteile des Mundes, zeitweise oder dauernde Störungen der Gesundheit und infolgedessen auch der Erwerbsfähigkeit zurückgeblieben sind. Für eine Reihe von Berufen (Artisten, Schauspieler, Sänger, Glasbläser u. a.) ist ein volles Gebiß, insbesondere gute Schneidezähne, Vorbedingung, so daß bei dem Mangel dieser nicht nur Berufsstörungen eintreten können, sondern auch dauernde Stellungslosigkeit, bzw. die Unfähigkeit, einen derartigen beabsichtigten Beruf zu ergreifen. Mit Recht führt Williger an, daß das jugendliche weibliche Geschlecht auch in den Aussichten für eine Heirat in solchen Fällen beeinträchtigt ist.

Was die zeitweise oder dauernde Gesundheitsstörung betrifft, so ist nicht nur an die durch den Mangel an Backenzähnen behinderte Kautätigkeit zu denken, welche zu Magenerkrankungen und Verdauungsstörungen führen kann, sondern auch an die vielen neuralgischen Beschwerden infolge komplizierter Zahn- oder Kieferfrakturen. Gerade weil bei allen Störungen im Nervengebiete die Diagnose schwer ist, wird es für die Feststellung der Rentenberechtigung ungemein auf den Befund in der Mundhöhle (Zurückbleiben von Zahnwurzeln, Sequesterbildung) ankommen, wobei die neueren Hilfsmittel, wie Röntgenaufnahmen und elektrischer Strom, wesentliche Dienste leisten. Es erscheint also zweifellos, daß die Verletzungen der Kiefer und der Zähne einen Rentenanspruch rechtfertigen, nur entsteht die weitere Frage, wie die Höhe der Rente zu bemessen ist. Das ist bei Verletzungen an anderen Körperteilen leichter zu sagen, als bei Verletzungen an den Zähnen, wenn sie nicht von vornherein so umfangreich sind, daß die Entscheidung leicht ist.

Die Angaben der Patienten sind ungemein schwer nachzuprüfen, weil die verschiedensten Arten der Schmerzempfindung im Munde und an den Zähnen möglich sind. Ebenso schwer ist der Nachweis einer gehinderten Kautätigkeit, weil die Simulation hier eine große Rolle spielt; Unfallverletzte neigen leicht dazu, ihre Beschwerden zu übertreiben, um eine möglichst hohe Rente zu erzielen. Da wissentlich unrichtige Angaben über körperliches Befinden bei der Unfallversicherung eine große Rolle spielen, so ist die Frage der Simulation berechtigt, und ist dieses bei der Aufstellung eines Gutachtens besonders zu berücksichtigen. Am meisten achtzugeben hat man bei Unfallverletzten, die bereits länger Rente beziehen und schon viele ärztliche Untersuchungen hinter sich haben. Es werden zur Entlarvung von Simulanten mitunter die höchsten Anforderungen an ärztliches Wissen und Kombinationsgabe gestellt.

Auf Grund des § 606 RVO. können die Berufsgenossenschaften, wenn von ihnen ein Heilverfahren bewilligt worden ist, verlangen, daß der Verletzte sich den notwendigen ärztlichen Maßnahmen fügt, wenn es sich um keine gefährliche Operation handelt. Der § 606 lautet: Hat der Verletzte eine Anordnung, die das Heilverfahren betrifft, ohne gesetzlichen oder sonst triftigen Grund nicht befolgt und wird dadurch seine Erwerbsfähigkeit ungünstig beeinflußt, so kann ihm der Schadenersatz auf Zeit ganz oder teilweise versagt werden, wenn er auf diese Folge hingewiesen worden ist.

Als Beispiel hierfür folgendes: Einem Arbeiter war im Jahre 1911 ein Stück Eisen gegen den Mund gefallen. Es waren ihm einige Zähne ausgeschlagen worden; er erhielt kostenlosen Ersatz und eine kleine Rente. Bei der nach einigen Monaten erfolgten ärztlichen Nachuntersuchung zeigte sich eine Eiterung am Unterkiefer, entsprechend der Alveole des ausgeschlagenen unteren kleinen Schneidezahnes. Er wurde zur spezialistischen Behandlung überwiesen, weigerte sich aber, die notwendige Auskratzung des Kiefers und Nachbehandlung vornehmen zu lassen. Erst nachdem die Berufsgenossenschaft ihm mit Entziehung der Rente gedroht hatte, ließ er den operativen Eingriff vornehmen, durch welchen nach kurzer Behandlung die Eiterung beseitigt war.

Beispiel für Renten-Bestimmung:
Zahnverlust durch Hufschlag.
Gutachten.
Das Reichs-Versicherungsamt.
Abteilung für Unfallversicherung.

In der Unfallversicherungssache des Bierfahrers S. gegen die Brauerei- und Mälzerei-Genossenschaft.

Das Gutachten wird darüber erbeten:
1. In welchem Zustande sich die Kiefer und das Gebiß des Klägers jetzt befinden, insbesondere welche Zähne ganz oder teilweise fehlen.
2. Ob es wahrscheinlich ist, daß der Unfall vom 1. Juni 1909 nicht nur eine — vorübergehende oder dauernde — Lockerung von Zähnen des Unterkiefers, sondern auch das Herausbrechen von sechs Zähnen des Oberkiefers verursacht hat, wie der Kläger,

Gesetzgebung und Zahnheilkunde. 81

durch Zeugenaussagen wenigstens teilweise unterstützt, neuerdings behauptet; ob sich insbesondere jetzt noch feststellen läßt, zu welcher Zeit der Kläger diese sechs Zähne verloren hat, und ob es sich um einen Verlust infolge Gewalteinwirkung von außen (Hufschlag eines Pferdes) handelt.

3. Inwiefern und in welchem Grade — in Prozenten der völligen Erwerbsunfähigkeit ausgedrückt — der Kläger durch Schaden an den Kiefern und am Gebiß
 a) soweit Folgen des Unfalles vom 1. Juni 1909 vorliegen,
 b) überhaupt in seiner Erwerbsfähigkeit beeinträchtigt wird.

Am 27. Februar 1911, nachmittags 5 Uhr, erscheint auf Vorladung der Arbeiter August S.

Er gibt an, 42 Jahre alt und verheiratet zu sein; er habe drei Kinder von 10, 13 und 16 Jahren. Seine Frau und Kinder seien gesund; er selbst leide an Kopfschmerzen und Schwindel, sowie an Schmerzen im Zahnfleisch im Oberkiefer und an Verdauungsstörungen. Beim Kauen täten ihm die oberen linken Zähne weh. Seit einem halben Jahre leide er nicht mehr an Erbrechen. Die Verdauungsstörungen führt er auf den Mangel an Zähnen zurück. Den Verlust derselben und die übrigen Beschwerden schreibe er seinem Unfalle zu, den er am 1. Juni 1909 im Betriebe einer Brauerei erlitten habe. In bezug auf die Zahl der ihm ausgeschlagenen Zähne macht er schwankende Angaben und motiviert dies damit, daß sein Gedächtnis durch den Unfall gelitten habe; er meint, daß ihm fünf bis sechs Zähne ausgeschlagen seien, und zwar vier obere und zwei untere.

Die Untersuchung im Munde ergibt:

Im Unterkiefer sind 15 eigene Zähne vorhanden und die Lücke des ersten unteren rechten Backenzahnes. Im Oberkiefer sind neun eigene Zähne vorhanden und die Wurzel des zweiten rechten Bikuspis, sowie eine solche, mit Zahnfleisch überwachsen, des ersten linken Bikuspis; außerdem sind die Lücken des ersten oberen rechten Bikuspis, sowie des zweiten rechten Molaren und die Lücken der zwei linken Molaren vorhanden. Die vorhandenen 24 Zähne sind im festen gesunden Zustande, und nur einzelne weisen kariöse Merkmale auf, welche jedoch keine Fäulnisherde bilden, sondern das Bild der „Caries sicca" darstellen, eines Zustandes, in welchem zwar ein Defekt des Zahnbeines, jedoch ohne tiefgehende Zerstörung und mit eingetretener Vernarbung vorhanden ist. Die weitere Untersuchung des Mundes ergibt eine starke Schwellung des Alveolarrandes im Bereiche der linken oberen kleinen Backenzähne, Schneidezähne und des linken oberen Eckzahnes, sowie starke Entzündung des Zahnfleisches.

Der pp. S. gibt an, daß nach dem Unfall die oberen und unteren Zähne locker und erst allmählich wieder fest geworden seien.

Nunmehr wurde zu einer Perkussion der Zähne geschritten. S. gab an, daß ihm beim Klopfen die oberen linken Schneidezähne und der obere linke Eckzahn, sowie der zweite obere linke kleine Backenzahn, weh täten. Um die Richtigkeit dieser Angaben zu prüfen, unternahm ich eine Untersuchung der Zähne mit der elektrischen Sonde (Prof. Schröder), und es stellte sich unzweifelhaft heraus, daß die Angaben des S. in dieser Beziehung durchaus richtig sind. Diese Sondenuntersuchung, welche eine Errungenschaft der Neuzeit ist, ermöglicht nämlich festzustellen, ob der Nerv eines Zahnes lebt oder, wie bei dem Kläger, an einigen Zähnen abgestorben ist; ist er abgestorben, so handelt es sich in vielen Fällen um einen krankhaften Prozeß der Wurzel, welcher häufig in latenter Weise eine ganze Reihe von Krankheitssymptomen zeitigt. Die Untersuchung bei dem pp. S. mit der Sonde hat den äußeren Befund der Entzündung bestätigt und das Krankheitsbild klargelegt. Es ist aber auch nach der Untersuchung anzunehmen, daß tatsächlich die Ursache der Erkrankung nicht länger als ein bis zwei Jahre zurückliegt, weil sich sonst voraussichtlich schon größere krankhafte Prozesse gebildet hätten, die eine leichtere Diagnose ermöglichten. Denn derartige Erkrankungen der Zähne des Oberkiefers führen in vorgeschrittenen Fällen zu Entzündungen der Oberkiefer- und Nasenhöhle, und nicht selten kommt es vor, daß die richtige Diagnose erst gestellt wird, wenn eine Naseneiterung das Bild einer Oberkieferhöhleneiterung vervollständigt. In dieser Gefahr schwebt aber der Mann nach meiner Untersuchung auch jetzt, und es wäre dringend zu raten, daß derselbe in Behandlung tritt. Mit diesen Affektionen sind, wie bemerkt, eine ganze Reihe von Krankheitssymptomen verbunden, welche sich meist auf dem Wege der Nervenbahn bemerkbar machen und den von dem pp. S. angegebenen Symptomen entsprechen. Es ist also durchaus zu glauben, daß der Kläger an Kopfschmerzen und Schwindel leidet und in seiner vollen Erwerbstätigkeit gehindert ist. Ich muß es auch als wahrscheinlich annehmen, daß der Unfall vom 1. Juni 1909 nicht nur eine vorübergehende oder dauernde Lockerung von Zähnen des Unterkiefers, sondern auch das Herausbrechen von fünf bis sechs Zähnen des Unter- und Oberkiefers verursacht hat; allerdings läßt sich mit Bestimmtheit nicht feststellen, zu welcher Zeit der Kläger die oberen Zähne verloren hat; wohl aber ist mit Bestimmtheit anzunehmen, daß eine äußere Gewalt den jetzigen krankhaften Zustand der Zähne und des Zahnfleisches verursacht hat. Der Kläger ist also, wenn man den Unfall vom Jahre 1909 als Ursache annimmt, in bezug auf seine Zähne und auch auf seine Kautätigkeit doppelt geschädigt; denn einmal hat er den Verlust mehrerer eigener Zähne zu beklagen, dann aber sind andere Zähne durch den Unfall erkrankt und müssen voraussichtlich sogar auch zur Vermeidung weiterer Komplikationen entfernt werden, wenigstens dürfte dies für zwei Zähne (oberer linker kleiner Schneidezahn und obere linke Wurzel des ersten Bikuspis) zutreffen, über denen eine Schwellung vorhanden ist. Durch den mangelhaften Zustand seines Gebisses ist der Kläger aber auch an der normalen Kaufähigkeit gehindert, und es ist ihm zu glauben, daß er an Verdauungsstörungen leidet.

Ich bemerke noch, daß das Aussehen des Klägers zur Zeit meiner Untersuchung, die blasse Gesichtsfarbe und die Art seiner Unterhaltung, darauf schließen lassen, daß er nicht im Vollbesitz seiner Gesundheit ist. Um Irrtümer zu vermeiden, habe ich mich auch von ihm anhauchen lassen und festgestellt, daß nicht etwa der Genuß von Alkohol sein krankhaftes Aussehen verursacht hat. — Ich bin daher der Meinung, daß der Kläger, wenn er durch sachgemäße Behandlung der erkrankten Zähne geheilt ist und einen Ersatz der fehlenden Zähne erhalten hat, immer noch 20% seiner normalen Erwerbsfähigkeit einbüßt. Zur Zeit ist er sicherlich bedeutend in seiner Erwerbstätigkeit behindert, da er nur leichte Arbeiten übernehmen kann. Ich schätze den Verlust seiner jetzigen Erwerbsfähigkeit auf 40%.

8. Der Zahnarzt und sein Personal.

Bei Erörterung dieser Frage kommen in Betracht:
1. Engagement von Personal;
2. Verhalten und Tätigkeit des Personals während der Dienstzeit, Krankheit;
3. Austritt,
   a) freiwilliger,
   b) infolge von Krankheit, infolge Kündigung des Chefs.

Unter Personal des Zahnarztes sind zu verstehen: Assistenten oder Mitarbeiter (approbierte Zahnärzte), Techniker, Lehrlinge der Zahntechnik, Empfangsdamen, Hilfsfräulein, Aufwärterinnen, Dienstboten.

Für jedes Engagement von Personal ist die schriftliche Form (Vertrag) zu empfehlen. Erforderlich ist die Schriftlichkeit für Verträge mit Angestellten und auch mit Lehrlingen nicht. Wichtig ist aber unter allen Umständen die Fixierung oder mündliche einwandsfreie Verabredung (in Gegenwart eines Zeugen) der Kündigungszeit.

Die Gewerbeordnung und das Handelsgesetzbuch finden bezüglich des Dienstverhältnisses auf das technische und Hilfspersonal im allgemeinen keine Anwendung. Besondere Lehrlingsverträge für die zahnärztliche Praxis gibt es nicht. Falls beim Engagement von Lehrlingen die sonst üblichen Formulare für Lehrlingsverträge verwendet werden, so treten für die einseitige Auflösung des Lehrvertrages vor Beendigung der Lehrzeit folgende Paragraphen der RGO. in Kraft, sofern der Vertrag mit derartigen Paragraphen von beiden Parteien unterzeichnet ist: §§ 123, 124, 127a, 127b, 127d, 127e. Im übrigen gelten nur die Bestimmungen des BGB. über den Dienstvertrag. Dies ist namentlich für die Kündigung maßgebend. Diese ist, wenn nicht anders vereinbart, bei monatlicher Gehaltszahlung spätestens am 15. Monatstage zum Schluß des Monats zu erklären und zwar nach § 621, 3 BGB., welcher folgendermaßen lautet: „Ist die Vergütung nach Monaten bemessen, so ist die Kündigung nur für den Schluß eines Kalendermonats zulässig; sie hat spätestens am 15. des Monates zu erfolgen.

Höhere Angestellte mit festen Bezügen, approbierte Assistenten und Vertreter, haben, wenn keine andere Vereinbarung vorliegt, Anspruch auf die sechswöchige Kündigung vor dem Quartalsersten, und zwar auch dann, wenn sie monatlich oder in kürzeren Fristen Gehalt beziehen. Hierfür ist maßgebend § 622 BGB., welcher lautet:

„Das Dienstverhältnis der mit festen Bezügen zur Leistung von Diensten höherer Art Angestellten, deren Erwerbstätigkeit durch das Dienstverhältnis vollständig oder hauptsächlich in Anspruch genommen wird, insbesondere der Lehrer, Erzieher, Privatbeamten, Gesellschafterinnen, kann nur für den Schluß eines Kalendervierteljahres und nur unter Einhaltung einer Kündigungsfrist von sechs Wochen gekündigt werden, auch wenn die Vergütung nach kürzeren Zeitabschnitten als Vierteljahren bemessen ist. Diese Bestimmung tritt aber nur mangels einer Vereinbarung in Geltung."

Aus „wichtigen Gründen" kann jederzeit von beiden Seiten ohne Einhaltung einer Frist gekündigt werden, z. B. wegen Beleidigung erheblicher Art; gegen Angestellte wegen Unredlichkeit, Dienstverweigerung, grober Nachlässigkeit, Trunksucht, Verletzung des Berufsgeheimnisses (vgl. § 300 StGB.). (Dieses haben auch die Angestellten des Zahnarztes zu wahren; sie sind also zweckmäßigerweise darauf beim Eintritt hinzuweisen.) Gegen den Zahnarzt als Prinzipal kann ohne Frist gekündigt werden, z. B. wegen Nichtzahlung des Gehalts, unlauteren Geschäftsgebahrens, gesundheitsschädlicher Arbeitsräume. Was wichtig genug ist, hat im Einzelfalle das Gericht zu entscheiden. Hierzu lautet § 626 BGB. folgendermaßen:

„Das Dienstverhältnis kann von jedem Teile ohne Einhaltung einer Kündigungsfrist gekündigt werden, wenn ein wichtiger Grund vorliegt."

Wenn höhere Angestellte, also approbierte Assistenten oder Vertreter, unentgeltlich tätig sind, finden die gesetzlichen Bestimmungen des BGB. über Auftrag Anwendung (BGB. § 662ff.). Ein unentgeltlich übernommener Auftrag ist jederzeit beiderseits frei widerruflich. Doch muß die Kündigung so rechtzeitig erklärt werden, daß der andere Teil sich noch vor Schaden schützen kann. Hierfür kommt in Betracht § 671 BGB., welcher lautet:

„Der Auftrag kann von dem Auftraggeber jederzeit widerrufen, von dem Beauftragten jederzeit gekündigt werden.

Der Beauftragte darf nur in der Art kündigen, daß der Auftraggeber für die Besorgung des Geschäfts anderweit Fürsorge treffen kann, es sei denn, daß ein wichtiger Grund für die unzeitige Kündigung vorliegt. Kündigt er ohne solchen Grund zur Unzeit, so hat er dem Auftraggeber den daraus entstehenden Schaden zu ersetzen.

Liegt ein wichtiger Grund vor, so ist der Beauftragte zur Kündigung auch dann berechtigt, wenn er auf das Kündigungsrecht verzichtet hat."

Wie schon bemerkt, ist die Schriftlichkeit für Verträge mit Angestellten, auch mit Lehrlingen, nicht erforderlich. Die Vorschrift des § 126b RGO., daß der Lehrvertrag schriftlich sein muß, gilt nur für gewerbliche Lehrlinge. Der Lehrling des Zahnarztes ist aber nicht gewerblich beschäftigt, sondern in einem Nebenzweige der Heilkunde.

In Krankheitsfällen hat der Vertreter oder der Angestellte des Zahnarztes keinen gesetzlichen Anspruch auf Fortsetzung des Gehaltes, sondern die Krankheitszeit kann ihm vom Gehalte abgezogen werden, außer wenn es sich nur um kurze Verhinderung der Dienste „während einer verhältnismäßig nicht erheblichen Zeit" ohne sein Verschulden handelt. Über eine Woche hinaus ist der Zahnarzt jedenfalls zur Gehaltszahlung nicht gesetzlich verpflichtet. Hierzu lautet § 616 BGB. wie folgt:

„Der zur Dienstleistung Verpflichtete wird des Anspruchs auf die Vergütung nicht dadurch verlustig, daß er für eine verhältnismäßig nicht erhebliche Zeit durch einen in seiner Person liegenden Grund ohne sein Verschulden an der Dienstleistung verhindert wird. Er muß sich jedoch den Betrag anrechnen lassen, welcher ihm für die Zeit der Verhinderung aus einer auf Grund gesetzlicher Verpflichtung bestehenden Kranken- oder Unfallversicherung zukommt."

Es ist also bei Erkrankung eines approbierten Vertreters der Vertrag als gelöst zu betrachten, wenn die Erkrankung nicht eine nur vorübergehende ist. Eine Stellvertretung des Vertreters braucht nicht angenommen, sondern kann von dem Auftraggeber abgelehnt werden.

Der Angestellte hat Anspruch auf ein Zeugnis über Art und Dauer seiner Beschäftigung. Auf Führung und Leistungen ist das Zeugnis zu erstrecken, wenn der Angestellte es verlangt. Wahrheitswidrige Zeugnisse müssen auf Klage berichtigt, unvollständige müssen gemäß Urteil ergänzt werden.

Die Zeugnisse sind stempelfrei.

§ 630 BGB. lautet:

„Bei der Beendigung eines dauernden Dienstverhältnisses kann der Verpflichtete von dem anderen Teile ein schriftliches Zeugnis über das Dienstverhältnis und dessen Dauer fordern. Das Zeugnis ist auf Verlangen auf die Leistungen und die Führung im Dienste zu erstrecken."

Die Gehaltszahlung braucht bei sämtlichen Angestellten erst postnumerando zu geschehen.

Weitere Folgen aus dem nicht gewerblichen Charakter der Beschäftigung von Zahnarztangestellten sind:

a) Sie gehören mit ihren Gehaltsklagen und ihren sonstigen Ansprüchen aus dem Dienstverhältnis nicht vor die Gewerbegerichte oder Kaufmannsgerichte, sondern vor die Amtsgerichte oder bei mehr als 3000 Mark Forderung vor die Landgerichte (vgl. Zahnärztliche Rundschau 1907, Nr. 11:

Urteile des Landgerichtes Frankfurt a. M. und des Gewerbegerichtes Bromberg).

b) Sie unterliegen nach verschiedenen Entscheidungen nicht den Vorschriften über Fortbildungsschulzwang[1]). Vgl. Urteile des Amtsgerichtes Berlin-Mitte vom 22 Juni 1906, Abt. 141 (Berliner zahnärztliche Halbmonatsschrift 1907, Nr. 3) und des Schöffengerichtes in Wiesbaden (Zahnärztliche Rundschau 1917, Nr. 32).

Hierzu ist aber folgendes zu bemerken: Das Kammergericht hat sich in einem Urteil vom 3. November 1913 auf den Standpunkt gestellt, daß Lehrlinge der Zahntechniker fortschulbildungspflichtig sind, wenn ihre Beschäftigung und Ausbildung im wesentlichen technischer Art ist. Damit ist die Frage bezüglich der Lehrlinge bei Zahnärzten aber noch nicht geklärt, und es wird erst endgültige Regelung der Angelegenheit stattfinden können, wenn das Reichsgericht gesprochen hat, oder durch das zu erwartende „Reichsgesetz über die Berufsschule" auch die Frage der Fortbildungsschulpflicht der Lehrlinge der Zahnärzte geklärt ist.

Die Direktoren der gewerblichen Fortbildungsschule beziehen vielfach das angeführte Urteil des Kammergerichtes ohne weiteres auch auf die Lehrlinge der approbierten Zahnärzte. Dr. med. Kehr (Düsseldorf) ist derselben Meinung. Der Verfasser dieser Arbeit teilt diese Ansicht nicht. (Vgl. D. Z. W. 1919, Nr. 38, D. Z. W 1920, Nr. 9, zahnärztliche Rundschau 1920, Nr. 28, Zahnärztliche Mitteilungen 1920, Nr. 31.)

c) Die Vorschriften über Sonntagsruhe gelten nur für diejenigen Zahnärzte, in deren Laboratorium für andere Zahnärzte Technik gearbeitet wird, nicht aber für die Fälle, in denen der Zahnarzt seine für die eigene Praxis notwendige Technik herstellen läßt. Sonntagsarbeit ist jedenfalls dann zulässig, wenn sie mit der Heilkunde untrennbar verbunden ist, und auch dann, wenn es sich um dringende Fälle handelt. Vgl. Urteil des Amtsger. Dresden von 1905 (Zahnärztliche Rundschau 1905, Nr. 17).

d) Die Techniker des Zahnarztes sind nicht Gewerbegehilfen. Die §§ 120ff. RGO. bezüglich des Bestimmungsrechtes der Behörden bei gewerblichen Unternehmungen, sowie § 133a RGO. bezüglich der Kündigung und § 133f RGO. bezüglich der Beschäftigungsfreiheit der Angestellten nach Beendigung des Dienstverhältnisses,

---

[1]) In den allgemeinen Formularen für Lehrlingsverträge ist dem Lehrherrn die Verpflichtung auferlegt, dem Lehrling die zum Besuche der Fortbildungsschule, bzw. Fachschule, erforderliche Zeit freizugeben. Wer dies nicht will, benutzt derartige Formulare am besten überhaupt nicht.

sind nicht für sie anwendbar. Urteil des Amtsgerichts in Hamburg (Zahnärztliche Rundschau 1905, Nr. 17).

e) Dasselbe gilt von Empfangsdamen, Bureaubeamtinnen, Privatsekretärinnen des Zahnarztes.

Bezüglich der Versicherungspflicht nach RVO. ist folgendes zu sagen:

a) Krankenversicherung: Nach § 165 RVO. sind alle Gehilfen, Gesellen, Lehrlinge, also auch die bei Zahnärzten, versicherungspflichtig. Lehrlinge auch dann, wenn sie unentgeltlich beschäftigt werden. Voraussetzung der Versicherung für die Bezeichneten, mit Ausnahme der Lehrlinge, ist also, daß sie gegen Entgelt beschäftigt werden, und daß ihr regelmäßiger Jahresverdienst nicht 15 000 Mark übersteigt.

§ 160 RVO. lautet: ,,Zum Entgelt im Sinne dieses Gesetzes gehören neben Gehalt oder Lohn auch Gewinnanteile, Sach- und andere Bezüge, die der Versicherte, wenn auch nur gewohnheitsmäßig, statt des Gehaltes oder Lohnes oder neben ihm, von dem Arbeitgeber oder einem Dritten erhält . . .''

Nach § 381 RVO. haben die Versicherungspflichtigen zwei Drittel, ihre Arbeitgeber ein Drittel der Beträge zu zahlen.

b) Unfallversicherung. Diese findet auf zahnärztliche Betriebe und Laboratorium keine Anwendung (RVO. 537).

Bereits nach dem früheren Unfallgesetze hatte ich einen derartigen Bescheid des Reichsversicherungsamtes herbeigeführt, der in meinem Werke ,,Rechte, Pflichten und Kunstfehler'', S. 396, (Berlinische Verlagsanstalt), veröffentlicht ist.

Wenn aber kleine Dampfkessel oder von elementarer Kraft bewegte Triebwerke im Betriebe des Zahnarztes nicht bloß vorübergehend Verwendung finden, so ist ein solcher Betrieb nach der Reichsversicherungsordnung unfallversicherungspflichtig, weil er (nach § 538, Nr. 3) als ,,Fabrik'' gilt, und weil Fabriken (nach § 537, Nr. 2) immer der Unfallversicherung unterworfen sind.

Dies trifft also wiederum zu auf die Laboratorien von Zahnärzten, welche die Technik von Kollegen herstellen.

c) Invaliden- und Hinterbliebenenversicherung. Hier sind alle Arbeiter, Gehilfen, Gesellen, Lehrlinge, Dienstboten, die gegen Entgelt beschäftigt werden, vom vollendeten 16. Lebensjahre an versichert (RVO. 1226, 1). Betriebsbeamte, Werkmeister und andere Angestellte in ähnlich gehobener Stellung sind versicherungsfrei, wenn ihr regelmäßiger Jahresarbeitsverdienst 2000 Mark übersteigt (RVO. § 1226, 2). Diese Bestimmungen beziehen sich selbstverständlich auch auf weibliches Personal. Wer nur freien Unterhalt bezieht, ist versicherungsfrei (RVO. §§ 1226, 1227). Ein Hilfsfräulein eines Zahnarztes ist also nach § 1226, 1 RVO. versicherungspflichtig, unter Anwendung der

Nr. 2 dieses Paragraphen ist sie frei, aber nur bei einem Einkommen von mehr als 2000 Mark.

Auf ihren Antrag werden von der Versicherung befreit: die während oder nach der Zeit eines Hochschulunterrichtes zur Ausbildung in ihrem künftigen Beruf Beschäftigten (Kandidaten). (RVO. § 1238).

Die Arbeitgeber und Versicherten entrichten für jede Beitragswoche laufende Beiträge zu gleichen Teilen. Die Beitragswoche beginnt mit Montag (RVO. § 1387).

Die Versicherungspflicht nach dem Gesetz vom 20. Dezember 1911 (Versicherungsgesetz für Angestellte) hat für den Zahnarzt folgende Beziehungen:

Angestellte von Zahnärzten sind nach diesem seit dem Jahre 1913 in Kraft getretenen Gesetze dem Versicherungszwange unterworfen, wenn sie in leitender Stellung, in gehobener oder höherer Stellung oder Bureauangestellte sind, die nicht nur niedere oder mechanische Dienste verrichten (§ 1). Daher sind Privatsekretäre, Hausdamen, Korrespondentinnen nach § 1226, 2 mit einem Gehalt unter 2000 Mark, neben der Invalidenversicherung auch hierfür versicherungspflichtig, nicht aber Angestellte, die nur abschreiben oder nur nach Diktat schreiben. Es ist also für die Versicherungspflicht Selbständigkeit der betreffenden Person maßgebend.

Empfangsfräulein (Hilfsfräulein) sind nicht versicherungspflichtig, auch dann nicht, wenn sie Patienten in die Bücher eintragen (vgl. Korrespondenzblatt 1916, Heft 3, 4). Ebensowenig sind Zahntechniker versicherungspflichtig, wenn sie nicht eine gehobene selbständige Stellung haben, wie z. B. als Materialienverwalter der gesamten Gold- und Zahnvorräte, falls sie hierbei nicht durch den Zahnarzt kontrolliert werden.

In den amtlichen Nachrichten der Reichsversicherungsanstalt für Angestellte und der Spruchbehörden der Angestelltenversicherung, 5. Jahrg. 1917, S. 49, heißt es:

Grundsätzliche Entscheidung des Oberschiedsgerichts für Angestelltenversicherung Nr. 181:

Ein Zahntechniker, der lediglich im Laboratorium nach den Anordnungen seines Arbeitgebers tätig ist, und nur vereinzelt in leichteren Fällen Zähne zieht, dagegen sonst mit der Behandlung, insbesondere mit dem Einsetzen der Gebisse, dem Abdrucknehmen, nichts zu tun hat, ist nicht versicherungspflichtig nach dem Versicherungsgesetz für Angestellte.

Zahnärzte sind stets versicherungsfrei, wie ausdrücklich im Gesetze (§ 10, 5) gesagt ist.

Versicherungsfrei sind ferner Angestellte bis 16 und über 70 Jahre, ferner die mit mehr als 7000 Mark (früher 5000 Mark) Jahresverdienst Eingestellten, endlich die, welche als Entgelt nur freien Unterhalt bekommen (vgl. §§ 1, 7 des Gesetzes).

Gesetzgebung und Zahnheilkunde. 89

Die Mittel für die Zwecke der Angestelltenversicherung werden durch Beiträge aufgebracht, die je zur Hälfte von den Versicherten und ihren Arbeitgebern zu bezahlen sind (vgl. §§ 16, 170, 172, 176, 178, 185).

Der Zahnarzt darf nur gut ausgebildete, zuverlässige Gehilfen, Assistenten und Vertreter wählen. Er ist für die ordnungsgemäße Erkundigung vor ihrer Anstellung verantwortlich. Ferner haftet er selbst schlechthin für jedes Verschulden seiner Gehilfen und Vertreter (BGB. § 278). Nur durch Vertrag mit dem Patienten kann er diese Haftung ausschließen. Hierbei ist besonders an die Ausführung größerer Operationen, an die Anwendung der Narkose, der Injektionsanästhesie, an die Behandlung minorenner Personen durch Assistenten oder Vertreter, zu denken.

Das Annoncieren von Assistenten (approbierten Zahnärzten) beim Abgang aus der Praxis eines Kollegen mit Bezug auf diese ihre Tätigkeit, unter Nennung des Namens ihres früheren Chefs, ist standeswidrig und würde evtl. der Bestrafung durch die Zahnärztekammer unterliegen. Eine Verpfändung des Ehrenwortes um Geldinteressen willen, ist grundsätzlich für unzulässig zu erachten. Entsch. d. Rg. vom Jahre 1913 (Zahnärztl. Rundschau 1913, Nr. 42). Nicht approbierte Personen (Techniker) machen sich gerichtlich strafbar, wenn sie sich z. B. als ehemalige Assistenten eines approbierten Zahnarztes bezeichnen und dadurch zur Irreführung des Publikums beitragen.

Bezüglich des Verkaufes der Praxis von Zahnärzten an bisherige Assistenten oder andere Kollegen, sowie des Konkurrenzverbotes und des gemeinsamen Betriebes der Praxis, sei folgendes hervorgehoben :[1])

Eine Zeitlang schien es, als ob die Gerichte — voran das Reichsgericht — den Verkauf der Praxis seitens eines Arztes oder Zahnarztes an einen Nachfolger schlechthin für ungültig erklären wollten, weil sie darin einen des Standes unwürdigen Handel, einen Verstoß gegen die guten Sitten, erblickten (BGB. § 138). Bald jedoch haben die Gerichte erheblich eingelenkt und erklärt, es müsse von Fall zu Fall geprüft werden, ob ein Verkauf gegen die gute Sitte verstoße oder nicht. Wenn keine Ausbeutung des Nachfolgers vorliege, sondern nur eine angemessene Entschädigung für die ihm übergebenen Werte, Mobiliar, Einrichtung, Wohnung, so sei der Verkauf nicht unanständig und daher für gültig zu erachten. Hierbei sind Ärzte und Zahnärzte als approbierte Medizinal-

---

[1]) Näheres in Ritter-Korn: Deutsches Zahnärzterecht, Berlin, Berlinische Verlagsanstalt.

personen und Vertreter eines wissenschaftlichen Berufes in der Rechtsprechung ganz gleichgestellt worden, während nicht approbierte Zahnheiler, auch amerikanische Zahnärzte, einfach als Gewerbetreibende betrachtet werden, die ihr Geschäft nach Belieben verkaufen und ihren Vorteil dabei unbeschränkt wahrnehmen dürfen. (Einschlägige Urteile des Reichsgerichts siehe in: Ritter-Korn, Deutsches Zahnärzterecht, Berlin, Berl. Verlagsanstalt.)

Konkurrenzverbote zwischen Ärzten oder Zahnärzten mit Vertragsstrafen verstoßen unter allen Umständen gegen die guten Sitten, da Ärzte kein Gewerbe betreiben (vgl. die Urteile des Reichsgerichts vom 17. Mai 1907 und 26. Februar 1909 unter a und f; ferner Bd. 68, S. 186). — Vertragsstrafen können bei gültigen Verträgen, wenn sie übermäßig hoch sind, vom Gericht auf den angemessenen Betrag herabgesetzt werden (BGB. § 343). Auch hier wird von Fall zu Fall entschieden werden müssen, z. B. wird in einer größeren Stadt gegen ein Konkurrenzverbot zur Vermeidung der Niederlassung eines Assistenten in der nächsten Umgebung kaum etwas einzuwenden sein.

Gesellschaftsverträge zwischen Zahnärzten sind unbedenklich zulässig; sie dürfen nur keine Konkurrenzklauseln und keine übermäßigen Vertragsstrafen enthalten. (Vgl. Entscheid. des Obersten Landesgerichts in Bayern von 1908. (Zahnärztl. Halbmonatsschr. 1909, Nr. 3; Seuffert, Archiv, Bd. 63, S. 307.).

Bezüglich der Kleidung des Personales der Zahnärzte sind dieselben Anforderungen zu stellen, wie sie der Chirurg an sein assistierendes Personal stellt; es sind also weiße Operationsmäntel für das männliche und hohe weiße Schürzen oder Kittel für das weibliche Personal erforderlich. Die Zahnheilkunde ist ein anerkanntes Gebiet der allgemeinen Medizin, speziell der Chirurgie. Auch der Zahnarzt muß nicht nur für genügende Sauberkeit seiner Umgebung, sondern auch für die nötige Aseptik seines Operationsgebietes sorgen. Daher ist es sehr anzuerkennen, daß seit einiger Zeit im Deutschen Zahnärztehaus Gehilfinnen für Zahnärzte in ihrem Auftreten und ihren Obliegenheiten in den zahnärztlichen Behandlungsräumen ausgebildet werden. Viele Zahnärzte haben aus diesen Gründen bereits geprüfte Schwestern als Gehilfinnen, und es besteht die Absicht, auch in den Schulzahnkliniken durchweg nur Schwestern zur Hilfe einzustellen.

III. Studium, Prüfung, Fortbildung.

Von

Hans Moral.

Das Studium der Zahnheilkunde zu betreiben, hat nur dann Zweck, wenn der Studiengang durch die Staatsprüfung abgeschlossen und dadurch die ,,Approbation als Zahnarzt" erworben werden kann. Unabhängig von der Zulassung zur Prüfung ist die Zulassung zum Studium, wenigstens soweit es sich nicht um Kurse, Übungen und Vorlesungen am Patienten handelt. Die Studierenden der Zahnheilkunde werden, wenn sie von diesem Gesichtspunkt aus, also mit dem Endzweck der Approbation, an das Studium herangehen, zunächst einmal diejenige Forderung erfüllen müssen, die ihnen den Zutritt zu einem formal und inhaltlich geregelten Studium ermöglicht. Nur diejenigen Studierenden, die das Abitur besitzen, kommen hier in Frage, nicht die Hörer. Die Abiturienten der humanistischen Gymnasien und der Realgymnasien haben mit dem Bestehen der Reifeprüfung alle Vorbedingungen erfüllt, was nicht im gleichen Sinne von den Abiturienten der Oberrealschulen gilt. Da für das Verständnis der medizinischen und somit auch der zahnärztlichen Kunstausdrücke die lateinische (nämlich soweit es sich um Anatomie und Physiologie handelt) und die griechische Sprache (nämlich soweit es sich um Pathologie und Klinik handelt) notwendig ist, so müssen die Abiturienten der Oberrealschulen sich diese sprachlichen Kenntnisse noch aneignen, von denen bezüglich des Lateinischen eine offizielle Prüfung, Latinum genannt, gefordert wird, während es beim Griechischen dem Ermessen des Einzelnen anheim gegeben ist, wieweit er sich sprachlich vorbilden will. Es ist sehr zu bedauern, daß die humanistische Bildung in letzter Zeit so nachgelassen hat, und wenn anstelle dieser Materie Naturwissenschaften geboten werden, so sind die auf der Schule erworbenen Kenntnisse in diesen Fächern doch meistens so gering, daß sie für die fehlende Vertrautheit mit den klassischen Sprachen kein Äquivalent bieten. Die auf der Schule erworbene Kenntnis in den Naturwissenschaften ist meist eine oberflächliche, der nach meinen

Erfahrungen nur selten ein wirkliches Verständnis zugrunde liegt. Damit nun der Studierende möglichst leicht dem anatomisch-physiologischen Unterricht folgen kann, ist es zweckmäßig, daß das Latinum möglichst bald nach dem Abitur absolviert wird, allerspätestens aber am Ende des ersten Semesters. Wird diese Prüfung weiter hinausgeschoben, so kann sie auf die zahnärztliche Vorprüfung, die am Ende des 3. Semesters vorgenommen werden soll, lähmend einwirken, weil die Zulassung zu letzterer nur nach bestandenem Latinum möglich ist und die Vorbereitung für beide Prüfungen zum mindesten mit Schaden für die zahnärztliche Vorprüfung verbunden ist. Daher empfehle ich, wenn irgend möglich, das Latinum noch auf der Schule zu absolvieren (was bei manchen Schulen möglich ist), oder sich von der vorgesetzten Schulbehörde einer Anstalt zuweisen zu lassen, wo möglichst noch vor Beginn der Studien selber diese Prüfung absolviert werden kann.

Wenn also die Vorbedingungen für die Zulassung zum Studium (Abitur) erfüllt sind, dann wird der Studierende sich auf eine der deutschen Universitäten begeben und wird dort als Studierender der Zahnheilkunde in die medizinische Fakultät inskribiert. Da das Studium der Zahnheilkunde ein Spezialstudium der Medizin ist, so gibt es zwei Möglichkeiten, entweder der Studierende hört und besucht nur diejenigen Vorlesungen und Übungen, die für das Studium dieses Spezialgebietes notwendig sind, und worauf sogleich näher eingegangen werden soll, oder er betreibt auch das Studium der Medizin und kann so nach Absolvierung beider Studien in jedem beliebigen Fach der Medizin, also auch der Zahnheilkunde, Praxis betreiben. Ein Überspringen von einem zu einem anderen Spezialfach kommt nur selten vor und wird meist dann gegeben sein, wenn körperliche Leiden das Ausüben des zahnärztlichen Berufes, der wegen des dauernd gebückten Stehens ganz besonders anstrengend ist, unmöglich machen. Wenn von vielen behauptet wird, daß eine Vereinigung beider Studien nicht möglich ist oder zum Schaden der fachärztlichen Ausbildung geschieht, so muß ich dem die Erfahrungen entgegensetzen, die ich selbst an mir und vielen meiner Schüler gesammelt habe. Es gehört allerdings viel Arbeit und Fleiß dazu, um im Rahmen von 10 Halbjahren das große Gebiet zu bewältigen. Ich selbst bin ursprünglich Zahnarzt gewesen und habe nach der Prüfungsordnung vom 5. Juni 1889 meine Prüfung abgelegt, habe aber bald erkannt, daß zur Vertiefung und zum Ausbau meiner fachlichen Kenntnisse ein weiteres Studium der Medizin wünschenswert war. Nach Verlauf weiterer 6 Semester habe ich dann die ärztliche Approbation erworben. Dieser Weg ist schlecht,

Studium, Prüfung, Fortbildung. 93

und mit besserem Erfolg und mit weniger Anstrengung habe ich viele meiner Schüler von vornherein einen kombinierten Weg gehen sehen, indem die Betreffenden gleich vom Beginn ihrer Studien an die medizinischen und speziell-zahnärztlichen Vorlesungen nebeneinander betrieben haben. Ich habe die Beobachtung gemacht, daß den Studierenden bei dieser Art des Studiums vollständig genug Zeit für die Spezialausbildung bleibt, die noch dadurch erweitert werden kann, daß ihnen die Möglichkeit gegeben ist, von ihrem praktischen Jahre 8 Monate an einer Klinik für Mund- und Zahnkrankheiten als Medizinalpraktikant zuzubringen. Es gibt noch einen dritten Weg, jedoch erscheint mir derselbe nicht geeignet und wird für die praktische Ausbildung fraglos zu kurz sein, indem nämlich nach Absolvierung des ärztlichen Studiums im Laufe von nur 2 Semestern der ganze spezialärztliche Stoff aufgenommen werden muß. Die Erfahrungen, die mit diesem Wege gesammelt worden sind, sind nicht sehr ermunternde und betreffen meist solche Herren, die ursprünglich Ärzte gewesen sind und nun aus irgendeinem Grunde zur Zahnheilkunde übergehen wollen. Auf diese soll hier nicht eingegangen werden.

Ausführlich besprechen will ich den Studiengang derjenigen, die sich nur der Zahnheilkunde widmen wollen und für die die medizinischen Vorlesungen nur den Zweck der Ergänzungsvorlesungen haben. Nachdem der junge Studierende für das Fach der Zahnheilkunde inskribiert worden ist, wird er während der ersten drei Semester sein Studium so einzurichten haben, daß er am Ende dieser Zeit die Vorprüfung nach der Prüfungsordnung vom 15. März 1909 ablegen kann. Da die meisten Studierenden mehrere Universitäten besuchen wollen, so empfiehlt es sich entweder das 1. und 3. oder das 2. und 3. Semester an derselben Universität zuzubringen. Nach dem Physikum wird gewöhnlich noch einmal gewechselt, während der letzten drei Semester bleibt der Studierende meist an derselben Universität. Sollte der Studierende die Absicht haben, einige Zeit an einer außerreichsdeutschen Universität zu verbringen, so kann ihm diese Zeit auf sein Studium angerechnet werden, jedoch ist es notwendig, sich vorher bei dem Ministerium des Landes, in dem die Prüfungen abgelegt werden sollen, darüber zu vergewissern, daß die betreffende Zeit auch wirklich in Anrechnung kommt. — Wenn der Studierende außer den Fachkollegs auch andere z. B. über Philosophie, Kunstgeschichte, Musik usw. hört, dann ist das sehr nützlich.

Wenn das erste Semester in den Winter fällt, wird mit den Präparierübungen begonnen werden, denn diese werden nur im

Winter abgehalten, weil das Arbeiten an der Leiche im Sommer zu unangenehm ist. Wenn im ersten Semester präpariert werden kann (s. Tabelle auf S. 97), dann werden zweckmäßig die dazugehörenden Vorlesungen wie systematische Anatomie, Knochen- und Bänderlehre, Muskellehre usw. gehört werden. Evtl. wird es sich empfehlen, auch die naturwissenschaftlichen Vorlesungen, deren Kenntnisse notwendig sind, also Physik und Chemie zu belegen, wobei es ein Irrtum ist zu glauben, daß die Realgymnasiasten oder Oberrealschüler dieses nicht zu tun brauchten, weil sie schon genug Kenntnisse besäßen. Am vorteilhaftesten wäre es, wenn neben dem vorgeschriebenen Praktikum in der Chemie auch ein solches in der Physik mitgenommen werden könnte, was allerdings besser im zweiten oder dritten Semester als im ersten geschieht, weil zur nutzbringenden Absolvierung eines solchen Praktikums eine gewisse Menge von Vorkenntnissen notwendig ist. Es ist aber eine alte Erfahrung, daß im Praktikum der Lehrstoff besser und leichter aufgenommen wird, als im Kolleg.

Wenn im ersten Semester präpariert wird, dann dürfte es kaum möglich sein, auch noch den zahnärztlich-technischen Phantomkurs mitzunehmen, weil beide als sehr zeitraubende praktische Übungen zu viel der täglichen Zeit in Anspruch nehmen würden. Daher empfiehlt es sich unter den oben gedachten Bedingungen den Präparierkurs ins erste Semester, den ersten technischen Phantomkurs ins zweite Semester zu legen. Ist das erste Semester ein Wintersemester, so wird im zweiten Semester (Sommer) vor allem mikroskopische Anatomie zu betreiben sein und die dazugehörenden Vorlesungen wie allgemeine Anatomie, Zellen- und Gewebelehre, Entwicklungsgeschichte usw. gehört werden müssen. An dieser Stelle wären evtl. Praktika der Naturwissenschaften einzulegen (speziell Chemie) und schließlich sind jetzt auch die Vorlesungen über Physiologie zu hören, die, falls sie zweisemestrig gelesen werden, auch noch ins dritte Semester fallen dürften. Das letzte vorklinische Semester wird im wesentlichen der Repetition und der Vertiefung der Kenntnisse zu dienen haben, sich also in erster Linie mit dem physiologischen Praktikum, dem zweiten technischen Phantomkurs, der Vorlesung über Materialienkunde beschäftigen.

Gleich hier sei bemerkt, daß es zweckmäßig ist, zwei Arten von Vorlesungen zu unterscheiden, einmal Zwangsvorlesungen (Zwangskurse), also diejenigen, deren regelmäßiger Besuch durch Praktikantenscheine oder Testat nachgewiesen werden muß (s. Tabelle S. 97), wenn eine rechtzeitige Zulassung zum Examen stattfinden soll, und ferner Vorlesungen, deren Besuch zu einem

Studium, Prüfung, Fortbildung. 95

geregelten Studium notwendig ist oder die zu hören sehr nützlich ist, deren Besuch aber nicht nachgewiesen zu werden braucht. Zu den für das Physikum nachweisbaren Zwangsvorlesungen gehören die **Präparierübungen** (ein Schein), **mikroskopisch-anatomischer Kurs** (ein Schein), **chemischer Kurs** (ein Schein), **Kursus der Zahnersatzkunde** (zwei Scheine). Am Ende des dritten Semesters oder in den ersten drei Wochen des vierten Semesters kann die zahnärztliche Vorprüfung abgelegt werden (s. weiter unten). Nach bestandener Vorprüfung hat der Kandidat noch vier Semester Zeit, um sich auf die Staatsprüfung vorzubereiten, die ihn mit den wesentlichsten praktischen und theoretischen Kenntnissen ausgerüstet finden muß. Hier ist es viel schwerer, einen Studienplan zu entwerfen, weil es vielmehr den Neigungen des Einzelnen überlassen bleiben muß, wann und wie oft er die einzelnen Kliniken und welche Grenzfächer er hören will. Das eine kann aber von vornherein gesagt werden, daß im ersten klinischen Semester unbedingt allgemeine pathologische Anatomie und allgemeine Pathologie getrieben werden muß, weil dieses für das Verständnis der Kliniken notwendig ist. Ebenso ist es sehr wünschenswert, daß möglichst bald der Kurs der klinischen Untersuchungsmethoden gehört wird, weil auch das dort Gelehrte zum Allgemeinverständnis gebraucht wird und sich speziell dieser Stoff leicht an das in der Physiologie Gehörte anschließt. Ferner ist es angebracht, den Phantomkurs im Füllen der Zähne, der ja im wesentlichen nur eine Handfertigkeit darstellt, im ersten klinischen Semester zu belegen, während die zahnärztlich-chirurgische Klinik zu hören, erst dann Zweck hat, wenn allgemein klinische Begriffe bereits vorhanden sind. Sollte an der betr. Universität ein Propadeutikum der chirurgischen Klinik oder der medizinischen Klinik gelesen werden, so würde dies im ersten klinischen Semester gehört das Verständnis anderer klinischer Vorlesungen sehr erleichtern. Die speziellen zahnärztlichen Kliniken (zahnärztlich-chirurgische Klinik, Füllkurs, klinische Technik, Orthodontie) müssen so gehört werden, daß für die Absolvierung jedes dieser Fächer zwei Semester, für den Füllkurs und die klinische Technik jedoch besser drei Semester in Ansatz gebracht werden. Darüber darf nicht vergessen werden, Dermatologie, Neurologie usw. einen entsprechenden Raum anzuweisen, je nach Neigung und Veranlagung des Kandidaten. Die Pharmakologie, die nicht zu vernachlässigen ist, ist am besten erst gegen Ende des Studiums zu hören, ebenso die gerichtliche und soziale Zahnheilkunde, weil zum Verständnis dieser beiden Fächer eine umfassendere Kenntnis der Klinik notwendig ist. Daß es sehr erwünscht ist, wenn Grenzgebiete, wie Chirurgie, innere Medizin usw. möglichst ausführlich gehört werden, ist einleuchtend. Es soll nicht verfehlt werden, hier darauf hinzuweisen, wie wichtig die Untersuchung und Beurteilung des Herzens ist, und es erscheint nicht übertrieben, wenn gefordert wird, daß ein halbes Jahr an einem Perkussions- und Auskultationskurs teilgenommen wird, damit eine Erkennung gröberer Herzveränderungen möglich ist und so die Beurteilung bezüglich des Ertragens von Injektionsmitteln, evtl. Narkoticis auf möglichst festen Füßen steht. Es darf aber dies alles erst in zweiter Linie kommen und nur soweit betrieben werden, wie die spezialärztliche Fachbildung es erlaubt, diese kommt zuerst und darf unter keinen Umständen vernachlässigt werden.

An Zwangsvorlesungen für die Staatsprüfung müssen nachgewiesen werden: Füllkurs am Kranken (zwei Scheine), Zahnersatzkunde am Kranken (zwei Scheine), Poliklinik der Zahn- und Mundkrankheiten (zwei Scheine), Haut- und syphilitische Erkrankungen (ein Schein), klinische Untersuchungsmethoden (ein Schein). Der Nachweis dieser Zwangsvorlesungen gilt nur dann als geführt, wenn sie nach vollständig bestandener zahnärztlicher Vorprüfung gehört worden sind.

Um den Studierenden kurz vor der Prüfung Gelegenheit zur Vervollkommnung in Theorie und Praxis zu geben, wird ihnen an den meisten Universitäten erlaubt, in einem Teile der Ferien zu arbeiten, sei es gegen Honorar (Ferienkurs), sei es unentgeltlich wie z. B. in Rostock.

In der Vorprüfung soll der Kandidat dartun, daß er die für das klinische Studium notwendigen Kenntnisse hat, er muß sich also über seine Kenntnisse in den Grundfächern (Anatomie, Physiologie), in den Grenzfächern (Naturwissenschaften, Chemie und Physik) und in den Spezialfächern (zahnärztliche Technik, Materialienkunde) ausweisen. Die geforderten Kenntnisse in der Technik sind theoretische und praktische (Handfertigkeit, Beherrschung der Arbeitsmethoden), in den anderen Fächern nur theoretische. Beim Staatsexamen gehen praktische (klinische) Forderungen und theoretische nebeneinander her. In der Doktorprüfung soll hauptsächlich die theoretische Seite berücksichtigt werden.

Nun zu den Prüfungen selbst. Die zahnärztliche Vorprüfung kann nur an derjenigen Universität absolviert werden, an der der Kandidat zu der Zeit, zu der er sich zur Prüfung meldet, immatrikuliert ist. Ausnahmen sind möglich (s. § 56 der Prüfungs-

Studium, Prüfung, Fortbildung. 97

Entwurf eines Studienplanes.
(Die unterstrichenen Kollegs sind Zwangsvorlesungen.)
(Anfang Michaelis.)

I.	Systematische Anatomie, I. Teil. Osteologie und Syndesmologie. <u>Präparierübungen.</u> <u>Anorganische Chemie.</u> Physik.
II.	Systematische Anatomie, II. Teil. Physiologie I. <u>Mikroskopischer Kurs.</u> <u>Entwicklungsgeschichte.</u> Chemischer Kurs. <u>Physikalischer Kurs.</u> Kursus der Zahnersatzkunde, I. Teil.
III.	Kursus der Zahnersatzkunde, II. Teil. Physiologie, II. Teil. Physiologisches Praktikum. Zahnärztliche Materialienkunde. Physikum.
IV.	<u>Kursus der konservierenden Zahnheilkunde</u> (Phantom). <u>Allgemeine Pathologie.</u> Allgemeine Chirurgie. Kursus der Perkussion und Auskultation. Kursus der mikroskopisch-chemischen Untersuchungen.
V.	Chirurgische Klinik. <u>Klinik der Mund- und Zahnkrankheiten.</u> <u>Kursus der konservierenden Zahnheilkunde.</u> <u>Kursus der Zahnersatzkunde.</u>
VI.	Kursus der Zahnersatzkunde. <u>Kursus der Brückenarbeiten.</u> Klinik der Haut- und Geschlechtskrankheiten. <u>Hygiene I.</u> Pathologisch-histologischer Kurs. <u>Soziale und gerichtliche Zahnheilkunde.</u> <u>Pharmakologie, Toxikologie, Arzneiverordnungslehre.</u>
VII.	Hygiene II. Klinik der Mund- und Zahnkrankheiten. <u>Kursus der konservierenden Zahnheilkunde.</u> <u>Orthodontie.</u> Chirurgische Prothese. Hals-, Ohren- und Nasenklinik. Röntgenologie.

Staatsprüfung.

ordnung vom 15. März 1909). Der Studierende hat das Gesuch um Zulassung zur Prüfung an den Vorsitzenden der Prüfungskommission zu richten und diesem Gesuche beizufügen:
1. das Zeugnis der Reife von einem Gymnasium, Realgymnasium oder Realschule (in letzterem Falle das Zeugnis über das Latinum);
2. den Nachweis eines geregelten dreisemestrigen zahnärztlichen Studiums an einer deutschen Universität (Semester, die anderen Studien gewidmet waren, sowie an außerdeutschen Universitäten verbrachte, können mit besonderer Begründung angerechnet werden);
3. fünf Praktikantenscheine, und zwar Präparierübungen (1 Schein), mikroskopisch-anatomische Übungen (ebenso), chemisches Praktikum (ebenso), Kursus der Zahnersatzkunde (2 Scheine).

Die zahnärztliche Vorprüfung erstreckt sich auf Anatomie, Physiologie, Physik, Chemie und Zahnersatzkunde, sie ist in der Regel an neun aufeinanderfolgenden Wochentagen abzuhalten, und zwar die anatomische Prüfung an einem Tage, am zweiten Tage Physiologie, Physik und Chemie und die Zahnersatzkunde an den restierenden sieben Tagen. Die Prüfungsbestimmungen vom 15. März 1909 ordnen in dieser Beziehung an:

„I. In der anatomischen Prüfung hat der Studierende:
1. die in einer der Haupthöhlen des Körpers befindlichen Teile nach Form, Lage und Verbindung (Situs) zu erläutern;
2. ein ihm vorgelegtes anatomisches Nervengefäßpräparat an dem Kopfe oder Halse zu erläutern und im Anschlusse daran in einer mündlichen Prüfung die für den Zahnarzt erforderlichen Kenntnisse in der beschreibenden Anatomie nachzuweisen;
3. ein ihm vorgelegtes mikroskopisch-anatomisches Präparat aus dem Gebiete der Zähne und der Mundhöhle zu erklären und im Anschlusse daran in einer mündlichen Prüfung die für den Zahnarzt erforderlichen Kenntnisse in der Gewebelehre darzutun sowie zu zeigen, daß ihm die Grundzüge der Entwicklungsgeschichte, besonders derjenigen der Zähne und der Mundhöhle, bekannt sind.

II. In der physiologischen Prüfung hat der Studierende den Nachweis zu führen, daß er die für den Zahnarzt erforderlichen Kenntnisse in der Physiologie besitzt.

III. und IV. Die Prüfungen in der Physik und in der Chemie haben besonders die Bedürfnisse des Zahnarztes zu berücksichtigen.

V. In der Prüfung in der Zahnersatzkunde hat der Studierende
1. drei Phantomarbeiten, unter denen sich mindestens eine Kautschuk- und eine Metallarbeit befinden müssen, auszuführen;
2. in einer mündlichen Prüfung gründliche Kenntnisse über die Materialien und Herstellungsmethoden des künstlichen Zahnersatzes darzutun."

Wer das ärztliche Physikum gemacht hat, wird nur in der Zahnersatzkunde geprüft, ebenso sind die Doktoren der Philosophie, soweit sie im Doktorexamen in Physik und Chemie geprüft sind, von diesen Fächern befreit. Jedes einzelne Fach erhält eine Note, die von „sehr gut" (1) bis „schlecht" (5) schwanken kann. Die Prüfung gilt nur dann als bestanden, wenn in allen Fächern mindestens genügend (3) erreicht ist. Ist in einem Fach „ungenügend" (4) oder „schlecht" (5) erteilt, so muß in diesem Abschnitte die Prüfung wiederholt werden, je nach Lage des Falles in 2—6 Monaten. Es ist auch eine Endfrist bestimmt von $1^{1}/_{2}$ Jahren, und falls innerhalb dieser die Prüfung nicht ganz bestanden ist, so gilt sie als in allen Fächern nicht bestanden. Ist ein Studierender von einem Prüfungsfach zurückgetreten, so muß dieses Fach bei der Prüfungskommission absolviert werden, bei der die übrigen Fächer geprüft worden sind. Die Wiederholungsprüfung kann entweder an der Universität erfolgen, an der die erste Prüfung stattfand, oder an der, an welche der Prüfling inzwischen übergesiedelt ist. Es ist nur eine zweimalige Wiederholung möglich.

Die Gebühren für die Vorprüfung betragen zur Zeit 80 Mark, doch ist damit zu rechnen, daß sie erhöht werden müssen. Es entfallen auf die anatomische Prüfung 15 Mark, auf die physiologische, chemische und physikalische je 5 Mark, auf die Prüfung in der Zahnersatzkunde 30 Mark, und 20 Mark sind für sächliche und Verwaltungsunkosten bestimmt. Bei der Wiederholung einer Prüfung sind 10 Mark für die sächlichen und Verwaltungsunkosten zu entrichten und außerdem die Summe, die auf das betreffende Prüfungsfach entfällt. Wenn jemand also in der chemischen Prüfung nicht bestanden hat, so hat er 15 Mark zu bezahlen, wenn Physiologie und Chemie wiederholt werden müssen, 20 Mark usw. Der Kandidat erhält nach Abschluß der Prüfung über das Ergebnis derselben ein Zeugnis.

Vorprüfung.

	Scheine	Prüfung	Gebühren ℳ
I. Anatomie	2	1. Tag	15.—
II. Physiologie	—	2. Tag	5.—
III. Physik	—	2. Tag	5.—
IV. Chemie	1	2. Tag	5.—
V. Zahnersatzkunde	2	3.—9. Tag	30.—, u. 20.— f. sachl. Kost.

Die zahnärztliche Staatsprüfung kann frühestens vier Semester nach der Vorprüfung abgelegt werden, und zwar vor jeder zahnärztlichen Prüfungskommission an einer der Universitäten des Deutschen Reiches. Das Prüfungsjahr fängt am 1. Oktober an und dauert bis zum 30. September. Der Vorsitzende der Prüfungskommission bestimmt die einzelnen Tage, an denen geprüft wird, ordnet an, wer ein Prüfungskommissionsmitglied vertritt, falls dasselbe verhindert ist und überwacht den formalen Gang der Prüfung. An den einzelnen Universitäten beginnen die Prüfungen zu verschiedenen Zeiten, in der Regel Mitte März und Mitte Oktober. Es werden soviel Termine angesetzt wie nötig sind. Das Gesuch um Zulassung ist entweder an das zuständige Ministerium zu richten oder an den Vorsitzenden, und zwar bis zum 1. Oktober oder bis zum 1. März. Vielerorts sind vorgedruckte Formulare zur Meldung zu benutzen, bei denen an den entsprechenden Stellen Ausfüllungen vorgenommen werden müssen. Bei der Meldung ist der Nachweis zu führen, daß ein siebensemestriges Studium der Zahnheilkunde vorgelegen hat, und zwar an deutschen Universitäten. Studienzeiten an außerdeutschen Universitäten sowie Studienzeiten, die auf andere Fächer verwandt worden sind, können angerechnet werden. Es ist ferner der Nachweis über das Abitur evtl. das Latinum sowie über die für das Physikum notwendigen Scheine zu erbringen, wozu sich dann noch die für die zahnärztliche Staatsprüfung besonders geforderten Scheine der klinischen Studienzeit hinzugesellen. Es ist also das beim Physikum Nachgewiesene hier noch einmal nachzuweisen. Wenn das Physikum nicht am Ende des dritten oder Anfang des vierten Semesters gemacht worden ist, sondern erst zu Ende des vierten, so genügen drei halbe Jahre zur Zulassung, wenn im ganzen die Gesamtzahl von sieben erreicht ist. An Praktikantenscheinen sind der Meldung beizufügen:

1. Konservierende Behandlung der Zähne am Kranken (2 Scheine);
2. Kursus der Zahnersatzkunde am Kranken (2 Scheine);
3. Poliklinik für Zahn- und Mundkrankheiten (2 Scheine);
4. Poliklinik für Haut- und syphilitische Erkrankungen (1 Schein);
5. Kursus der klinischen Untersuchungsmethoden (1 Schein).

Ferner ist der Meldung beizufügen ein selbständig geschriebener Lebenslauf, aus dem ersehen werden kann, in welcher Art studiert worden ist, vor allem auch, aus dem hervorgeht, wieso evtl. anderen Studien gewidmete Zeit angerechnet werden kann. Dieses Anrechnen kann nur bei verwandten Studien in Frage kommen.

Einige Zeit nach der Einreichung zur Zulassung erhält der Kandidat direkt oder indirekt vom Ministerium Bescheid auf

Studium, Prüfung, Fortbildung. 101

sein Gesuch; ist er zugelassen, so hat er sich innerhalb einer Woche nach Empfang der Zulassungsverfügung bei dem Vorsitzenden der Prüfungskommission vorzustellen und diesem die Verfügung sowie die Quittung über die eingezahlten Gebühren (meist beim Pedell, einer Bank oder einer besonderen Geldannahmestelle [zu erfahren beim Pedell]), vorzulegen. In der Regel werden immer vier Kandidaten zu einer Gruppe zusammengefaßt, die dann während des ganzen Examens beieinander bleibt.

Die Staatsprüfung umfaßt sechs Abschnitte, und zwar:
I. Allgemeine Pathologie und pathologische Anatomie;
II. Zahn- und Mundkrankheiten;
III. Konservierende Behandlung der Zähne;
IV. Chirurgie der Zahn- und Mundkrankheiten;
V. Zahnersatzkunde;
VI. Hygiene.

In den verschiedenen Prüfungsabschnitten wird je nach der Lage des Falles auf Anatomie, Physiologie, gerichtliche Zahnheilkunde, soziale Zahnheilkunde und Geschichte der Zahnheilkunde eingegangen, ohne daß aber diese besondere Prüfungsfächer sind.

Bezüglich der Prüfung in der allgemeinen Pathologie und pathologischen Anatomie (Abschn. I) bestimmt die Prüfungsordnung vom 15. März 1909, daß dieselbe von einem Examinator abgehalten wird und in einem Tage zu erledigen ist. ,,In der Prüfung muß der Kandidat zwei ihm vorgelegte pathologisch-anatomische Präparate aus dem Gebiete der Zahn- und Mundkrankheiten, darunter ein mikroskopisches, erläutern und demnächst in einer eingehenden mündlichen Prüfung die für den Zahnarzt erforderlichen Kenntnisse in der allgemeinen Pathologie und in der pathologischen Anatomie dartun."

Der zweite Abschnitt sieht eine Prüfung in den Zahn- und Mundkrankheiten vor und zerfällt in zwei Teile. ,,Im ersten Teil der Prüfung, der in der Regel von zwei Examinatoren in einem Universitätsinstitut abgehalten wird, hat der Kandidat an zwei aufeinanderfolgenden Tagen je einen Kranken in Gegenwart des Examinators zu untersuchen, die Anamnese, Diagnose und Prognose des Falles, sowie den Heilplan festzustellen, den Befund sofort in ein von dem Examinator gegenzuzeichnendes Protokoll aufzunehmen und noch an demselben Tage zu Hause über den Krankheitsfall einen kritischen Bericht anzufertigen, der, mit Datum und Namensunterschrift versehen, am nächsten Morgen dem Examinator zu übergeben ist.

Gelegentlich der Krankenuntersuchungen hat der Kandidat noch an sonstigen Kranken seine Fähigkeiten in der Diagnose

Staatsprüfung.

Abschnitt	Teil	Gegenstand der Prüfung	Schein	Examinatoren	Dauer der Prüfung (Tage)	Schriftliche Prüfung	Gebühren
I. Pathologie		1 makroskop., 1 mikrosk. Präparat erklären, mündliche Prüfung	—	1	1	—	10.—
II. Zahn- u. Mundkrankheit.	1.	Haut- u. Mundkrankheit. Innere Medizin (kl. Untersuchungs-Methoden), Mundkrankheiten	1 1 —	1 1 1	2	Protokoll Bericht Prot. Ber.	20.—
	2.	Pharmakologie Toxikologie Arzneiverordnungslehre	—	1	1	einige Rezepte in Klausur	10.—
III. Konservierende Zahnheilkunde		Füllungen (mindestens 3 verschiedene, darunter eine aus Gold), Wurzelbehandlung, Zahnreinig.	2	1	5	—	20.—
IV. Chirurgie der Zahn- u. Mundkrankheit.	1	Chirurgie des Mundes, Zahnärztliche Chirurgie	2	1 1	3	wie bei II, 1	20.—
	2	Instrumentenlehre, Operationslehre	—	1	1	—	10.—
V. Zahnersatzkunde		Plattenprothesen, Kronen, Stiftzähne, Brücken, Regulierungsapparat, Materialienkunde	2	1	8	—	25.—
VI. Hygiene		Grundzüge der Hygiene und Bakteriologie spez. des Mundes	—	1	1	—	10.—
VII. Zahnersatzkunde (Phantom nur für Ärzte)		s. Bestimmungen über Vorprüfung	—	1	8	—	30.—

Für sachliche Kosten 30.—

und Prognose von Zahn- und Mundkrankheiten nachzuweisen, sowie auch die für den Zahnarzt erforderlichen Kenntnisse in der Erkennung der Haut- und syphilitischen Krankheiten darzutun.

Auch ist die Prüfung auf die für den Zahnarzt erforderlichen Kenntnisse in den klinischen Untersuchungsmethoden auszudehnen."

Im zweiten Teil dieses Abschnitts wird der Kandidat in der Pharmakologie, Toxikologie und Arzneiverordnungslehre geprüft.
Der dritte Abschnitt ist für die konservierende Behandlung der Zähne reserviert. Der Kandidat hat in fünf aufeinanderfolgenden Tagen mehrere Füllungen unter Aufsicht des Examinators vorzunehmen, mindestens jedoch drei, darunter eine Goldfüllung, ferner eine Wurzelbehandlung und eine Reinigung der Zähne.
Der vierte Abschnitt beschäftigt sich mit der Chirurgie. Bezüglich des ersten Teiles dieses Abschnittes gelten ähnliche Bestimmungen wie beim zweiten Abschnitt Teil I. Im zweiten Teil dieser Prüfung wird theoretisch über Operationslehre und Instrumentenlehre geprüft.
Der fünfte Abschnitt ist für die Zahnersatzkunde ausersehen. Der Kandidat hat Arbeiten, aus dem Gebiete der verschiedenen Arten des Zahn- oder Kieferersatzes anzufertigen, oder aus dem Gebiete der Regulierungen Apparate herzustellen, die für den ihm übergebenen Fall notwendig sind.
Der sechste Abschnitt umfaßt die Hygiene; die Prüfung ist rein theoretisch und an einem Tage zu erledigen.
Die Zensuren der einzelnen Abschnitte bewegen sich beim Staatsexamen genau wie bei der Vorprüfung zwischen „sehr gut" (1) und „schlecht" (5).
Vor Beginn jeden Abschnittes hat der Kandidat sich beim Vorsitzenden zu melden. Dieser trägt das Meldungsdatum in eine besondere Rubrik des Examenbüchleins oder Examenscheines ein und diese Antestierung berechtigt den Examinator des betreffenden Abschnittes den Kandidaten zur Prüfung anzunehmen. Der Examinator bestimmt den Tag und die Stunde, wann die Prüfung beginnt, trägt dieses Datum sowie das Enddatum der Prüfung in die vorgesehenen Rubriken ein, und händigt dem Kandidaten den Schein nach Abschluß des betreffenden Prüfungsabschnittes aus. Nun meldet sich der Kandidat wieder beim Vorsitzenden für den nächsten Prüfungsabschnitt usw. Zwischen den einzelnen Abschnitten sollen höchstens acht Tage liegen. Die Reihenfolge ist nicht festgesetzt, in der Regel wird der Vorsitzende diese nach den Wünschen der Kandidaten bestimmen. Die Prüfung gilt nur dann als bestanden, wenn mindestens in allen Fächern die Note „genügend" erteilt ist. Ist in einem Abschnitt „ungenügend" oder „schlecht" erteilt worden, so kann die Wiederholung nach 2—6 Monaten stattfinden. Es ist nur eine zweimalige Wiederholung möglich. Wer die Staatsprüfung nicht innerhalb von zwei Jahren beendet, hat die ganze

Prüfung noch einmal zu wiederholen. Die Prüfung darf nur bei derjenigen Kommission wiederholt werden, bei der sie angefangen ist. Die Gebühren für die Prüfung betragen zur Zeit 155 Mark (s. Tab. auf S. 102), aber auch hier muß mit einer Erhöhung gerechnet werden.

Von Wichtigkeit ist das Verhältnis der approbierten Ärzte zur zahnärztlichen Staatsprüfung. § 53 der Prüfungsordnung vom 15. März 1909 bestimmt darüber:

„Wer die ärztliche Prüfung im Deutschen Reich vollständig bestanden hat oder die Approbation als Arzt für das Gebiet des Deutschen Reiches besitzt, hat dem Gesuch um Zulassung zur zahnärztlichen Prüfung die Bescheinigung über die bestandene ärztliche Prüfung oder die Approbation als Arzt beizufügen, im übrigen aber nur den Nachweis zu führen, daß er mindestens je zwei Halbjahre an einem Kursus in der Zahnersatzkunde und an einem Kursus in der konservierenden Behandlung der Zähne am Kranken regelmäßig teilgenommen und eine Poliklinik für Zahn- und Mundkrankheiten regelmäßig besucht hat." Diese Kandidaten werden nur in den drei zahnärztlichen Spezialfächern, in der Chirurgie, sowie in dem für das Physikum vorgeschriebenen Pensum der Technik geprüft (s. Tab. auf S. 102, Nr. VII).

Nachdem der Doktortitel für die Zahnärzte geschaffen worden ist (Dr. med. dent.), ist es der berechtigte Wunsch eines jeden Studierenden der Zahnheilkunde diese akademische Würde zu erreichen. Irgendwelche Rechte sind mit dem Doktor nicht verbunden, er ist nicht zur Niederlassung notwendig, er ist nur der Ausdruck, daß der Kandidat dargetan hat, daß er selbständig wissenschaftlich arbeiten kann und sich ausreichende theoretische Kenntnisse erworben hat. Da zum zahnärztlichen Studium nur sieben Semester verlangt werden, die Promotion aber frühestens nach dem achten Semester stattfinden kann, so wird der Kandidat noch ein Semester auf der Universität zu verbleiben haben, um den Bestimmungen zu genügen, seine Kenntnisse zu erweitern, die Doktorarbeit zu verfassen und sich auf die Doktorprüfung vorzubereiten. Es empfiehlt sich, daß diejenigen, die zu promovieren gedenken, sich beizeiten, etwa ein Semester vor Beginn der Staatsprüfung, mit einem der Dozenten desjenigen Faches, in welchem sie die Arbeit abfassen wollen, in Verbindung setzen und sich von diesem entweder ein Thema geben lassen oder sich mit ihm darüber besprechen, ob ein selbstgewähltes Thema zu behandeln zweckmäßig wäre. Die Doktorarbeit braucht nicht vom Dozenten gestellt zu sein, der Kandidat kann das Thema selbständig wählen und ist berechtigt, die Ausarbeitung ohne

Wissen des betreffenden Fachdozenten, ja sogar gegen dessen Ansicht beim Dekan einzureichen. Um diesen Doktortitel, die Promotion im eigenen Fach, ist lange gekämpft worden, besonders ist Misch-Berlin als erster dafür eingetreten. Es muß aber gleich hier erwähnt werden, daß die Promotion im eigenen Fach nicht bedeutet, daß die Dissertationsarbeit aus dem Gebiete der Zahnheilkunde genommen werden muß, vielfach sind nämlich die Studierenden und auch die in der Praxis stehenden älteren Kollegen, die den Doktortitel noch nachträglich erwerben wollen, irrtümlicherweise der Ansicht, daß die Doktorarbeit nur aus einem der drei Fächer der Zahnheilkunde genommen werden dürfe.

Die Bestimmungen über die zahnärztliche Promotion sind an den einzelnen Universitäten etwas verschieden, stimmen im großen und ganzen aber überein. Die Würde eines Doktor der Zahnheilkunde wird von der medizinischen Fakultät verliehen und infolgedessen sind alle diesbezüglichen Gesuche und Anfragen an den Dekan dieser Fakultät zu richten. Eine Promotion in absentia findet heute an deutschen Universitäten wohl nicht mehr statt. Das Diplom wird ausgehändigt, nachdem die Prüfung bestanden ist und die Arbeit in der von der Fakultät festgesetzten Anzahl von Exemplaren gedruckt und abgeliefert ist. Wegen der schwierigen Lage haben viele Fakultäten gestattet, daß statt der ganzen Arbeit nur ein Auszug gedruckt zu werden braucht.

Wer die Prüfung machen will, hat ein diesbezügliches Gesuch an den Dekan einzureichen, diesem ist meist beizufügen: 1. das Reifezeugnis eines humanistischen Gymnasiums, eines Realgymnasiums oder einer Oberrealschule; 2. der Nachweis eines mindestens achtsemestrigen Studiums an einer deutschen Universität; 3. die Approbation als Zahnarzt für das Gebiet des Deutschen Reiches; 4. die Dissertation (zur Zeit meistens in fünf gleichlautenden maschinengeschriebenen Exemplaren); 5. die eidesstattliche Versicherung, daß die Arbeit selbständig und ohne andere, als die angegebene Hilfe verfaßt wurde; 6. die Bescheinigung über die eingezahlten Gebühren.

Die Dissertation muß in deutscher Sprache geschrieben sein und ein Thema aus der praktischen oder theoretischen Zahnheilkunde behandeln oder den medizinischen Fächern entnommen sein, die mit der Zahnheilkunde in Berührung stehen, also in aller erster Linie den Fächern, in welchem im Staatsexamen geprüft wird. Am Schlusse der Dissertation muß sich ein Lebenslauf befinden. Ausnahmsweise kann auch eine früher durch Druck veröffentlichte Arbeit als Dissertation angenommen werden. Die dem Dekan eingereichte Arbeit wird von der Fakultät einer Prüfung unterzogen und mit einem Prädikate „gut" bis „ungenügend" zensiert. In letzterem Falle kann dem Kandidaten eine Umarbeitung auferlegt werden oder die Arbeit als unbrauchbar zurückgegeben werden. Ist die Arbeit zum mindesten als „genügend" anzusehen, so bestimmt der Dekan den Zeitpunkt der mündlichen Doktorprüfung.

Die mündliche Prüfung umfaßt vier Fächer, von denen eins Zahnheilkunde sein muß, die anderen Fächer bestimmt der Dekan (an manchen Universitäten kann der Kandidat sich die Fächer wählen). Prüfungsfächer dürften meistens sein: Anatomie, Physiologie, Pathologie, Chirurgie, innere Medizin, Dermatologie, Hygiene, Rhinolaryngologie, Pharmakologie, Zahnheilkunde. Die Prüfung gilt in der Regel als bestanden, wenn mindestens drei Examinatoren das Prädikat „genügend" erteilt haben. Ist die mündliche Prüfung nicht bestanden, so ist eine Wiederholung möglich. Nach bestandener mündlicher Prüfung muß der Kandidat die vorgeschriebene Anzahl von Exemplaren des gedruckten Auszuges, den er auf eigene Kosten zu besorgen hat, abliefern. Ist die Arbeit aber in einer wissenschaftlichen Zeitschrift veröffentlicht, oder zur Veröffentlichung angenommen, so kann der Kandidat evtl. von der Verpflichtung der Auszugsablieferung entbunden werden. Die Gebühren für die Promotion dürfen 500 Mark nicht übersteigen.

Hat die Arbeit sich als ungenügend erwiesen, so wird dem Kandidat ein Teil des eingezahlten Geldes zurückgezahlt. Bei Wiederholung ist eine entsprechende Summe nachzuzahlen.

Die Promotion gilt als vollzogen erst mit der Empfangnahme des Diploms, erst von diesem Augenblick an darf der Kandidat sich als Doktor bezeichnen. Im Diplom wird in der Regel angegeben, mit welcher Note die Prüfung bestanden ist. An den meisten Fakultäten wird das Doktordiplom nach 50 Jahren erneuert.

Die meisten Jünger der Zahnheilkunde pflegen nach bestandener Staatsprüfung und bestandener Doktorprüfung noch eine Weile zu assistieren, um sich in der praktischen Ausübung zu vervollkommnen, andere Methoden und Ansichten kennen zu lernen und sich überhaupt in den Betrieb einer Privat- resp. Kassenpraxis einzuarbeiten. Im allgemeinen pflegen die jüngeren Kollegen sich nach 1—2 jähriger Assistentenzeit niederzulassen. Da in den Großstädten eine starke Überfüllung an Zahnärzten besteht, so ist es sehr erwünscht, wenn sich Kollegen in den kleinen Städten niederlassen, zumal auch auf diese Weise dem flachen Lande zahnärztliche Hilfe gebracht werden kann, und das Ver-

Studium, Prüfung, Fortbildung.

ständnis für zahnärztliche Maßnahmen so in immer größere Bevölkerungsschichten getragen wird. Der Kampf um die Existenz ist heute für den Zahnarzt schwerer denn je, besonders seitdem auch für die Techniker eine Prüfung eingeführt worden ist. **Wenn die Zahnheilkunde sich nicht eng an die Medizin anschließt, so wird sie von den Technikern, deren Vorbildung und Ausbildung kürzer und daher billiger ist, bald überwuchert werden.** Um nun möglichst Gutes zu leisten, ist es erforderlich, daß der Zahnarzt seine Kenntnisse dauernd zu erweitern sucht, sich mit den Errungenschaften und Fortschritten bekannt macht und dazu von Zeit zu Zeit Fortbildungskurse besucht, wie solche wohl an allen Universitäten in der Zahnheilkunde und ihren Grenzgebieten gehalten werden. Auch die zahnärztlichen Vereine, insbesondere der Zentralverein, sowie meistens auch die Lokalvereine veranstalten von Zeit zu Zeit theoretische Vorträge und praktische Demonstrationskurse, und wenn auch nicht alles, was dort vorgebracht wird, in der Praxis des einzelnen nachgemacht werden soll, so ist es für den Praktiker doch sehr wertvoll, alle diese Dinge kennen zu lernen, um aus ihnen dasjenige herauszusuchen, was sich nach seinem Dafürhalten für seine Praxis eignet. **Kritik zu üben an fremder Arbeit, in dem Sinne, daß man dort das Gute sieht und Kritik zu üben an eigener Arbeit, in dem Sinne, daß man dort die Fehler klar und deutlich erkennt, ist einer der wichtigsten Punkte für ein sorgfältiges und zielbewußtes Vorwärtsstreben und nur auf dieser Basis ist es möglich, zum Wohle der Kranken, zur Förderung der Zahnärzteschaft und zum Ansehen des Einzelnen zu arbeiten.**

Über die Lehrbücher läßt sich nur schwer allgemeines sagen, die meisten wird der Student während seiner Studienzeit kennen gelernt haben und die Ergänzung wird nach den persönlichen Interessen und Neigungen erfolgen, je nachdem auf welches Gebiet der Zahnheilkunde besonderer Wert gelegt wird.

IV. Die Standesorganisation der Zahnärzte.

Von

Paul Oppler.

Jeder akademische Stand wird zuvörderst auf wissenschaftlicher Grundlage aufbauen, dann in seiner weiteren Entwicklung die standespolitische und zuletzt die wirtschaftliche Organisation zu errichten sich bestreben. Der Werdegang der Zahnärzte erhält dadurch ein eigenartiges Gepräge, daß er teils aus dem niederen Handwerkerstande, dem der Bader, teils aus dem akademischen, dem der Medizin, hervorgegangen ist, und wie es sich häufig bei Emporkömmlingen zeigt, sich seiner geringen Herkunft schämt. Daraus sind zum Teil die Kämpfe zu verstehen, in die die Zahnärzte verstrickt sind, und welche die Berufsfreudigkeit, wie die Einigkeit dieses Standes und seiner Organisation beeinträchtigen. Noch heute leben Vertreter des zahnärztlichen Standes, und es sind nicht die schlechtesten, die in einem Barbierladen ihre Lehrzeit begonnen und sich bis zum Dr. phil. und Dr. h. c. emporgeschwungen haben. Ein bekannter Lehrer und hervorragender Zahnarzt hat trotz seiner Tertianervorbildung lange Jahre hindurch eine zahnärztliche Professur an einer unserer größten Universitäten innegehabt. Andrerseits sind besonders in früheren Jahren viele Akademiker, die an anderen Fakultäten kein Fortkommen fanden, zur Zahnheilkunde übergegangen, und manch ein Primaner, der niemals das Maturum bestanden hätte, hat sich nicht aus Neigung unserem Beruf zugewandt. Man kann also verstehen, daß in diesem kaum mehrere Menschenalter bestehenden Stand noch alles gärt und in der Entwicklung begriffen ist, und daß es rühmend hervorgehoben werden muß, daß seine Lehrer und Führer es verstanden haben, in dieser verhältnismäßig kurzen Zeit seine Organisation zu befestigen und auszudehnen. Der verlorene Krieg hat natürlich auch der Zahnheilkunde tiefe Spuren eingegraben, aber trotzdem nicht hindern können, daß sich seine Vertreter eines um so festeren Zusammenschlusses beflissen haben. In allen zahnärztlichen Kreisen herrscht ein intensiveres Arbeiten denn je, und die ungünstigen wirtschaftlichen Aussichten, wie die Not des Vaterlandes, veranlassen einen überaus regen Austausch von Erfahrungen in den Vereinigungen wie in den Zeitschriften. Ganz besonders die Doktorpromotion im eigenen Fach hat in wissenschaftlicher Beziehung schöne Früchte getragen, wie aus einer Reihe vorzüglicher Promotionsarbeiten hervorgeht. Mit der seiner Zeit eingetretenen Verschärfung der Vorbildung von Tertiareife bis zum Maturum ist das Ansehen des Berufes weiterhin gestiegen und findet seinen vorläufigen Abschluß in der Promotion und der Anstellung von außerordentlichen Professoren, denen hoffentlich in nicht zu langer Zeit die Ordinarien folgen dürften. Wenn der erste Zahnarzt ein Rektorat übernehmen wird, wird auch die gesamte Organisation des zahnärztlichen Standes einen Höhepunkt erreicht haben.

Der Aufbau des zahnärztlichen Berufes läßt sich entweder historisch oder nach der Bedeutung der verschiedenen Institutionen zur Darstellung bringen. Wir haben den letzteren Weg gewählt, dabei aber trotzdem tunlichst die Reihenfolge nach ihrer historischen Entwicklung innezuhalten gesucht.

1. Wissenschaftliche Organisation.

Zu diesen gehören die Universitäten mit den zahnärztlichen Instituten und den Fortbildungskursen, die teils offizieller, teils privater Natur sind. Unter den letzteren sind auch jene zu erwähnen, die zur Vorbereitung zum Examen den ganzen Wissensstoff noch einmal repetieren.

Um den Zusammenhang der Universitäten untereinander herzustellen, wie auch die eigenen Interessen der Dozenten zu fördern, besteht über ganz Deutschland eine Dozentenvereinigung.

Die Pflege der zahnärztlichen Wissenschaft ist überaus rege; nicht allein, daß rein wissenschaftliche Vereinigungen für die Bekanntgabe der Fortschritte auf unserem Gebiete sorgen, auch in den Standesvereinen wird meist durch Vorträge und Demonstrationen die Weiterbildung angeregt. Ja es hat sich gezeigt, daß rein wirtschaftliche Zusammenkünfte weniger Anklang finden, daß sich aber die Beteiligung der Kollegen verstärkt, wenn den wirtschaftlichen wissenschaftliche Darbietungen beigegeben sind. Ein Zeichen für den guten wissenschaftlichen Geist der Fachgenossen.

An der Spitze der rein wissenschaftlichen Vereine steht der Zentralverein deutscher Zahnärzte, der im Jahre 1859 durch den Lüneburger Zahnarzt Fricke ins Leben gerufen, zu seinen Leitern und Mitgliedern stets die hervorragendsten Zahnärzte auch unter den Ausländern gezählt hat. Sein jetziger langjähriger Vorsitzender ist der kluge und beliebte Professor Dr. med. Walkhoff (München). Schon unter seinem Vorgänger, dem leider früh verstorbenen Berliner Professor Miller galt dieser Verein als die vornehmste wissenschaftliche Stätte der Zahnärzte. Die Mitgliederzahl ist inzwischen außerordentlich angewachsen. In jedem Jahre findet eine mehrere Tage dauernde Zusammenkunft statt; die letzte 1920 in Leipzig war von über 300 Fachgenossen besucht.

Nächst dieser ist die Gesellschaft für Orthodontie zu nennen, die gleichfalls nur wissenschaftlichen Zwecken dient. Sie ist von einem kleinen Kreise von Orthodonten begründet worden, und hatte speziell nur in der Orthodontie bewährte Fachgenossen unter beengenden Kautelen aufgenommen. Dieses Prinzip hatte jedoch zur Folge, daß die Auswahl nicht immer nach Grundsätzen der Billigkeit getroffen wurde, so daß die Gesellschaft während des Krieges dem Siechtum verfiel. Als dann vor zwei Jahren vom Verfasser in Berlin eine lokale Organisation für Orthodontie ins Leben gerufen wurde, die das umgekehrte Verfahren einschlug, nämlich jeden Zahnarzt bei sich aufzunehmen und an sich heranzuziehen, um so das Interesse erst wachzurufen, bekannte sich auch die obengenannte Gesellschaft zu dem gleichen Grundsatz, worauf sich beide Organisationen zusammenschlossen. In der Folge sollen auch in andern großen Städten ähnliche lokale Organisationen nach dem Berliner Muster von der Gesellschaft für Orthodontie gebildet werden.

Das Organ dieser Gesellschaft ist die Vierteljahrsschrift für Orthodontie und Prothese, die jetzt vom Verlage der Berliner Verlagsanstalt herausgegeben wird, nachdem sie in den letzten Jahren ihr Erscheinen eingestellt hatte.

Die Sitzungen der Gesellschaft für Orthodontie finden alljährlich gewöhnlich im Anschluß an die des Zentralvereins statt. Die lokale Berliner Gesellschaft versammelt sich an jedem dritten Montag im Monat im Berliner Universitätsinstitut.

Im Jahre 1919 wurde in Berlin die Gesellschaft für Zahnheilkunde begründet. Ihr Begründer war Dr. Julius Misch, der damit bezweckte, möglichst all die verschiedenen wissenschaftlichen zahnärztlichen Kreise an einem Brennpunkt zu sammeln. Zweifellos ein richtiger Gedanke, der aber an den bestehenden Organisationen gemischter Art, die ihre langjährigen, z. T. auf persönlicher Freundschaft beruhenden, teils traditionellen Beziehungen nicht aufgeben wollten, scheitern mußte. So hat diese

Gesellschaft die Zahl der Vereine nur um einen weiteren vermehrt, der an den bisherigen Verhältnissen nichts geändert hat.

Die wissenschaftliche Vereinigung der Zahnärzte Stettins tagt monatlich einmal in Stettin.

Unter den Zeitschriften, die nur der Pflege wissenschaftlicher Zahnheilkunde dienen, sind zu nennen:
1. die Monatsschrift für Zahnheilkunde, Verlag Springer, Berlin;
2. die Vierteljahrsschrift für Orthodontie und Prothese, Berliner Verlagsanstalt, Berlin;
3. das Korrespondenzblatt für Zahnärzte, Verlag Phönix;
4. Ergebnisse der gesamten Zahnheilkunde, Verlag J. F. Bergmann, München;
5. Zeitschrift für Mund- und Kieferchirurgie (einschl. Zahnchirurgie und Grenzgebiete), Verlag München;
6. Deutsche Zahnheilkunde in Vorträgen, Verlag Georg Thieme, Leipzig.

Diese tüchtigen, viel gelesenen Zeitschriften legen Zeugnis ab für den starken wissenschaftlichen Betätigungsdrang in zahnärztlichen Kreisen.

Nach diesen nur wissenschaftlichen Zwecken dienenden Institutionen sollen die in heutiger Zeit besonders wichtigen und bedeutungsvollen wirtschaftlichen Organe besprochen werden.

2. Wirtschaftliche Organisationen.

Unter diesen muß an oberster Stelle die Preußische Zahnärztekammer genannt werden (s. S. 6).

Außer in Preußen besteht auch noch in Baden eine auf gleicher Grundlage aufgebaute Kammer.

Unter den jetzigen traurigen vaterländischen Zuständen mußten die wirtschaftlichen Verhältnisse und Gegensätze ein um so stärkeres Gewicht erhalten. Der im Jahre 1911 begründete Wirtschaftliche Verband deutscher Zahnärzte hat sich in dieser Zeit zu einer machtvollen Einrichtung entfaltet. Der schon vor 25 Jahren ausgesprochene Gedanke des Verfassers, eigene Beamte, die sich ausschließlich mit der Förderung des Standes zu beschäftigen haben, anzustellen, ist erst in diesem Verbande verwirklicht worden. Heute zählt der Verband bereits neben einem Generalsekretär noch zwei weitere Beamte und eine Reihe von Schreibkräften, für die im Zahnärztehaus in Berlin die ganze erste Etage mit einer Flucht von Büroräumen belegt ist. Nach dem in diesem Jahre revidierten Statut besteht der Hauptvorstand aus fünf Herren. Ganz Deutschland soll nach den Ländern in etwa dreizehn Unterverbände eingeteilt werden, die sich ihren eigenen Vorstand wählen und ein eigenes Bureau mit wenigstens einem Sekretär anzustellen verpflichtet sind. Hierdurch ist eine straffe Geschäftsführung gewährleistet, die bisher an manchen Orten zu wünschen übrig ließ, solange die Arbeiten im Ehrenamt besorgt wurden. In einer oder mehreren jährlichen Sitzungen versammelten sich die Vorsitzenden der einzelnen Unterverbände zur Besprechung der gemeinsamen wirtschaftlichen Fragen. Der Verband zählt heute bereits ca. 4000 Mitglieder und seine Wirksamkeit wird sich in den nächsten Jahren, allwo die Zahl der Zahnärzte sich verdoppeln dürfte, mit der fortschreitenden Bedeutung der Krankenkassengesetzgebung weiter verstärken. Denn das gesetzliche Verhältnis zu den Krankenkassen wie die Regelung der Beziehungen zu den handwerksmäßig ausgebildeten Zahntechnikern ist die wesentliche Aufgabe des Verbandes.

Neben dem Wirtschaftlichen Verbande bestehen noch eine Reihe von kleineren Vereinen, die sich je aus den Zahnärzten, welche an den großen Krankenkassen beschäftigt sind, zusammensetzen.

Um den durch Alter, Krankheit und Vermögensverfall u. a. G. in Not geratenen Zahnärzten oder deren Angehörigen Beihilfen zu gewähren, wurde von Lipschütz die Unterstützungskasse begründet; ferner besteht die kapitalkräftige Kriegerfürsorge, eine Witwen- und Waisenversicherung und Sterbekasse, die allerdings leider nur geringe Beteiligung findet, die Witzelstiftung, die Walkhoffstiftung, die Zentralhilfskasse des Vereinsbundes deutscher Zahnärzte u. a.

Es mag hier die Bemerkung eingeflochten werden, daß leider in Zahnärzte- wie in Laienkreisen das Einkommen der Zahnärzte vielfach einer Überschätzung unterworfen ist, die dem Stande nicht zum Vorteil dient. Es dürfte keine Übertreibung sein, wenn bei vorsichtiger Berechnung das Unkostenkonto der Krankenkassenzahnärzte auf 75% und der in freier Praxis stehenden Zahnärzte auf 60% der gesamten Einnahmen angenommen wird. Die in Akademikerkreisen übliche Rechnungsführung dürfte die Ursache mancher überraschenden Vermögenseinschätzung sein.

Vom Wirtschaftlichen Verbande werden die Zahnärztlichen Mitteilungen herausgegeben, die wöchentlich erscheinen.

Bei der Besprechung der wirtschaftlichen zahnärztlichen Verhältnisse muß auch der Dentaldepots Erwähnung geschehen, den kaufmännischen Unternehmungen, die den Zahnärzten Apparate und Instrumente wie auch die Materialien liefern., Ein großer Teil von ihnen — wenigstens alle größeren Handlungen — haben sich zu dem Händlerring zusammengetan, der die Preise reguliert und auch sonst die Interessen der Händler wahrnimmt.

Die Standesorganisation der Zahnärzte. 113

Daneben versorgen die Zahnärzte noch eine große Reihe kleiner herumreisender Händler, die besonders in der Provinz ihre Kunden haben.

3. Standespolitische Organisation.

Wie der Wirtschaftliche Verband die wirtschaftlichen Interessen der Zahnärzte vertritt, so liegt es dem Vereinsbund deutscher Zahnärzte ob, die standespolitischen zu fördern. Der Vereinsbund besteht aus den einzelnen Standesvereinen der größeren Städte und der Provinzen (s. d.), die sich in alljährlichen Hauptversammlungen an immer wechselnden Orten versammeln. Der Unterschied zwischen dem Vereinsbund und dem Wirtschaftlichen Verbande zeigt sich schon darin, daß ersterer die Ehrengerichtsbarkeit aufrecht erhält, die im Wirtschaftlichen Verbande keine Stätte hat. Leider ist es bislang nicht gelungen, beide Organe zu verschmelzen, doch dürfte auch deren Vereinigung früher oder später zustande kommen. Der Vorsitzende des Vereinsbundes versucht seit langem, diesem Ziele zuzustreben. Schon heute arbeiten beide Organisationen Hand in Hand und gehen in wichtigen Angelegenheiten wie z. B. beim Technikerausgleich gemeinsam vor. Der Sitz des Vereinsbundes ist Berlin.

Bei besonders wichtigen Anlässen finden auch noch ,,Allgemeine Versammlungen" in Berlin entweder nur von Berliner Kollegen, in manchen Fällen auch aus dem ganzen Lande statt. So wurde nach dem Umsturz in Berlin ein 10er Ausschuß gebildet, der insbesondere den damals bestehenden Arbeiter- und Soldatenrat beeinflussen sollte. Die Versammlung stand unter Leitung des Zahnarztes Adolf Guttmann (Berlin). Zum Delegierten wurde Herr Drucker von der Versammlung erwählt.

Im übrigen gibt es in vielen Großstädten noch Vereine, in denen wissenschaftliche Vorträge gehalten werden und die daneben Standesinteressen und wirtschaftliche Angelegenheiten pflegen. Die Zeitschriften sind erfüllt von den wissenschaftlichen Ankündigungen und von der regen Arbeit, die überall geleistet wird, ein Beweis, daß selbst in dem darniederliegenden Vaterlande überall rührig Hand angelegt wird.

Außerhalb all der oben genannten Organe stehen die Einrichtungen, die der Schulzahnpflege dienen und die durch das Zentralkomitee für Schulzahnpflege ins Leben gerufen und erhalten werden.

Ebenso bedarf das deutsche Zahnärztehaus einer eigenen Besprechung. Der Gedanke zur Begründung einer allen in- und ausländischen Zahnärzten wie auch allen zahnärztlichen Interessenten offenen Gaststätte ist von dem bekannten Sozialpolitiker der Zahnärzte, Erich Lazarus, Redakteur der Zahnärztlichen Rundschau, ausgegangen. Als sich dann im Weltkongreß ein Überschuß von etlichen tausend Mark ergab, legte Gutmann (Charlottenburg) diesen Betrag als Grundstock für dieses Haus an und seiner Energie und seinem Sammeleifer ist die Errichtung des Zahnärztehauses zu verdanken. Das Haus unterhält ein Laboratorium, Fortbildungskurse, eine Bibliothek, eine Poliklinik u. a. In ihm befindet sich, wie schon erwähnt, der Wirtschaftliche Verband, der Unterverband Groß-Berlin und es wird weiter beabsichtigt, auch die Kammer dort zu installieren. Die Versammlungen der Berliner Vereine finden großenteils in dem Gutmannsaal, im Richterzimmer, im Konferenzsaal, im Bibliothekzimmer, im Klubraum und im ,,Großen Saal" statt. Die Einkünfte des Zahnärztehauses bestehen aus den Mitgliederbeiträgen, den Mieten der Verbände und dem Erlös der an Private vermieteten Räume. Ferner werden aus den Kursen und aus dem Laboratorium Bezüge gewonnen.

Die Gerichtsbarkeit der zahnärztlichen Vereine besteht darin, daß nach dem Statut des Vereinsbundes jeder angeschlossene Verein einen Ehrenrat bilden muß, dessen Urteile in der Berufungsinstanz des Ehrenrats des Vereinsbundes nachgeprüft werden können. Vor Eingehen eines prozessualen Vorgehens sind Einigungsversuche vor ernannten Schiedsrichtern zu unternehmen.

Das offizielle Organ des Vereinsbundes ist die ,,Deutsche Zahnärztliche Wochenschrift", die allwöchentlich in Leipzig erscheint.

Dann sind hier noch zu erwähnen die ,,Zahnärztliche Rundschau", Verlag Berlinische Verlagsanstalt, Berlin, und die in Mannheim erscheinende ,,Deutsche Zahnärztliche Zeitung".

Zum Schluß soll noch einer internationalen Einrichtung gedacht werden, die leider durch den Krieg einen bedauerlichen Abschluß fand. Die Fédération Internationale, eine aus Zahnärzten sämtlicher Staaten der Welt zusammengesetzte Vereinigung, war zu dem Zweck gebildet worden, die Weltkongresse der Zahnärzte vorzubereiten resp. zu fördern. Als nun im vorigen Jahre eine Tagung dieser Vereinigung abgehalten wurde, um den nächsten Kongreß für Madrid zu inszenieren, wurden die Zahnärzte aus den den Alliierten gegenüberstehenden Staaten nicht eingeladen, so daß also der Kongreß voraussichtlich ohne die letzteren stattfinden dürfte. Es kann daher dieser Einrichtung hier nur anhangsweise Erwähnung geschehen.

B. Besonderer Teil.
V. Der Zahnarzt in der städtischen und ländlichen Wohlfahrtspflege.
Von
Curt Bejach.

1. Allgemeine Vorbemerkungen.

Die städtische und ländliche Wohlfahrtspflege ist bisher noch nicht zu einem durchsichtigen Organisationssystem gediehen. Immerhin sieht man in dem gegenwärtigen Entwicklungsabschnitt bereits deutlich, daß der Hygiene im weitesten Sinne des Wortes die führende Rolle in der Wohlfahrtspflege zukommen wird. Soweit die Wohlfahrtspflege gegenwärtig von Medizinalpersonen ausgeübt wird, unterscheidet man Gesundheits- und Krankheitsfürsorge. Die Gesundheitsfürsorge hat die Aufgabe, wie schon der Name ausdrückt, die Gesundheit des einzelnen Menschen und ganzer Bevölkerungsgruppen zu erhalten, während die Krankheitsfürsorge den Zweck verfolgt, den Einzelnen wie die Gesamtheit von Krankheit zu befreien oder gegen die Folgen drohender Krankheit zu schützen. Längst hat sich auf diese Weise ein, wenn auch zahlenmäßig noch kleiner Stand von Sozialärzten gebildet, dessen Aufgabe es ist, Gesundheits- und Krankheitsfürsorge zu treiben. Es steht hier nicht genügend Raum zur Verfügung, das Arbeitsgebiet des Sozialarztes auch nur in großen Umrissen zu schildern. Der Sozialarzt braucht, wie dies auch in den Richtlinien betr. Ausbildung von Kommunalärzten vom 19. Dezember 1920 durch das Preußische Ministerium für Volkswohlfahrt vorgeschrieben ist, eine spezielle Ausbildung, die der der Kreisärzte teilweise angeglichen ist. Am wichtigsten ist die Bestimmung, daß Kommunalärzte — so werden in den meisten Fällen die Sozialärzte jetzt genannt, da die Kommunen Träger der Wohlfahrtspflege sind — ebenso wie die Kreisärzte eine der Sozialhygienischen Akademien in Berlin, Düsseldorf oder Breslau nach erfolgter Approbation besucht haben müssen.

Als Hilfsorgane in der Wohlfahrtspflege sind Fürsorgerinnen tätig, die außer der zurückgelegten Ausbildung als Kranken-

und Säuglingsschwestern eine soziale Frauenschule, oder ein dieser gleichgestelltes Institut besucht und eine Abschlußprüfung bestanden haben müssen.

Das Spezialgebiet des Zahnarztes in der Wohlfahrtspflege ist die Schulzahnpflege. Die Schulzahnpflege ist in gleicher Weise der Gesundheits- und der Krankheitsfürsorge zuzurechnen. Aber auch die andern Hauptzweige der Wohlfahrtspflege: die Armenpflege, die Tuberkulosefürsorge, die Geschlechtskrankenfürsorge, die Krüppelfürsorge und die Kriegsbeschädigtenfürsorge hat der Zahnarzt des öfteren zu berühren, und es ist daher berechtigt, die Grundzüge der genannten Fürsorgeeinrichtungen kurz darzulegen, soweit ihre Kenntnis für den Zahnarzt praktisch notwendig ist.

2. Der Zahnarzt in der Armenpflege.

Auszug aus den gesetzlichen Bestimmungen.

Die Grundlage des gesamten Armenrechts bildet das „Reichsgesetz über den Unterstützungswohnsitz" in der Fassung vom 30. Mai 1908.

§ 1 besagt: Jeder Deutsche ist in jedem Bundesstaate in bezug
a) auf die Art und das Maß der im Falle der Hilfsbedürftigkeit zu gewährenden öffentlichen Unterstützung,
b) auf den Erwerb und Verlust des Unterstützungswohnsitzes als Inländer zu behandeln.

Im Sinne dieses Gesetzes sind unter Deutschen die Personen zu verstehen, die dem Geltungsbereiche des Gesetzes angehören.

§ 2. Die öffentliche Unterstützung hilfsbedürftiger Deutscher wird, nach näherer Vorschrift dieses Gesetzes, durch Ortsarmenverbände und durch Landarmenverbände geübt.

§ 10. Wer innerhalb eines Ortsarmenverbandes nach zurückgelegtem sechzehnten Lebensjahre ein Jahr lang ununterbrochen seinen gewöhnlichen Aufenthalt gehabt hat, erwirbt dadurch in demselben den Unterstützungswohnsitz.

§ 11. Die einjährige Frist läuft von dem Tage, an welchem der Aufenthalt begonnen ist.

Durch Eintritt in eine Kranken-, Bewahr- oder Heilanstalt wird jedoch der Aufenthalt nicht begonnen.

§ 28. Jeder hilfsbedürftige Deutsche muß vorläufig von demjenigen Ortsarmenverband unterstützt werden, in dessen Bezirk er sich bei dem Eintritte der Hilfsbedürftigkeit befindet. Die vorläufige Unterstützung erfolgt vorbehaltlich des Anspruchs auf Erstattung der Kosten bzw. auf Übernahme des Hilfsbedürftigen gegen den hierzu verpflichteten Armenverband.

§ 29. Erkrankt eine Person, die an einem Orte mindestens eine Woche hindurch gegen Lohn oder Gehalt in ein und demselben Dienst- oder Arbeitsverhältnisse gestanden hat, während der Fortdauer dieses Dienst- oder Arbeitsverhältnisses oder innerhalb einer Woche nach seiner Beendigung, so hat der Ortsarmenverband des Dienst- oder Arbeitsortes die Kosten der erforderlichen Kur und

Verpflegung für die ersten sechsundzwanzig Wochen nach dem Beginne der Krankenpflege entgültig zu tragen, oder wenn die Krankenpflege von einem anderen Armenverbande gewährt worden ist, diesem zu erstatten.

Wird im Falle der Erkrankung Kur und Verpflegung auf Kosten einer Krankenkasse gewährt und muß bei Beendigung der Leistungen der Kasse die Armenpflege eintreten, so sind die Kosten der letzteren von dem Ortsarmenverbande zu tragen oder zu erstatten.

Schwangerschaft an sich ist nicht als eine Krankheit in obigem Sinne anzusehen.

Die freie Liebestätigkeit hat im Laufe der letzten Jahre durch die Not der Zeit mehr und mehr an Bedeutung verloren. Sie ist, zum großen Teil wenigstens, durch die öffentliche Wohlfahrtspflege ersetzt worden. Wenn auch Beratungen im Gange sind, die Armenpflege als solche durch eine geregelte Wohlfahrtspflege zu heben, so muß gegenwärtig noch mangels anderer gesetzlicher Bestimmungen auf das ,,Gesetz betreffend den Unterstützungswohnsitz'' in einer großen Anzahl von Fällen zurückgegriffen werden.

Für den Zahnarzt ebenso wie für den Arzt ist die Bestimmung von Wichtigkeit, die dem Land- resp. Ortsarmenverband die Pflicht auferlegt, im Falle der ,,Hilfsbedürftigkeit'' Unterstützungsmaßnahmen zu treffen. Die Krankenpflege rechnet stets als Unterstützungsmaßnahme zur Beseitigung der Hilfsbedürftigkeit, und zwar wird unter Krankheit ein ,,anormaler Körperzustand'' verstanden, ,,der in der Notwendigkeit ärztlicher Behandlung oder der Anwendung von Heilmitteln oder in der Beeinträchtigung der Erwerbstätigkeit zutage tritt''. Ob die Krankheit auf krankhafter Veranlagung, einem organischen Fehler oder auf irgendeiner anderen Ursache beruht, ist gleichgültig. Als Krankenpflegekosten ist zahnärztliche Behandlung, insbesondere Extraktionen und Anfertigung eines künstlichen Gebisses, anerkannt. Hingegen besteht bisher noch keine Entscheidung darüber, daß Behandlung im Falle von Zahn- oder Kieferkrankheiten allein durch approbierte Zahnärzte gewährt werden muß.

In der Anwendung gestalten sich die Fälle für den Zahnarzt meist folgendermaßen:

1. In der Praxis erscheint eine Person zu zahnärztlicher Behandlung, die auf Befragen erklärt, zu einer Bezahlung nicht in der Lage zu sein. Will der Zahnarzt in diesem Falle nicht die kostenlose Behandlung von sich aus vornehmen, so gibt er dem Betreffenden auf, sich an das Armenamt der Stadt oder der Gemeinde oder des Kreises zu wenden, und Antrag auf Gewährung zahnärztlicher Hilfe zu stellen. In größeren Städten suchen die Betreffenden zweckmäßig den Bezirksvorsteher

(früher Armenvorsteher) auf, und tragen ihm ihr Anliegen vor. In kleineren Städten und Gemeinden begeben sich die Betreffenden sogleich zum Armenamt aufs Rathaus oder zum Amts- und Gemeindevorsteher oder Gutsvorsteher. Auch die Kinder Unterstützungsberechtigter fallen unter das Armenrecht.

2. Bei Zuweisung von Kranken durch das Armenamt ist der betreffende Zahnarzt, falls nicht durch bestehende Abmachungen die Kosten der Behandlung festgesetzt sind, verpflichtet, die Mindestsätze der staatlichen Gebührenordnung in Anrechnung zu bringen. Es empfiehlt sich jedoch, stets das Armenamt, resp. den Orts- oder Landarmenverband, der Unterstützungsträger ist, über die voraussichtliche Höhe der Kosten auch dann zu unterrichten, wenn die Behandlung ohne weiteren Zusatz dem betreffenden Zahnarzt übertragen wurde. Die Übernahme einer Behandlung eines Ortsarmen ohne vorherige Genehmigung des Armenverbandes gibt dem Zahnarzt kein Recht, vom Ortsarmenverband die Zahlung der entstandenen Kosten zu verlangen. Hingegen sind die Fälle häufig, in denen Behandelte, die zahlungsunfähig sind, von sich aus die Begleichung der entstandenen Kosten für zahnärztliche Behandlung beim Ortsarmenverband beantragen. In allen einschlägigen Fällen empfiehlt es sich, in dieser Weise zu verfahren.

3. Der Zahnarzt in der Tuberkulosefürsorge.

Der Kampf gegen die Tuberkulose wird gegenwärtig von den Organen der Wohlfahrtspflege zusammengefaßt in der Tuberkulosefürsorge. Träger der Tuberkulosefürsorge sind in der Mehrzahl der Fälle Stadt, Kreis oder Gemeinde. Ihre praktische Ausübung geschieht in eigens dazu geschaffenen Tuberkulosefürsorgestellen, an deren Spitze ein meistens nebenamtlich tätiger Fürsorgearzt steht. Die Tuberkulosefürsorgestelle hat die Aufgabe, Tuberkuloseverdächtige zu untersuchen und zu beraten, Tuberkulosekranke zu überwachen und alle diejenigen Maßnahmen zur Verhütung und zur Ausheilung oder Besserung des Leidens einzuleiten, die im Einzelfalle gegeben sind, d. h. die Überweisung der als krank befundenen, wenn sie den Krankenkassen angehören, in kassenärztliche Behandlung, außerdem, wenn sie der Invaliden- oder Angestelltenversicherung angehören, in eine entsprechende Heilstättenbehandlung, gemäß § 1269ff. RVO.

Daneben übt die Tuberkulosefürsorgestelle durch eine oder mehrere Fürsorgerinnen Familienpflege aus, um auch eine Reihe von Fürsorgemaßnahmen zu treffen, wie Gewährung von Unterstützungen für bessere Verpflegung, Ausgabe von Desinfektionsmitteln, von Spuckflaschen, Bereitstellung gesünderer Wohnungen, geldliche Beihilfen, kurz, hygienische und soziale Maßnahmen, die, wie wir wissen, besser als jede „spezifische" Behandlung die Tuberkulose, die ja eine soziale Krankheit ist, eindämmen.

Der Zahnarzt kommt häufig in die Lage, sich an die Tuberkulosefürsorgestelle zu wenden, oder er wird von ihr in Anspruch genommen, wenn es sich darum handelt, den gesunkenen Ernährungszustand eines Tuberkuloseverdächtigen oder Tuberkulösen zu heben. Da ein gutes Gebiß Voraussetzung ist für gute Ausnutzung der Nahrung, besteht schon seit langem bei allen Landesversicherungsanstalten der Brauch, vor Überweisung Tuberkulöser in Heilstätten, erkrankte Zähne herstellen, fehlende Zähne ersetzen zu lassen. Die örtlichen Fürsorgestellen verfahren häufig ebenso und lassen den in ihrer Obhut Befindlichen zahnärztliche Hilfe angedeihen. Da die soziale Bedeutung der Zahnheilkunde noch nicht gleichmäßig von allen in Betracht kommenden Tuberkulosefürsorgeorganen erkannt ist, muß der Zahnarzt häufig die Anregung zu dieser Maßnahme von sich aus geben. In der Praxis haben wir also wiederum zwei Gruppen von Fällen zu unterscheiden:

1. Die Inanspruchnahme des Zahnarztes durch die Tuberkulosefürsorgestelle.
2. Die Inanspruchnahme der Tuberkulosefürsorgestelle durch den Zahnarzt.

Letztere kommt dann besonders in Frage, wenn ein Tuberkuloseverdächtiger die zahnärztliche Sprechstunde aufsucht. Der Zahnarzt sollte nie unterlassen, in allen den Fällen, in denen ein Zahnkranker offensichtlich die Tuberkuloseverdacht erregenden Zeichen — allgemeine Abmagerung, Husten, Auswurf und, wie Befragen feststellen läßt, abendliches Fieber, Nachtschweiße — trägt, ihn auf die Tuberkulosefürsorgestelle aufmerksam zu machen. In vielen Städten, Kreisen und Gemeinden sind die Fürsorgestellen dazu übergegangen, den Ärzten bestimmte Überweisungsscheine zur Verfügung zu stellen, die sie dem Kranken im Bedarfsfalle einhändigen. Auf diesem Wege gelingt es, einen großen Teil der Tuberkulösen, von den Ärzten aus, der Fürsorgestelle zu überweisen und umgekehrt, von der Fürsorgestelle zu etwa notwendiger Behandlung die krank Befundenen den Ärzten zurückzusenden. Der Zahnarzt, der mit einer Tuberkulosefürsorgestelle Hand in Hand arbeitet, fördert den Kampf gegen die Tuberkulose und hat dafür den Ausgleich, daß die zahnkranken Tuberkulösen ihm überwiesen werden. Von seinem sachverständigen Rat wird häufig die Vornahme und der Umfang zahnärztlicher Leistungen an Tuberkulösen abhängen.

Daß die Behandlung Tuberkulöser in der zahnärztlichen Praxis an die Asepsis und Antisepsis die höchsten Anforderungen stellt, sei nur beiläufig erwähnt. Ebenso, daß die Fälle von Tuberkulose der Mundorgane, meistens sekundäre Erscheinungen einer Lungentuberkulose, außer zahnärztlicher auch fachchirurgische Behandlung erforderlich machen.

4. Der Zahnarzt in der Krüppelfürsorge in Preußen.

Der grundlegende Unterschied zwischen den bestehenden Sozialgesetzen der Reichsversicherungsordnung und den Seuchengesetzen einerseits und dem preußischen Krüppelfürsorgegesetz vom 6. Mai 1920 andererseits, besteht darin, daß die Reichsversicherungsordnung nur diejenigen umfaßt, die in irgendeiner Form eine geldliche Leistung entrichtet haben, während die Seuchengesetze in den Mittelpunkt überhaupt nicht die Behandlung des einzelnen Falles rücken, sondern die Verhütung des weiteren Umsichgreifens der ansteckenden resp. der gemeingefährlichen Krankheiten bezwecken. Das Krüppelfürsorgegesetz dagegen erstrebt die Erfassung des einzelnen Falles ohne Rücksicht auf irgendeine vorhergegangene Leistung oder gar Gefährdung der Umwelt. Die erste Frage muß daher sein, wie die entstehenden Kosten aufgebracht werden. Es war ein glücklicher Griff des Gesetzgebers, die Landarmenverbände, die nach dem Bundesgesetz über den Unterstützungswohnsitz vom 6. Juni 1870 und der Novelle vom 30. Mai 1908 gebildet sind, zu den ihnen sonst übertragenen Aufgaben, d. h. der Bewahrung, Kur und Pflege der hilfsbedürftigen Geisteskranken, Idioten, Epileptischen, Taubstummen, Blinden, auch die der Krüppel, soweit sie der Anstaltspflege bedürfen, Fürsorge treffen zu lassen.

Der § 1 des Gesetzes enthält noch die, wie wir sehen werden, außerordentlich wichtige Bestimmung, daß bei Krüppeln unter 18 Jahren diese Fürsorge auch die Erwerbsbefähigung umfaßt. Die Landarmenverbände, die in der Mehrzahl der Fälle mit den Provinzen zusammenfallen, stehen in dieser Zeit der Geldnot immerhin noch einigermaßen gesichert da, ebenso werden die Land- und Stadtkreise, insbesondere die Landkreise in der Lage sein, die ihnen im § 2 auferlegte Fürsorge für Krüppel unter 18 Jahren, die nicht der Anstaltspflege bedürfen, und die Maßnahmen zur Verhütung der Verkrüppelung zu treffen.

Die Bereitstellung von Anstalten wird den Landarmenverbänden, d. h. den Provinzen, nicht immer leicht fallen und es wird notwendig sein, daß sie sich in weitestgehendem Maße der bereits bestehenden privaten Wohltätigkeitsanstalten dabei bedienen. Es war auch die Absicht, die notleidenden privaten Krüppelheil-

Der Zahnarzt in der städtischen und ländlichen Wohlfahrtspflege. 121

anstalten auf diese Weise zu stützen und ihren Verfall aufzuhalten, zumal sie während ihres langen Bestehens den Beweis ihrer Wirksamkeit häufig genug erbracht hatten. Der wesentliche Teil des Gesetzes ist einmal die Fürsorge für Krüppel unter 18 Jahren, dann die Maßnahmen zur Verhütung der Verkrüppelung und die Maßnahmen zur Erwerbsbefähigung. Besonders für die Zahnheilkunde sind von Wert die Maßnahmen zur Verhütung der Verkrüppelung. Der Begriff der Verkrüppelung ist dabei ausschlaggebend. Im § 9 des Gesetzes wird besonders darauf hingewiesen, daß eine Verkrüppelung besteht, wenn eine Person infolge eines ,,angeborenen oder erworbenen Knochen-, Gelenk-, Muskel- oder Nervenleidens usw. in dem Gebrauch ihres Rumpfes oder ihrer Gliedmaßen nicht nur vorübergehend derart behindert ist, daß ihre Erwerbsfähigkeit auf dem allgemeinen Arbeitsmarkt voraussichtlich wesentlich beeinträchtigt wird''. Jedes Wort in diesem Paragraphen ist wohl abgewogen und einer Erläuterung wert. Zum Rumpf rechnet zunächst die Ausführungsanweisung in Absatz III auch den Kopf, und in der Erläuterung weist Schloßmann, der Hauptbearbeiter des Gesetzes, darauf hin, daß ,,in den Rahmen dieses Gesetzes auch die Kieferkrüppel fallen''. Er fügt hinzu: ,,So nennt Bruhn die von Verletzungen des Kiefers Betroffenen, die dadurch (schlechte Sprache, Unmöglichkeit feste Nahrung aufzunehmen, äußere Entstellung), aus der Reihe der Vollmenschen ausgeschieden sind. ,,Ich möchte besonderen Wert zunächst auf den Begriff der drohenden Verkrüppelung legen und darauf hinweisen, daß eine im jugendlichen Alter auftretende hochgradige Karies geeignet ist, ,,die Erwerbsfähigkeit auf dem allgemeinen Arbeitsmarkte wesentlich zu beeinträchtigen''. Ist es doch nach den Bestimmungen über die vorbeugenden Heilverfahren, gemäß § 1269 ff. RVO. allgemein feststehende Ansicht, daß auch die Lieferung von Gebissen resp. die zahnärztliche Behandlung in vielen Fällen geeignet erscheint, drohende Invalidität abzuwenden. Somit darf auch behauptet werden, daß zahnärztliche Behandlung bei Jugendlichen in sehr vielen Fällen drohende Kieferverkrüppelung und damit Beschränkung in der Erwerbsfähigkeit vermeidet.

Es würde sich weiter um den Begriff des Kieferkrüppels handeln. Schloßmann bezieht sich auf die Erklärung Bruhns, der aus naheliegenden Gründen zunächst nur von Verletzung des Kiefers spricht. Es ist aber keine Frage, daß eine hochgradige Entstellung des Kiefergerüstes bei Jugendlichen auch ohne Verletzung infolge von Krankheit eintreten kann. Weiterhin ist der Begriff der Entstellung nach der landläufigen Ansicht wechselnd. Ferner ist es anerkannt, daß heute zu der gewinnenden körperlichen Erscheinung unbedingt auch ein gut instand befindliches Gebiß gehört. Hiermit ist der Begriff der Erwerbsfähigkeit auf dem allgemeinen Arbeitsmarkt und seine Beeinträchtigung gegeben.

Wie schon kurz erwähnt, ist zu trennen zwischen denjenigen Krüppeln, die der Anstaltspflege bedürfen und solchen, die ambulant behandelt werden können. Für erstere haben die Landarmenverbände aufzukommen, die letzteren unterliegen der Fürsorge der Stadt- und Landkreise. Stadt- und Landkreise haben gleichzeitig Maßnahmen zur Verhütung der Verkrüppelung zu treffen.

5. Der Zahnarzt in der Kriegsbeschädigtenfürsorge.

Die Grundlage der Kriegsbeschädigtenfürsorge bildet das Reichsversorgungsgesetz (RVG.) vom 12. Mai 1920. Bei der Bedeutung der Kriegsbeschädigtenfürsorge in der sozialen Fürsorge, die in den kommenden 30 Jahren sich nicht wesentlich mindern dürfte, soll auf dieses Gesetz näher eingegangen werden, zumal in der zahnärztlichen Literatur irgendwelche genaueren Hinweise bisher fehlen.

Der Anspruch auf Versorgung wird durch den § 1 wie folgt umrissen: „Frühere Angehörige der Deutschen Wehrmacht und ihre Hinterbliebenen erhalten wegen gesundheitlicher und wirtschaftlicher Folgen einer Dienstbeschädigung auf Antrag Versorgung."

Unter Dienstbeschädigung (§ 2) werden gesundheitsschädigende Einwirkungen verstanden, „die durch militärische Dienstverrichtungen oder durch während der Ausübung des Militärdienstes erlittene Unfälle oder durch die dem Militärdienst eigentümlichen Verhältnisse herbeigeführt worden sind". Ausdrücklich wird darauf hingewiesen, daß „die Wahrscheinlichkeit des ursächlichen Zusammenhanges" genügt.

Das Gesetz gewährt Dienstbeschädigten Heilbehandlung, Krankengeld und Hausgeld (§§ 4—20).

Für den Zahnarzt ist von Interesse die Heilbehandlung. Zur ihr gehört (§ 5) „ärztliche Behandlung, Versorgung mit Arzneien und anderen Heilmitteln sowie die Ausstattung mit Körperersatzstücken, orthopädischen und anderen Hilfsmitteln, die erforderlich sind usw." Die Ausführungsverordnung zu § 5 zählt zu den Heilbehandlungsmöglichkeiten ausdrücklich ambulante ärztliche, in Klammern, zahnärztliche Behandlung.

Der Zahnarzt in der städtischen und ländlichen Wohlfahrtspflege. 123

Die Körperersatzstücke, zu denen auch Zahnersatz gehört, müssen (§ 7) ,,den persönlichen und beruflichen Bedürfnissen des Beschädigten angepaßt sein". Es würde sich demnach die Möglichkeit bieten, daß ein Beschädigter z. B. Zahnersatz mit Kautschukplatte ablehnt und statt dessen eine Brückenarbeit fordert. Dazu ist es notwendig, den Antrag hinreichend mit den ,,persönlichen und beruflichen Bedürfnissen" zu begründen.

Körperersatzstücke werden nach dem § 8 vom Reich geliefert, im übrigen wird die Heilbehandlung durch die Krankenkassen gewährt. Die Ausführungsanweisung zu § 8 bemerkt in Ziffer 1: ,,Zahnersatz wird durch die Krankenkassen geleistet, soweit er über deren Regelleistung hinausgeht, ist die Genehmigung des Versorgungsamtes notwendig." Es kann sich danach der Fall ergeben, daß ein Kriegsbeschädigter mit den sonst von der Kasse gewährten Leistungen an Zahnersatz nicht zufrieden ist. In derartigen Fällen sollte der Zahnarzt den Betreffenden sogleich auf die Möglichkeit des § 8 RVG. der Ausführungsanweisung hinweisen und bei der Stellung eines weitergehenden Antrages mit seinem fachmännischen Rat zur Seite stehen.

Von Wert sind auch die Bestimmungen des § 7, Absatz 3, und § 19. Danach ist der Beschädigte verpflichtet, sich die Hilfsmittel anpassen zu lassen (§ 7), sowie den Anordnungen einer Heilbehandlung nachzukommen. Wird durch die Weigerung seine Erwerbsfähigkeit ungünstig beeinflußt, ,,so kann ihm die Rente auf Zeit ganz oder teilweise versagt werden, wenn er auf diese Folge schriftlich hingewiesen worden ist". § 19: Zur Duldung von Operationen, die einen erheblichen Eingriff in die körperliche Unversehrtheit bedeuten, kann der Beschädigte nicht gezwungen werden. Die Ausführungsanweisung zu § 19 besagt, unter Ziffer 4, Absatz 2, daß ein gesetzlicher Grund zur Ablehnung vorliegt, ,,b) wenn die Heilbehandlung mit einer Operation verbunden ist, die in den Bestand oder die Unversehrtheit des Körpers schwer eingreift oder nicht ohne Lebensgefahr vorgenommen werden kann". Die Streitfrage, was unter ,,Bestand und Unversehrtheit des menschlichen Körpers" zu verstehen ist, dürfte bei Kriegsbeschädigten nicht in gleicher Weise beurteilt werden wie früher bei Invaliden nach der RVO. Der Kriegsbeschädigte kann geltend machen, daß eine Operation, die bei einem sonst mit unversehrtem Körper und Gliedmaßen Behafteten möglich ist, bei ihm, dem ohnehin Geschwächten, nicht angebracht sei, und die Fälle dürften eintreten, daß ein Kriegsbeschädigter z. B. Extraktionen zur Anfertigung künstlichen Zahnersatzes im Hinblick auf obengenannte Ausführungsanweisung widerspricht.

Die soziale Fürsorge (§§ 21—23) bietet für den Zahnarzt keine wesentlich beachtenswerten Punkte.

Die Rentenfestsetzung (§§ 24—30) bestimmt, daß der Verlust eines Kiefers oder des größeren Teiles eines Kiefers einer Erwerbsbeschränkung von 30% gleichzusetzen ist. Verlust des Gaumens 20%, Verlust aller Zähne 20%, erheblicher Gewebsverlust der Zunge mit schwerer Sprachstörung 30%, abstoßend wirkende Entstellungen des Gesichts 20—50%. Gegen die Rentenfestsetzung kann Klage beim Versorgungsgericht erhoben werden, und auch der Zahnarzt kann in die Lage kommen, sein Urteil dahingehend abzugeben, wie hoch der Verlust eines Kiefers, des Gaumens, der Zähne oder eine etwaige Entstellung bei Kieferschuß usw. zu beurteilen ist.

Für die Bemessung der Rente sind maßgebend (§ 26):
1. die Minderung der Erwerbsfähigkeit;
2. der Beruf;
3. der Familienstand;
4. der Wohnsitz des Beschädigten.

Die Angehörigen der akademischen Berufe, insbesondere Ärzte, Zahnärzte, Tierärzte und Apotheker erhalten die sog. erhöhte Ausgleichzulage, die 50% Zuschlag der Grundrente umfaßt. Außerdem wird in gewissen Fällen, in denen die Erwerbsminderung mehr als 50% beträgt, eine Schwerbeschädigtenzulage gewährt.

Die Bestimmungen über die Hinterbliebenenrente (§§ 36—50), haben gleichfalls für den Zahnarzt Bedeutung. So erhält die Witwe (§ 37) 30 vom 100 der Vollrente. Ist sie erwerbsunfähig oder durch die Pflege und Erziehung von Kindern nicht in der Lage, einem Erwerb nachzugehen oder hat sie das 50. Lebensjahr vollendet, so erhält sie 50 vom 100 der Vollrente.

Der Begriff der Erwerbsunfähigkeit deckt sich mit dem der Invalidität nach der RVO. § 1255, d. h., ,,wenn sie infolge körperlicher oder geistiger Gebrechen nicht nur vorübergehend außerstande ist, durch eine Tätigkeit, die ihr unter Berücksichtigung ihrer Lebensverhältnisse, Kenntnisse und Fähigkeiten zugemutet werden kann, ein Drittel dessen zu erwerben, was gesunde Frauen derselben Art mit ähnlicher Ausbildung in derselben Gegend durch Arbeit zu verdienen pflegen".

Nach § 41 erhalten auch die ehelichen Kinder und die ihnen Gleichgestellten bis zum 18. Lebensjahr Rente, ebenso die Eltern für die Dauer der Bedürftigkeit (§ 45), wenn der Verstorbene der Ernährer gewesen ist. Bedürftig ist nur, wer erwerbsunfähig ist oder das 60. Lebensjahr vollendet hat und dessen Jahreseinkommen eine bestimmte Höhe nicht überschreitet.

In der praktischen Kriegshinterbliebenenfürsorge sind die Fälle häufig, in denen Hinterbliebenen Heilbehandlung gewährt wird, um den Eintritt der Erwerbsunfähigkeit zu verhüten. Diese Heilbehandlung findet nach den Grundsätzen des § 1269 RVO. statt. Zur Heilbehandlung gehört auch zahnärztliche Behandlung, so daß Witwen, Waisen, unterstützungsberechtigte Eltern in geeigneten Fällen zahnärztlicher Hilfe in weitem Maße teilhaftig werden können. Besonders ist zu vermerken, daß Kriegshinterbliebene nur in den seltensten Fällen der Armenpflege zur Last fallen können, daß also die im Absatz ,,Armenpflege" beschriebenen Maßnahmen für sie nicht in Frage kommen.

Die praktische Kriegsbeschädigtenfürsorge ist so eingerichtet, daß sich in jedem größeren Orte Kriegsbeschädigtenfürsorgestellen befinden, in denen die Kriegsbeschädigten und Kriegshinterbliebenen unentgeltlich beraten werden. Die örtlichen Kriegsbeschädigtenfürsorgestellen verfügen außerdem über mehr oder weniger große Geldmittel, durch die sie in die Lage versetzt sind, in besonders gearteten Fällen (auch über das Gesetz hinausgehende) Beihilfen zu gewähren. Praktisch ergibt sich für den Zahnarzt folgendes:

In allen Fällen, in denen es sich um Kriegsbeschädigte oder Kriegshinterbliebene (Witwen, Waisen, Eltern) handelt, veranlasse er sie, soweit sie nicht in der Lage sind, die entstehenden Kosten selbst zu tragen, die Hilfe der ortsansässigen Kriegsbeschädigtenfürsorgestellen in Anspruch zu nehmen. Er sei ihnen mit Auskunftserteilung an die Fürsorgestellen behilflich. Es empfiehlt sich überhaupt, wie auch bei den anderen bereits besprochenen sozialen Einrichtungen, in persönliche Fühlung zu den Dienststellen zu treten und durch Aufklärung Interesse für zahnärztliche Behandlung zu wecken. Bei Kriegsbeschädigten und Kriegshinterbliebenen, die ohne Zustimmung der dazu berechtigten Behörden zahnärztliche Behandlung in Anspruch genommen haben und nicht in der Lage sind die Kosten zu tragen, sollte der Zahnarzt nachträglich versuchen, einen Ersatz zu erlangen. Es läßt sich auch nichts dagegen einwenden, wenn er seinerseits sich an die örtliche Fürsorgestelle wendet und den Versuch macht, die Kosten vergütet zu erhalten. Allerdings steht ihm ein Anspruch darauf nicht zu.

VI. Der Zahnarzt in der Krankenversicherung.

Von
Alfred Cohn.

Krankenversicherung bedeutet die behördliche oder private Übernahme der ärztlichen Hilfe und Pflege bestimmter Bevölkerungsschichten und weitergehend die Verhütung schwerer wirtschaftlicher Nachteile, welche durch Erkrankung hervorgerufen werden. Dem einzelnen wird auf diese Weise die Sorge für Beschaffung ausreichender ärztlicher Leistungen abgenommen, indem er gezwungen oder auch berechtigt ist, einen Pauschalbetrag für etwa notwendig werdende Leistungen dieser Art im voraus zu bezahlen. Über diese Versicherung hinaus gehen dann sinngemäß die Versicherungen gegen eintretende Unfälle oder Invalidität.

Es leuchtet ein, daß der Versicherungsgedanke für die Allgemeinheit von weittragender Bedeutung ist. Die wirtschaftlich Schwachen werden auf diese Weise nicht nur der Sorge überhoben, im Erkrankungsfalle ärztliche Behandlung zu angemessenen Preisen zu suchen und durch Bezahlungsverpflichtung sich unter Umständen eine schwere pekuniäre Last aufzubürden, sondern sie werden auch durch Krankheitsbeihilfe in Gestalt von Krankengeld, sei es, daß es ihnen vertraglich oder daß es ihnen öffentlich rechtlich zusteht, in die Lage versetzt, eine länger dauernde Krankheit ohne schwere Existenzkrisen, welche sonst vielleicht zum wirtschaftlichen Ruin des Betroffenen führen könnten, zu überwinden. Für die Volksgesundheit und damit auch naturgemäß für das Volksvermögen ist das Zusammenströmen großer Geldmittel bei denjenigen Behörden, welche gesetzlich oder satzungsgemäß die Versicherungsbestimmungen auszuführen haben, insofern als ein erheblicher Vorzug anzusehen, als durch rationelle Verteilung der einkommenden Gelder bedeutend mehr im Durchschnitt für das einzelne Individuum geleistet werden kann, als wenn der einzelne gezwungen ist, private ärztliche Hilfe in Anspruch zu nehmen.

Das Bestreben, den einzelnen wirtschaftlich gegen Erkrankungsfälle und ihre Folgen zu sichern, ist frühzeitig in der arbeitenden Bevölkerung zu erkennen. Bereits in den Zunftgenossenschaften des Mittelalters läßt sich derartiges feststellen. Hierhin gehören auch die Einrichtungen der früheren Innungen und Gesellenverbände. In England gibt es seit dem 17. Jahrhundert für jedermann zugängliche Krankenkassen, worüber wissenschaftliches Material schon aus dem Jahre 1825 vorliegt. Im 19. Jahrhundert fängt die Gesetzgebung an sich mit der Krankenversicherung zu beschäftigen und soll hier das sog. Berggesetz von 1865 erwähnt werden, zur Festlegung des Versicherungszwanges bei den Knappschaften. Ferner das Gesetz vom 7. April 1876, die eingeschriebenen Hilfskassen betreffend, welches Normen festlegt für die Kranken- und Begräbniskassen zwecks Gewährung bestimmter Leistungen ihren Mitgliedern gegenüber. Ein Versicherungszwang bestand für diese Kassen nicht. Durch das Krankenversicherungsgesetz vom 15. Juni 1883 wurde eine durchgreifende Regelung der wichtigen Fragen unternommen und angefangen, die ganze Materie in der Form der gewerblichen Arbeiterversicherung in einheitlicher Weise öffentlich rechtlich festzulegen, indem man den Versicherungszwang für die Arbeiter gewerblicher Betriebe einführte und bestimmten anderen Gruppen von Arbeitern das Recht freiwilliger Mitgliedschaft gewährte. Aufgebaut ist dieses Gesetz auf dem Prinzip der Gegenseitigkeit, indem man diesen Personen gegen ein festgesetztes Entgelt einen Rechtsanspruch gab auf durch Gesetz festgelegte Leistungen. Während nun das Gesetz von 1883 die Versicherten in beruflich gegliederten Kassen zusammenfaßte, brach die Reichsversicherungsordnung mit dieser Anordnung des Kassengefüges in dem Bestreben, durch Schaffung großer Kassen möglichste Zentralisierung zu erreichen. Die Reichsversicherungsordnung vom 19. Juli 1911, welche am 1. Januar 1914 in Wirkung trat, baute den Versicherungszwang bedeutend über die gewerblichen Arbeiter hinaus und unterwarf diesem Zwange weitere ausgedehnte Schichten der erwerbstätigen Bevölkerung. In dem Gesetze sind festgelegt die Bestimmungen über die Kranken-, Unfall-, Invaliden- und Hinterbliebenenversicherung. Gleichzeitig mit der Reichsversicherungsordnung wurde das Versicherungsgesetz für Angestellte erlassen (20. Dezember 1911), welches am 1. Januar 1913 in Kraft trat. Dasselbe unterstellt die in gehobener Tätigkeit, jedoch in abhängiger Stellung befindlichen Berufstätigen dem Versicherungszwange und versichert diese gegen eintretende Berufsunfähigkeit. Es wirkt ferner als Alters- und Hinterbliebenenversicherung. Die wirtschaftliche Umwertung, welche die letzten Jahre mit sich brachten, zeitigten naturgemäß einen weiteren Ausbau der sozialen Gesetzgebung. In der Krankenversicherung wurde die Einkommensgrenze der Versicherungspflicht bedeutend erhöht, entsprechend dem Sinken der Kaufkraft des Geldes. Weitere Maßnahmen, wie beispielsweise die Familienversicherung, sind im Werden und der Weg der Entwicklung läßt sich mit Sicherheit nicht voraussagen.

Die Reichsversicherungsordnung legt in § 165 die Versicherungspflicht für folgende Personen fest:
1. Arbeiter, Gehilfen, Gesellen, Lehrlinge, Dienstboten;
2. Betriebsbeamte, Werkmeister und andere Angestellte in ähnlich gehobener Stellung, sämtlich, wenn diese Beschäftigung ihren Hauptberuf bildet;
3. Handlungsgehilfen und -lehrlinge, Gehilfen und Lehrlinge in Apotheken;
4. Bühnen- und Orchestermitglieder ohne Rücksicht auf den Kunstwert der Leistungen;
5. Lehrer und Erzieher;
6. Hausgewerbetreibende;
7. die Schiffsbesatzung deutscher Seefahrzeuge, unter bestimmten Voraussetzungen, sowie die Besatzung von Fahrzeugen der Binnenschiffahrt.

Die unter Absatz 1—7 genannten Personen unterliegen in jedem Falle ohne Rücksicht auf die Höhe ihres jährlichen Einkommens der Versicherungspflicht. Alle übrigen im § 165 genannten Personen unterliegen der Versicherungspflicht nur dann, wenn ihr regelmäßiger Jahresarbeitsverdienst 2500 Mark nicht übersteigt. Letzterer Satz ist mehrfach erhöht worden, zuletzt durch Verordnung vom 30. April 1920 auf 15000 Mark. Die unter Nr. 2 genannten Hausgewerbetreibenden sind unter derselben Voraussetzung versicherungspflichtig, es gelten jedoch für sie besondere Vorschriften (§§ 466—493). Als Hausgewerbetreibende im Sinne dieses Gesetzes gelten die selbständigen Gewerbetreibenden, die in eigenen Betriebstätten im Auftrage und für Rechnung anderer Gewerbetreibender gewerbliche Erzeugnisse herstellen oder bearbeiten. Sie gelten dafür auch dann, wenn sie die Roh- oder Hilfstoffe selbst beschaffen sowie für die Zeit, in der sie vorübergehend für eigene Rechnung arbeiten.

Vom Versicherungszwange befreit sind diejenigen Personen, welche nur vorübergehend in geringerem Maße beschäftigt sind, ferner diejenigen, welche anderweitig einen Anspruch auf Gewährung von Krankenhilfe haben, wie beispielsweise Staats- oder Gemeindebeamte, ebenso die Beamten öffentlicher Körperschaften auf Antrag. Ferner sind gesetzlich versicherungsfrei diejenigen Personen, welche als Anwärter für die Beamtentätigkeit ausgebildet werden, welch letztere Bestimmung sich auch auf die Lehramtskandidaten an öffentlichen Schulen und Anstalten bezieht. Desgleichen Personen, die während der wissenschaftlichen Ausbildung für ihren zukünftigen Beruf gegen Entgelt unterrichten, Mitglieder geistlicher Genossenschaften, Diakonissen, Schulschwestern und ähnliche Personen, wenn sie sich aus religiösen oder sittlichen Beweggründen mit Krankenpflege, Unterricht oder anderen gemeinnützigen Tätigkeiten beschäftigen und als Entgelt nicht mehr als den freien Unterhalt beziehen. Auf Antrag des Arbeitgebers werden von der Versicherungspflicht befreit:

1. Lehrlinge aller Art, solange sie im Betrieb ihrer Eltern beschäftigt sind;
2. Personen, die bei Arbeitslosigkeit in Arbeiterkolonien oder ähnlichen Wohltätigkeitsanstalten vorübergehend beschäftigt werden. Ferner land- und forstwirtschaftliche Arbeiter und Dienstboten, wenn dieselben bei Erkrankung Rechtsanspruch auf eine Unterstützung haben, die den Leistungen der zuständigen Kasse gleichwertig ist.

Voraussetzung ist, daß
1. der Arbeitgeber die volle Unterstützung aus eigenen Mitteln deckt;
2. seine Leistungsfähigkeit sicher ist.

Außer dem Versicherungszwange legt das Gesetz auch eine Versicherungsberechtigung für einen bestimmten Personenkreis fest. Es stellt diesen Personen also frei, ob sie die Wohltat der Krankenversicherung genießen wollen oder nicht. Es sind versicherungsberechtigt: versicherungsfreie Beschäftigte, ferner Familienangehörige des Arbeitgebers, die ohne eigentliches Arbeitsverhältnis und ohne Entgelt in seinem Betriebe tätig sind, Gewerbetreibende und andere Betriebsunternehmer, die in ihren Betrieben regelmäßig keine oder höchstens zwei Versicherungspflichtige beschäftigen. Die Satzung der Krankenkasse kann das Recht zum Beitritt von einer bestimmten Altersgrenze und von der Vorlegung eines ärztlichen Gesundheitszeugnisses abhängig machen. Die Festsetzung der Altersgrenze bedarf jedoch der Zustimmung des Oberversicherungsamts. Die Versicherungsberechtigung erlischt in allen Fällen, wenn das regelmäßige jährliche Gesamteinkommen 4000 Mark übersteigt[1].

Die Reichsversicherungsordnung sieht ferner eine Weiterversicherung nach Aufhören der Versicherungspflicht vor, indem derartige Mitglieder, welche auf Grund der Reichsversicherung

---

[1] Diese Bestimmung ist aufgehoben; eine neue Festlegung über die Einkommenshöhe für die Versicherungsberechtigung ist bisher nicht erfolgt.

oder bei einer knappschaftlichen Krankenkasse in den vorangegangenen 12 Monaten mindestens 26 Wochen oder unmittelbar vorher mindestens 6 Wochen versichert waren, aus der versicherungspflichtigen Beschäftigung ausscheiden, die Versicherung aufrecht erhalten können. Diese Weiterversicherung kommt in Fortfall, wenn eine Einkommensgrenze von 4000 Mark erreicht wird.

Die Träger der Krankenversicherung sind die Krankenkassen[1]), welche nach dem Gesetz in folgenden in ihren Leistungen gleichwertigen Arten organisiert sind:

1. Ortskrankenkassen;
2. Landkrankenkassen;
3. Betriebskrankenkassen;
4. Innungskrankenkassen.

Die Ortskrankenkassen werden für örtliche Betriebe errichtet, in der Regel innerhalb des Bezirkes eines Versicherungsamtes bei mindestens 250 Pflichtmitgliedern. Die Landkrankenkassen sind für ländliche Bezirke, hauptsächlich für landwirtschaftliche Arbeiter. Die Betriebskrankenkassen werden vom Arbeitgeber installiert bei wenigstens 150 Versicherungspflichtigen. Die Innungskrankenkassen sind Einrichtungen der Innungen.

Wie bereits vorher erwähnt, ist die Krankenversicherung auf dem Grundsatze von Leistung und Gegenleistung aufgebaut. Der Versicherte erhält also die ihm rechtlich zustehende zahnärztliche Behandlung, ist aber verpflichtet, vorher ein bestimmtes Entgelt zu leisten. Die Geldmittel, welche die zahnärztlichen Leistungen zur Voraussetzung haben, werden von den Versicherten und ihren Arbeitgebern aufgebracht, und zwar bezahlen die Versicherungspflichtigen zwei Drittel, ihre Arbeitgeber ein Drittel der Beiträge. Versicherungsberechtigte müssen die Mittel allein aufbringen.

Außer dem Prinzip von Leistung und Gegenleistung beruht die Krankenversicherung auf dem Grundsatze der Selbstverwaltung. Diesem Selbstverwaltungskörper sind als Aufsichtsbehörden zwecks Überwachung der Ausführung der durch die Reichsversicherungsordnung festgelegten Pflichten übergeordnet, zunächst das Versicherungsamt, als höhere Instanz das Oberversicherungsamt und als höchste Behörde das Reichsversicherungs-

---

[1]) Knappschaftskassen, Hilfskassenvereine auf Gegenseitigkeit usw. sind zugelassen, wenn ihre Leistungen denjenigen der offiziellen Kassen entsprechen.

amt, an dessen Stelle in Bayern, Sachsen, Baden unter bestimmten Voraussetzungen das Landesversicherungsamt tritt. Der Rechtsanspruch der Versicherten auf zahnärztliche Behandlung wurde hergeleitet aus dem § 6, Absatz 1 des Krankenversicherungsgesetzes von 1883. Da jedoch an dieser Stelle nur allgemein von freier ärztlicher und nicht besonders von zahnärztlicher Behandlung gesprochen wurde, so entstanden hieraus Differenzen, bis durch herbeigeführte Rechtsentscheidungen das Recht der Versicherten auf zahnärztliche Hilfe anerkannt wurde. Weit klarer drückt sich die Reichsversicherungsordnung in den hier folgenden §§ 122 und 123 aus:

„Die ärztliche Behandlung im Sinne dieses Gesetzes wird durch approbierte Ärzte, bei Zahnkrankheiten auch durch approbierte Zahnärzte geleistet. Sie umfaßt Hilfeleistungen anderer Personen, wie Bader, Hebammen, Heildiener, Heilgehilfen, Krankenwärter, Masseure u. dgl., sowie Zahntechniker, nur dann, wenn der Arzt (Zahnarzt) sie anordnet, oder wenn in dringenden Fällen kein approbierter Arzt (Zahnarzt) zugezogen werden kann. Die oberste Verwaltungsbehörde kann bestimmen, wieweit auch sonst Hilfspersonen innerhalb der staatlich anerkannten Befugnisse selbständige Hilfe leisten können.

Bei Zahnkrankheiten mit Ausschluß von Mund- und Kieferkrankheiten kann die Behandlung außer durch Zahnärzte mit Zustimmung des Versicherten auch durch Zahntechniker gewährt werden. Die oberste Verwaltungsbehörde bestimmt, wieweit auch sonst Zahntechniker bei solchen Zahnkrankheiten selbständig Hilfe leisten können. Sie kann bestimmen, wieweit dies auch Heildiener und Heilgehilfen tun können. Sie bestimmt ferner, wer als Zahntechniker im Sinne dieses Gesetzes anzusehen ist."

An dieser Stelle ist ausdrücklich der Anspruch auf zahnärztliche Hilfe festgelegt. Ferner bestimmt der § 123, welche anderen Personen außer den Ärzten und Zahnärzten die Behandlung zu übernehmen berechtigt sind und überläßt es der obersten Verwaltungsbehörde, den Umfang der Hilfeleistung durch die letztgenannten Personen, wie Zahntechniker, Heildiener und Heilgehilfen anzuordnen. Ferner hat die oberste Verwaltungsbehörde das Recht erhalten, zu bestimmen, wer als Zahntechniker im Sinne des Gesetzes anzusehen ist. Von diesem Rechte ist naturgemäß Gebrauch gemacht und Bestimmungen erlassen worden, betreffend die Qualifikation der Zahntechniker im Sinne der Reichsversicherungsordnung. Nunmehr ist für die Zahntechniker, soweit sie zur Behandlung der Versicherten zugelassen zu werden verlangen, der Nachweis bestimmter Kenntnisse durch Bestehen einer behördlichen Prüfung vorgeschrieben. Der Versicherte hat nach dem eben genannten Paragraphen Anspruch auf vollständige ärztliche Behandlung mit Ausnahme der Gewährung von Zahnersatz. Nun ist über den Begriff dieser Behandlung gestritten worden, und es ist noch nicht festgelegt, was man darunter zu verstehen hat. Deckt sich der Begriff mit dem Bestreben, jeden, auch den kleinsten Defekt vielleicht, wenn er noch hart ist, jede Verfärbung und ähnliches zu beseitigen, so wird man bei den Versicherungsträgern auf Widerstand stoßen, weil die Mittel, welche für die gesetzliche Behandlung selbst im günstigsten Falle zur Verfügung gestellt werden können, bei weitem nicht ausreichen, da die Krankenkassen außer der zahnärztlichen Hilfeleistung noch andere wichtige ärztliche Verpflichtungen zu erfüllen haben. Zu fordern ist eine zahnärztliche Behandlung, die sich so weit erstreckt, daß der Behandelte keinen Schaden an seiner Gesundheit nimmt durch Unterlassungssünden, hervorgerufen aus Mangel an Geldmitteln. Die Praxis hat hier einen im Durchschnitt — wenn auch nicht überall — befriedigenden Zustand geschaffen, und in der speziellen Literatur hat man versucht, den Umfang ausreichender zahnärztlicher Leistungen festzulegen.

Die Reichsversicherungsordnung bestimmt eine vertragliche Bindung zwischen den Versicherungsträgern und den Ärzten. Die Anzahl der zu verpflichtenden Ärzte wird den Kassen freigestellt, unter der Voraussetzung, daß die ärztliche Versorgung hierdurch nicht Schaden nimmt. Sobald es die Kassen nicht erheblich mehr belastet, sollen sie ihren Versicherten die Wahl zwischen wenigstens zwei Ärzten lassen. Um jedoch die ärztliche Versorgung nicht zu gefährden, falls es einer Kasse nicht gelingt, einen Vertrag zu angemessenen Bedingungen mit einer ausreichenden Anzahl von Ärzten zu schließen, oder falls die Ärzte den Vertrag nicht einhalten, kann die in Frage kommende Kasse auf ihren Antrag widerruflich durch das Oberversicherungsamt ermächtigt werden, statt der Krankenpflege oder erforderlicher ärztlicher Behandlung eine Barleistung bis zu zwei Dritteln ihres durchschnittlichen Krankengeldes zu gewähren. Umgekehrt kann auch die Kasse, falls die ärztliche Behandlung nicht ausreichend erscheint, durch dieselbe Aufsichtsbehörde gezwungen werden, ihre Leistungen durch Zuziehung weiterer Ärzte resp. Krankenhäuser zu erhöhen. Im § 373 wird dann ausdrücklich festgelegt, daß die eben besprochene Regelung der Beziehungen zwischen Kassen und Ärzten auch für die Zahnärzte gilt. Für die Nichtapprobierten gilt das nicht. Die Kasse kann also Zahntechniker auch ohne vertragliche Bindung zur Behandlung ihrer Mitglieder zulassen. Durch die Einführung der staatlichen Prüfung für Zahntechniker, die jetzt vor der Zulassung zur Behandlung

Der Zahnarzt in der Krankenversicherung. 133

von Kassenpatienten abgelegt wird, dürfte auch für die Techniker eine vertragliche Bindung festgelegt werden, wenngleich diese Prüfung keineswegs als eine Approbation im Sinne der ärztlichen anzusehen ist.

Über die Art der Bezahlung der ärztlichen und zahnärztlichen Leistungen kann die Kasse nach eigenem Ermessen bestimmen. Dabei sind zwei grundsätzlich verschiedene Arten der Bezahlung zu unterscheiden. Die erste Art ist aufgebaut auf der Bezahlung der in ihrer Höhe vorher vertraglich festgesetzten Einzelleistungen. Es wird jede einzelne Leistung nach den niedrigsten Sätzen der Gebührenordnung oder nach bestimmter Vereinbarung bezahlt, ohne Rücksicht auf die Höhe des von der Kasse in ihrem Haushaltplan einzustellenden Honorars. Die zweite Art nimmt im Gegensatz zur ersten Rücksicht auf die Höhe des zahnärztlichen Etats der betreffenden Krankenkasse. Es wird vorher ein Pauschalbetrag als Entgelt für die gesamte zahnärztliche Behandlung mit den vertraglich verpflichteten Zahnärzten verabredet und zu den festgelegten Terminen ausgezahlt. Damit wälzt die Kasse den etwa erforderlich werdenden größeren Honoraranspruch von sich ab und überläßt es ihren Vertragszahnärzten, einerseits dafür zu sorgen, daß die Versicherten ausreichender zahnärztlicher Behandlung teilhaftig werden, andererseits aber auch, daß die Honorare, die der einzelne als Entgelt für seine Arbeit zu beanspruchen hat, sich auf angemessener Höhe halten. Innerhalb des Pauschalbetrages werden wieder wie bei dem vorher erwähnten System die Einzelleistungen berechnet, und zwar legt man zur Errechnung des Geldwertes der einzelnen Leistung eine Einheit, meist den sog. Punktwert, zugrunde. So berechnet beispielsweise der Vertrag der Zahnärzte mit der Allgemeinen Ortskrankenkasse der Stadt Berlin für die einzelnen Leistungen folgende Punktzahlen, von denen die wichtigsten hier gebracht werden sollen:

Konsultation 1	Punkt
Extraktion 2	,,
Extraktion mit örtlicher Betäubung 3	,,
Plastische Füllungen (außer Silikat) 4	,,
Silikat-Füllungen 5	,,
Wurzelbehandlung 1	,,
Zahnreinigung 3	,,
Allgemeine Narkose 6	,,
Mund- und kieferchirurgische Leistungen 10	,,

Über die Höhe der Punktzahlen bei der Bewertung der einzelnen Leistungen läßt sich naturgemäß streiten, doch würde das hier zu weit führen. Am Schlusse eines jeden Quartals reichen die hier zugelassenen Praktiker ihre Liquidation ein. Die Punktzahl aller Einzelbehandlungen wird addiert und durch eine einfache Divisionsberechnung mit dem zur Verfügung stehenden Betrage der Geldwert für den einzelnen Punkt festgestellt. Jeder Praktiker erhält danach den errechneten Betrag für die von ihm eingereichte Punktzahl ausbezahlt. Der Vorteil für die Bezahlung nach Einzelleistungen besteht für den Praktiker darin, daß er am Schlusse einer Behandlung genau die Höhe seines Entgeltes berechnen kann, und daß es ihm möglich ist, beim Einreichen seiner Kassenrechnung einen genau bestimmten Betrag in seinen Etat einzustellen. Für die Versicherungsträger liegt ein Nachteil darin, daß die betreffende Krankenkasse die Höhe ihres zahnärztlichen Etats nicht sicher vorher festlegen kann, daß einmal infolge plötzlichen starken Anwachsens der Mitgliederzahl und starker Beanspruchung zahnärztlicher Leistungen, dann aber auch durch Gewährung unvorhergesehener zahlreicher Einzelleistungen der Ausgabeposten für zahnärztliche Hilfe im Verhältnis zu den übrigen Aufwendungen der Kasse sich recht unliebsam bemerkbar machen kann. Letzteres läßt sich allerdings durch Beschränkung bestimmter Kategorien von Einzelleistungen annähernd auf ein Normalmaß regulieren. Wie die Aufwandskosten bei Bezahlung von Einzelleistungen anwachsen, läßt sich beispielsweise an den hier folgenden Zahlen der Betriebskrankenkasse der A. E. G. zu Berlin beobachten:

Mitgliederbestand:

Jahr	männlich	weiblich	insgesamt
1902	9003	2917	11 920
1903	10 369	3404	13 773
1904	14 852	4501	19 353
1905	17 216	4550	21 766
1906	21 575	5683	27 258
1907	20 754	5246	26 000
1908	20 259	5723	25 982
1909	20 910	6646	27 556
1910	25 771	9193	34 964
1911	29 033	10 759	39 792
1912	33 560	12 516	46 076
1913	33 513	13 062	46 575
1914	27 906	10 869	38 775
1915	20 646	17 438	38 084
1916	18 986	31 509	50 495
1917	25 341	47 029	72 370
1918	27 236	39 431	66 667
1919	30 822	22 096	52 918

Der Zahnarzt in der Krankenversicherung.   135

Die Ausgaben für zahnärztliche Behandlung betrugen:

Jahr	für männliche Mitglieder	für weibliche Mitglieder	insgesamt	pro Kopf und Jahr
1902	3719,80	2049,15	5768,95	0,48
1903	4216,15	2721,65	6937,80	0,50
1904	6630,60	4227,60	10 858,20	0,56
1905	9174,51	5624,25	14 798,76	0,67
1906	13 440,65	7511,30	20 955,95	0,77
1907	16 545,35	7677,75	24 223,10	0,93
1908	20 103,32	10 095,25	30 198,57	1,16
1909	20 836,33	11 572,05	32 408,38	1,17
1910	28 074,97	16 468,05	44 542,02	1,27
1911	34 147,79	19 040,30	53 188,09	1,34
1912	40 843,78	23 237,98	64 081,76	1,40
1913	44 726,46	28 413,10	73 139,56	1,57
1914	36 877,37	24 679,25	61 556,62	1,59
1915	44 347,50	14 576,25	58 950,75	1,55
1916	17 569,76	77 905,39	95 475,15	1,89
1917	26 690,76	106 979,79	133 670,55	1,85
1918	31 774,59	89 568,69	121 343,28	1,82
1919	61 070,74	61 033,54	122 104,28	2,31

Die Zuschüsse zum Zahnersatz betrugen:

Zahnersatz.

Jahr	männlich	weiblich		insgesamt
1909	480,60	98,60	Mk.	579,20
1910	692.—	271,60	,,	963,40
1911	932,60	320,—	,,	1252,20
1912	986,90	241,80	,,	1228,70
1913	1563,20	738,40	,,	2301,60
1914	2194,10	782,20	,,	2976,30
1915	927,50	463,—	,,	1390,50
1916	1418,63	1647,97	,,	3066,60

Zugleich zeigen diese Zahlen das Verhältnis der Inanspruchnahme zahnärztlicher Hilfe durch männliche und weibliche Mitglieder. Man ersieht hier, was übrigens als Erfahrungstatsache feststeht, daß die männlichen Mitglieder zahnärztliche Behandlung in erheblich geringerem Maße fordern als die weiblichen. Es mag hier die weibliche Eitelkeit mit in Frage kommen, ferner eine stärkere Kariesfrequenz durch Schwangerschaften sowie Stillen der Kinder. Eine Statistik über die Kariesfrequenz der männlichen und weiblichen Kassenmitglieder wäre eine dankbare Aufgabe. Eine gut eingerichtete Kassenklinik müßte die Möglichkeit dafür bieten. Übrigens ist nicht nur die Zahl der männlichen und weiblichen Mitglieder von Einfluß auf die Höhe des zahnärztlichen Etats der Kasse, es spielt auch die Qualität der Versicherten eine Rolle. So werden Kaufleute, Handwerker, gelernte Arbeiter usw. ganz verschieden bewertbare Anforderungen an die zahnärztliche Behandlung stellen. Einzelne Gruppen werden

Sanierung, andere nur Extraktion ihres jeweilig schmerzenden Zahnes verlangen. Ferner sind von Einfluß auf den Etat die räumlichen Verhältnisse, die Arbeitszeit der Versicherten, die gegenseitige Empfehlung und manches andere mehr.

Während nun das Anwachsen der Kosten für zahnärztliche Hilfe bei mittleren und kleineren Kassen sich so regulieren läßt, daß man — abgesehen von Ausnahmefällen — die prozentuale Höhe des Kostenzuwachses ungefähr im voraus errechnen kann, ist dieses bei größeren Kassen schwieriger; außerdem handelt es sich dort um erhebliche Beträge, welche unter Umständen es für diese Kassen angezeigt erscheinen lassen, von der Bezahlung der Einzelleistungen zum Pauschalsystem überzugehen.

Verwaltungstechnisch stellt letzteres einen Vorteil für die Kassen dar, indem diese bereits bei Aufstellung ihres Haushaltplanes mit einem bestimmten Betrage rechnen können und alle Aufwendungen an Zeit, Raum und Beamten zur Verwaltung dieses Teiles der Versicherung fortfallen. Bei Abschluß mit einer zahnärztlichen Korporation könnte allerdings durch Übernahme der Honorarverteilung seitens der zahnärztlichen Vertragsträger auch bei Bezahlung der Einzelleistungen der eben erwähnte verwaltungstechnische Nutzen so weit erzielt werden, daß nur die Höhe des Gesamthonorars im voraus unbestimmt bliebe. Für die zahnärztlichen Praktiker hat das System den Vorteil, daß die Vertragsverhältnisse zwischen ihnen und den betreffenden Kassen möglichst stabil bleiben, was für die zahnärztlichen Existenzmöglichkeiten nicht immer zu unterschätzen ist. Es hat den Nachteil, daß der einzelne nicht im voraus wissen oder doch nur ungefähr berechnen kann, wie hoch das Entgelt für seine Arbeit sein wird. Ferner kann, da der Pauschalbetrag gewöhnlich pro Kopf des Mitgliedes und pro Jahr berechnet wird, der Fall eintreten, daß durch unvorhergesehenes erhebliches Sinken der Mitgliedszahl der in Frage kommenden Krankenkasse der Punktwert so klein wird, daß die Entlohnung, welche der einzelne Praktiker für seine Arbeitsleistung erhält, erheblich unter das Existenzminimum sinkt. Hiergegen lassen sich jedoch vertragliche Vorkehrungen treffen, etwa derart, daß wenn der Punktwert durch unvorhergesehene Fälle unter einen bestimmten Betrag sinken sollte, die Kasse eine Nachzahlung so weit zu leisten hätte, daß wenigstens der vorgesehene Mindestpunktwert erreicht wird.

Außer den Systemen, welche die zahnärztlichen Leistungen regeln, interessieren hier die Arten der Anstellung, die Formen, in der die zahnärztlichen Praktiker zur Ausführung der zahnärztlichen Hilfe verpflichtet werden. Es lassen sich hier zwei scharf voneinder getrennte Anstellungsmöglichkeiten unterscheiden. Mit dem besten in der Literatur vorkommenden Ausdruck bezeichnet man die beiden Arten als Anstellungssysteme in freier oder in gebundener Form. Die gebundene Form, über welche an dieser Stelle nicht gesprochen werden soll, findet ihren Ausdruck in der Krankenkassenklinik, in welcher die zahnärztliche Behandlung an eine Stelle gebunden wird, im Gegensatz zur freien oder mit Einschränkung freien Zulassung von Einzelpraktikern. Die Kassenklinik bedeutet die Zentralisation der zahnärztlichen Behandlung, die freie Form die Dezentralisation. Bei der gebundenen Form wird die Kasse im weitesten Sinne des Wortes Großunternehmer. Sie stellt nicht nur die behandelnden Praktiker fest an, indem sie dieselben zu Beamten macht, sie schafft durch Einrichtung der Kliniken in eigener Regie eigene Behandlungsmöglichkeiten, sie besorgt auch den gesamten Einkauf der erforderlichen Materialien und genießt dabei den Einkaufsvorteil des Großunternehmers. Die Gründe für die Bevorzugung dieses Systems vor der freien Form können verwaltungstechnischer Natur sein, ferner die Absicht, Ersparnisse am zahnärztlichen Etat zu machen, dann aber auch das Bestreben, den Versicherten eine möglichst gute Behandlung zuteil werden zu lassen. Wieweit die hier gebrachten Gründe zutreffen, sind zur Zeit noch offene Fragen, welche der Aussprache und der Klärung bedürfen. Für die zahnärztlichen Praktiker bedeutet die Einrichtung von Kassenkliniken infolge Entziehung einer erheblichen Anzahl von Patienten aus der freien Praxis einen starken Nachteil, unter Umständen den wirtschaftlichen Zusammenbruch des einzelnen. Für das Publikum besteht die Gefahr des Aufhörens der individuellen Behandlung, wodurch der einzelne zu einer Behandlungsnummer herabsinken würde.

Wie bereits angedeutet, ist das System der freien Form im Gegensatz zu der eben besprochenen gebundenen auf dem Prinzip der Dezentralisation aufgebaut, indem man den Versicherten die Möglichkeit gewährt, zahnärztliche Hilfe an einigen oder auch vielen räumlich getrennten Orten aufzusuchen. Hierdurch wird Zeit, in größeren Orten Fahrgeld gespart, Arbeitsverdienst nicht übermäßig gestört. Die weitgehendste Betätigung dieses Systems dürfte die sog. freie Zahnarztwahl sein, indem jeder Praktiker, der sich verpflichtet, zu den vorher vertraglich vereinbarten Behandlungssätzen den Versicherten zahnärztliche Hilfe zu leisten, ohne Einschränkung zur Behandlung der Mitglieder zugelassen wird. Wirtschaftlich ist dieses System für den Praktiker ein gerechtes zu nennen, indem niemand a priori von der Existenzmöglichkeit ausgeschlossen wird. Für die Versicherten wird durch dieses System eine gute Versorgung gewährleistet durch Erzielung möglichster Individualität der Behandlung. Der privatwirtschaftlich interessierte Praktiker wird naturgemäß weit mehr bestrebt sein, sich seine Patienten, auf denen seine Existenz beruht, zu erhalten, als der festangestellte beamtete Praktiker. Der freien Zahnarztwahl stehen als Nachteile gegenüber die höheren Kosten einer solchen Behandlung, welche bei großen Kassen so erheblich werden können, daß die Kasse ein solches System pekuniär nicht aufrechterhalten kann, wenn ihr zahnärztlicher Etat im Verhältnis zu ihren anderen ärztlichen Verpflichtungen nicht über Gebühr anwachsen soll. Infolge der schlechten Mundverhältnisse der Bevölkerung, welche viel Sanierungen und verhältnismäßig wenig Prophylaxe erfordern, kann der subjektive Bedarf nach zahnärztlicher Hilfe derart anwachsen, daß ein bedeutendes Überschreiten des zahnärztlichen Voranschlages im Haushaltplan der Kasse, bei Bezahlung der Einzelleistungen und ein gefährliches Sinken des Punktwertes bei Pauschalbezahlung die Folge ist. Bei dem vorhandenen starken Bedarf nach zahnärztlicher Hilfe bringt erfahrungsgemäß jeder neu hinzukommende Kassenpraktiker einen neuen Kreis von Patienten mit, welche einmal die nun vorhandene wohlfeile Behandlungsmöglichkeit benutzen wollen, was sie vorher nicht taten, da ja der Praktiker ihres Vertrauens bisher bei der betreffenden Kasse nicht zugelassen war, ferner aber nun ihrerseits neue Kreise interessieren und sie veranlassen, zahnärztliche Behandlung in Anspruch zu nehmen. Auf der einen Seite ist dieses im Interesse der Volksgesundheit durchaus zu begrüßen, auf der anderen Seite aber drückt sich diese Patientenzunahme im Haushaltplan der Kasse zahlenmäßig mit allen seinen Konsequenzen aus, ein Zeichen, daß der Aufwand für zahnärztliche Behandlung seitens der Krankenkassen vielerorts noch zu gering ist und der Erhöhung bedarf. Bessern sich die Mundverhältnisse der Bevölkerung, was vorläufig jedoch zu bezweifeln bleibt, wird die Notwendigkeit zu sanieren geringer und hebt sich damit das Verlangen nach prophylaktischer Behandlung, so dürften der dauernden Einführung der freien Zahnarztwahl keine nennenswerten Schwierigkeiten erwachsen.

Solange jedoch die Mundverhältnisse der versicherungspflichtigen Bevölkerung sich noch nicht bedeutend gebessert haben, wird bei Kassen mit erheblicher Mitgliederzahl oft die Notwendigkeit sich ergeben, auf die freie Zahnarztwahl zu verzichten und dafür einen Behelf einzuführen, indem die Zahl der bei diesen Kassen tätigen Praktiker beschränkt wird. Die

Reichsversicherungsordnung stellt nach Möglichkeit die Wahl zwischen wenigstens zwei Zahnärzten frei, doch dürfte diese Zahl natürlich ganz aus dem System fallen. Die beschränkte freie Zahnarztwahl ist so gedacht, daß nach möglichst genauer Festlegung des Bedarfes für zahnärztliche Hilfe die Zulassung der Praktiker erfolgt, und daß besonders bei größeren Städten größtmöglichste Dezentralisation erreicht wird durch Zulassung der erforderlichen Anzahl von Praktikern, in allen für die Versicherten in Frage kommenden Stadtgegenden. Neuzulassung von Praktikern hätten dann auf Grund des wachsenden Bedürfnisses nach bestimmtem System zu erfolgen. Die beschränkte freie Zahnarztwahl muß allerdings wirtschaftliche Härten mit in Kauf nehmen, indem die zur Behandlung zugelassenen Praktiker einen Vorteil haben, während die übrigen infolge des Ausfalls einer großen Zahl von Versicherungspflichtigen benachteiligt werden. Vielleicht gelingt es den weiteren Entwicklungsmöglichkeiten der Krankenversicherung, hier einen gerechteren Ausgleich zu schaffen. Genaue Zahlen über die Verteilung des Bedarfes sind bisher nicht vorhanden, sondern nur Schätzungsziffern, welche erheblich differieren.

Zwischen den Arten der freien Form und der gebundenen steht das System der fixierten Kassenzahnärzte, indem je ein Praktiker für eine festgelegte Anzahl von Patienten einer bestimmten Gegend angestellt und fest besoldet wird. Das System ist so selten, daß es hier nicht ausführlich besprochen werden braucht. Es war früher bei einzelnen kleinen Kassen eingeführt, ebenso wie das Bonsystem, welches fast ganz aufgegeben ist. Bei mittleren und größeren Kassen dürften sich die fixierten Kassenzahnärzte kaum rentieren, wenn eine ausreichende Versorgung der Mitglieder gewährleistet werden soll.

VII. Die Zahnklinik der Krankenkasse.

Von

Heinrich Richter.

Die Aufgaben der Krankenkassen bezüglich Zahnbehandlung sind in den vorhergehenden Kapiteln bereits eingehend behandelt. Ich möchte nur einen Gedankengang nochmals hervorheben, der nicht oft genug wiederholt werden kann. Solange sich die Krankenkassen darauf beschränken, den Versicherten das an Zahnbehandlung zu geben, was diese selbst als ihr Recht ansehen und wünschen, bleibt die Zahnbehandlung im Sinne der Volkshygiene etwas ganz Unvollkommenes. Die Versicherten wollen im allgemeinen, daß man ihnen die schmerzenden und die sichtbaren Zähne behandelt und verzichten gern auf die vorbeugende Behandlung der rückwärtigen Zähne und erst recht auf die Ausräumung der nicht mehr erhaltbaren Teile, welche Ansteckungsherde für die noch gesunden Zähne und Infektionsquellen für den Gesamtorganismus bedeuten. Die Versicherten verlangen ferner, daß der Zahnarzt den Wert des betreffenden Zahnes so einschätzt, wie sie es selbst tun, während der Zahnarzt den Zahn als Glied des ganzen Gebisses betrachten und seinen Wert danach einschätzen muß.

Da die Kassen nur begrenzte Mittel haben, begnügen sie sich im allgemeinen damit, die Versicherten zu ,,befriedigen", und dabei kommt ein hygienisch ganz unzulänglicher Erfolg zustande. Das Ziel der Kassen muß es sein, die Mundhöhlen gesund zu machen, zu sanieren, und nicht einzelne Zähne zu behandeln, sondern den Kauapparat als Ganzes anzusehen, ihn als wichtiges ,,Organ" des Körpers zu betrachten. Das ist bei der heute von Jugend auf bestehenden Verwahrlosung der Mundhöhlen eine gewaltige, ja, meiner Meinung nach vorläufig unerfüllbare Aufgabe. Sie wird erst erfüllbar werden, wenn die Jugend- und Schulzahnpflege durch systematische Behandlung und Erziehung eine Generation geschaffen hat, welche Verständnis für die Hygiene des Mundes besitzt und mit geordneten Mundverhältnissen in die Krankenkassen eintritt.

Die Zahnklinik der Krankenkasse.

Gleichwohl müssen sich die Kassen bei den Wegen, die sie bezüglich Zahnpflege einschlagen, stets dieses hohen Zieles bewußt sein. Sie dürfen nicht nur an die augenblicklich erfüllbaren und dringlichsten Bedürfnisse denken, sondern müssen den Weg im Auge behalten, der zu den lichten Höhen konsequent durchgeführter Mundhygiene führen kann. Dabei müssen sie mit ihren Mitteln haushalten und die finanziellen Konsequenzen bedenken, die neue Wege mit sich bringen können.

Meine Aufgabe ist es, das Tätigkeitsfeld des Zahnarztes zu zeichnen, welches sich ihm im Rahmen einer Kassenzahnklinik bietet. Um diese Aufgabe zu lösen, ist es erforderlich, ein Urteil darüber zu gewinnen, was mit Hilfe von Kassenzahnkliniken bezüglich wahrer Mundhygiene zu leisten ist. Nur wenn dieses Urteil befriedigend ausfällt, kann man in Erwägung ziehen, ob der Zahnarzt — der einen Beruf „höherer Art" ausübt — sich in einer solchen Klinik beruflich befriedigt fühlen kann.

Die erste Fragestellung muß demnach lauten:

Ist es mit Hilfe von Kassenzahnkliniken möglich, das Ziel wahrer Mundhygiene zu erreichen bzw. ihm vorläufig mit beschränkten Mitteln möglichst nahe zu kommen?

Was ist eine Kassenzahnklinik?

Dieselbe ist dadurch charakterisiert, daß die Versicherten von fest besoldeten Zahnärzten, die ihre ganze Arbeitskraft zur Verfügung stellen, behandelt werden in Räumen und unter Benutzung einer Einrichtung und Materials, die Eigentum der Kasse sind. Diese Zahnärzte sind tätig unter Aufsicht bzw. Anleitung eines älteren, erfahrenen Zahnarztes, welcher dem Kassenvorstande gegenüber die Verantwortung dafür trägt, daß die Behandlung so gut als möglich ausgeführt wird. Die wirtschaftliche Leitung des Betriebes hat der Kassenvorstand bzw. als ausführendes Organ die Kassenverwaltung.

Das Muster für dieses System haben die Schulzahnkliniken abgegeben, welche seitens der sachkundigen Zahnärzteschaft lange Jahre hindurch stark propagiert wurden. Was hat die Krankenkassen bewogen, diesem Muster zu folgen? Ist es das bewußte Beschreiten eines Weges gewesen, der zum hohen Ziele führen soll? Im allgemeinen muß man diese Frage verneinen. Soweit ich Einblick in die Verhältnisse gewonnen habe, sind die Gedankengänge der Kassenvorstände etwa folgende gewesen:

Die Kassen konnten für die Zahnbehandlung nur beschränkte Mittel aufwenden. Die Ausgaben stiegen mit den Jahren wesentlich. Wodurch? Objektiv sicherlich am meisten dadurch, daß die Versicherten mehr und mehr den Anspruch auf konservierende

Behandlung erhoben, dem sich die Kassen rechtlich nicht entziehen konnten. Wie kamen die Versicherten zu diesen Ansprüchen? Großenteils mit der Zunahme der Bildung durch Aufklärung von einem zum andern, anderntteils aber durch Hinweis seitens der Zahnärzte und der nicht approbierten Zahnbehandler, welche die Versicherten versorgten. Diese hatten ein Interesse daran, ihr Tätigkeitsfeld auszudehnen, um bei der geringen Bezahlung aus den Mundhöhlen der Versicherten durch Mehrleistung einen höheren Gewinn zu ziehen — ein Streben, das gewiß nicht zu verurteilen ist, zumal das Interesse des Zahnarztes und des Versicherten sich dabei deckte und die Rechtsprechung dieses Vorgehen rechtfertigte.

Durch Übernahme der Zahnbehandlung in eigene Regie glaubten die Kassen das Tempo dieses Vorganges in die Hand zu bekommen. Sie hofften also auf diese Weise zu sparen. Sie hofften überhaupt zu sparen, da sie der Meinung waren, daß sie häufig von Zahnärzten und Zahntechnikern durch Vielgeschäftigkeit ausgenutzt würden, daß diese Gefahr in der eigenen Klinik ausschiede, und daß die Zahnbehandlung in eigener Regie an sich billiger sein würde. Ferner glaubten sie, ihren Versicherten dadurch Ersparnisse zu schaffen, daß die in der freien Versorgungsform nicht auszurottenden Zuzahlungen seitens der Patienten fortfielen bzw. gering festgesetzt werden konnten.

Der Hauptgedanke, welcher die Kassen jedoch zur Übernahme der Zahnbehandlung in eigene Regie veranlaßte, waren die fortgesetzten Kämpfe um die Honorare. Die Zahnärzte hatten sich — dem Beispiel der Ärzte folgend — organisiert und die Kassen fürchteten, daß die Honorarkämpfe immer schwieriger würden. Sie konnten zwar die Zahntechniker gegen die Zahnärzte ausspielen, sahen aber ein, daß sie ohne die Zahnärzte nicht auskommen würden. Die Zahnärzte hatten im allgemeinen höhere Forderungen als die Techniker. Man konnte die Zahnärzte nicht ausschalten. In der Klinik glaubte man es in der Hand zu haben, ihre Forderungen in niedrigen Grenzen zu halten. Die Ärzteschaft strebte nach der freien Arztwahl und das gleiche fürchtete man von der Zahnärzteschaft. Dann waren die finanziellen Wirkungen gar nicht abzusehen. Da forderte das Beispiel der Schulzahnklinik zur Nachahmung heraus. Man glaubte, die Zahnbehandlung durch relativ gering bezahlte Assistenzzahnärzte unter Aufsicht eines Klinikleiters ausführen zu können und die Höhe der Gesamtausgabe in der Hand zu haben, da die wirtschaftliche Leitung dem Kassenvorstand vorbehalten blieb. Ferner lockte der Gedanke, daß die Kasse wußte, was dem Versicherten in der eigenen Klinik an Material gegeben würde.

Verwaltungstechnisch leuchtete ein, daß das Beihilfenwesen zum Zahnersatz einheitlicher und übersichtlicher geregelt werden könne. Ferner glaubte man, daß die Versicherten bei der freien Versorgung mehr oder weniger als Patienten II. Klasse behandelt würden, was dauernd zu gewissen Klagen führte. In einer Klinik meinte man dieses Moment mit einem Schlage ausgeschaltet zu haben. Der ganze Betrieb sei eben auf die Behandlung der Versicherten eingestellt und man könnte ihnen moderne Errungenschaften der Zahnbehandlung, wie Röntgenaufnahmen, in eigener Regie ohne allzu hohe Kosten zur Verfügung stellen. Außerdem paßte die Zahnklinik in den Rahmen des Zukunftsbildes der „Sozialisierung der Heilkunde".

Die Zahnärzteschaft fühlte sich durch die Gründung der Kassenkliniken in ihrer Existenz mehr oder weniger bedroht. Wurde die Zahnbehandlung der Kassenmitglieder plötzlich den ansässigen Zahnärzten genommen, um in einer Klinik konzentriert zu werden, so war das für manchen Zahnarzt katastrophal. So entstand in der Zahnärzteschaft eine heftige Bewegung gegen die Kliniken. Die Schulzahnkliniken hatte man nicht nur ruhig mit angesehen, sondern durch Wort und Tat gefördert. Die Kassenkliniken wurden bekämpft. Bei den meisten geschah dies aus wirtschaftlichen Gründen, aber viele sehr ernste Zahnärzte taten dies aus ehrlicher, sachlicher Überzeugung, indem sie folgenden Gedanken Ausdruck gaben: In dem Massenbetrieb einer Klinik sei ein Eingehen auf das Individuum nicht möglich. Jeder werde als Nummer und nach Schema F behandelt. Ein Vertrauensverhältnis zwischen Zahnarzt und Patienten sei nicht möglich. Die behandelnden Zahnärzte wechselten zu häufig, um Verantwortlichkeitsgefühl für ihre Arbeiten haben zu können. Ferner verlören die Versicherten durch weite Wege zur zentral gelegenen Klinik so viel an Arbeitszeit, daß dies volkswirtschaftlich durchaus unzulässig sei.

Aus diesen Erwägungen kamen die Standesorganisationen der Zahnärzte 1913 dahin, ihren Mitgliedern die Annahme von Stellungen an Kassenzahnkliniken zu verbieten. 1918 wurde dieser Beschluß aufgehoben, man stellte sich aber doch auf den Standpunkt, daß die Kassenkliniken zu bekämpfen seien, in der Meinung, daß sie dem Volkswohle nicht dienten. Dieser mildere Beschluß ergab sich aus der Erwägung, daß die Gründung von Kassenzahnkliniken offenbar nicht zu unterbinden war, und daß man lieber Fühlung mit und Einfluß auf die Bewegung haben wollte, als daß man eine Kategorie von Zahnärzten großzog, welche der herrschenden Standesethik fremd sein würde. Meiner Meinung nach wäre es richtiger gewesen, wenn die zahnärztliche Standesorganisation noch einen Schritt weiter gegangen wäre und Richtlinien dafür aufgestellt hätte, wie eine Kassenzahnklinik beschaffen sein muß, um das Einverständnis der Zahnärzteschaft zu finden. Meine diesbezüglichen Vorschläge fanden auf der Delegiertenversammlung des Vereinsbundes deutscher Zahnärzte 1918 keinen Widerhall.

Etwas absolut Gutes pflegt es nicht zu geben, es ist alles relativ. Will man daher die Frage prüfen, ob bei dem System der Kassenzahnklinik die Vorteile oder die Nachteile überwiegen, so muß man es vergleichen mit anderen Systemen. **Man muß sich aber bewußt sein, daß der maßgebende Faktor das Wohl der Patienten, der Versicherten, ist, und daß Kassen und Zahnärzte nur Mittel zu diesem Zwecke sind.** Die Interessen der Kassen, deren selbstgewählter Vorstand zu zwei Dritteln aus Versicherten besteht, fallen allerdings insofern zusammen, als die Aufwendungen zum Teil aus der eigenen Tasche der Versicherten gehen. Im Jahrbuch der Krankenversicherung 1917 habe ich für die Krankenkassen obige Frage erörtert, wobei ich zu dem Schlusse kam, daß die relativ freie Zahnarztwahl das beste System sei, und daß eine Klinik damit nur konkurrieren könne, wenn sie unter günstigen und würdigen Bedingungen arbeite. Meine damaligen Ausführungen sind von vielen maßgebenden Kollegen gelesen worden, ohne daß Widerspruch erhoben wurde. Ich glaube daher annehmen zu dürfen, daß sie objektiv sind. Ich lasse die damalige Darstellung verschiedener freier Versorgungssysteme von Kassenmitgliedern hier folgen:

1. Fester Satz für jeden überwiesenen Patienten.

   Der Zahnarzt kalkuliert sich, wieviel Arbeitszeit er für den Zahnkranken nach der Bezahlung aufwenden kann, um einen genügenden Verdienst zu erzielen, und richtet seine Behandlung danach ein. Der Versicherte fährt sehr schlecht dabei, die Kasse augenblicklich finanziell gut, im Enderfolg aber außerordentlich schlecht! Es wird nicht das „Gebiß als Organ" behandelt, sondern nur einzelne Zähne, die möglichst wenig Zeit erfordern. Die Schmerzbeseitigung wird fast ausschließlich durch Zahnextraktion erzielt[1]).

2. Fixum unter Zugrundelegung der Kopfzahl der Versicherten bei freier Wahl unter den Vertragszahnärzten; Verteilung des Fixums nach einem Punktsystem.

---

[1]) Bei dieser Darstellung ist mir bewußt, daß wohl jeder Zahnarzt bei einer ganzen Reihe von Fällen seine wirtschaftlichen Interessen zurückstellt, weil es ihn jammert um die noch erhaltbaren Zähne, besonders bei jugendlichen Individuen. Mit dieser Gutmütigkeit kann aber der Vertrag nicht rechnen.

Für dieses System gilt auch das über System 1 Gesagte, nur in noch höherem Maße, wenn die Zahnärzte von einer größeren Prozentzahl der Versicherten aufgesucht werden, als dies zu erwarten war. Wenn freie Wahl unter einer Reihe von Kassenzahnärzten besteht, so kann diese vorübergehend einen günstigen Einfluß auf die Behandlung haben, indem sich die Versicherten in größerer Anzahl an denjenigen Zahnarzt wenden, welcher relativ viel Füllungen und wenig Extraktionen macht. Je mehr dieser Zahnarzt — meist ein frisch niedergelassener — aber in die Privatpraxis hineinkommt, um so weniger wird er den Verkaufspreis seiner Arbeitszeit durch Herabdrücken der Punktwerte verkleinern. Denn je mehr Kassenleistungen er erzeugt, um so geringer wird die Bezahlung für den einzelnen Punkt. Er wird daher möglichst wenig von seiner Zeit auf die Behandlung der Kassenmitglieder verwenden. Die übrigen Kassenzahnärzte machen natürlich auch ihren Einfluß dahin geltend, daß die Punktwerte nicht zu klein werden. Nach kurzer Zeit spielt sich die Behandlung genau so ab wie bei dem System 1. Wenn dabei noch die Bestimmung besteht, daß die Gesamtzahl der erzeugten Punkte eine Höchstzahl nicht übersteigen soll (damit der einzelne Punkt eine Mindestbezahlung erhält), so ist der Zahnarzt dadurch gezwungen, sich in noch höherem Maße nur die für ihn dankbarsten Objekte unter den einzelnen Zähnen herauszusuchen in der Furcht, daß seine Leistungen teils überhaupt nicht mehr honoriert werden. In dieser Art ist System 2 das denkbar schlechteste.

3. Fixum für alle übrigen Leistungen, aber Einzelbezahlung für Füllungen und Wurzelfüllungen.

Bei diesem System kann der Zahnarzt das Interesse des Versicherten und der Kasse schon wesentlich besser wahrnehmen. Je konservierender er arbeitet, um so höher werden seine Bezüge sein. Für das Fixum wird er die Schmerzbeseitigung und die Behandlung von Mundkrankheiten vornehmen und er wird das Streben haben, möglichst viele Füllungen und Wurzelfüllungen zu legen — allerdings auch mit Auswahl. Solche Füllungen und Vorbehandlungen (die bei diesem Vertragsmodus unter dem Begriff „Wurzelfüllungen" zusammengefaßt sind), welche einen relativ großen Zeitaufwand erfordern, wird er möglichst nicht vornehmen. Der Erfolg ist der, daß das Gebiß des Versicherten trotz wesentlich höherer Ausgaben der Kasse im allgemeinen doch nicht völlig saniert wird. Es bleiben sehr leicht stärker zerstörte Zähne und deren Reste im Munde stehen, so lange sie nicht schmerzen und aus diesem Grunde die Entfernung seitens des Versicherten verlangt wird. Der Zahnarzt hat bei diesem Modus kein Interesse daran, das Gebiß als Ganzes zu betrachten, sondern nur ein Interesse an der Behandlung einzelner Zähne, und zwar solcher, deren Behandlung verhältnismäßig kurze Zeit erfordert.

Besteht bei diesem System nun noch die Bestimmung, daß nur eine ganz begrenzte Zahl von Füllungen innerhalb eines Zeitabschnittes vorgenommen werden darf, so ist der Behandlungserfolg natürlich noch wesentlich geringer, da der Zahnarzt auf diese Weise noch mehr Gebrauch von der Extraktion zur Schmerzbeseitigung machen muß und durch diese Bestimmung direkt veranlaßt wird, sich die für ihn lukrativsten Füllungen herauszusuchen. So entstehen leicht die Auswüchse, daß kauwichtige Zähne, die erhalten werden könnten, extrahiert werden, während vielleicht in einem Zahn ohne Kauwert (Fehlen des Gegenzahnes) zwei oder drei Füllungen gelegt werden. Das wahre Interesse der Patienten und der Kasse wird daher auch bei diesem relativ teueren System nicht genügend wahrgenommen. Es ist vom Zahnarzt zu viel verlangt, daß er aus Pflichtbewußtsein seine in der Privatpraxis viel lukrativer auszunützende Arbeitszeit für langwierige Behandlung bei Kassenmitgliedern opfert, wenn die Bezahlung in ganz falschem Verhältnis zu seiner Arbeitsleistung steht.

4. Bezahlung der Einzelleistung.

Bei diesem Modus hat der Zahnarzt Interesse am ganzen Gebiß. Er wird danach streben, möglichst viele Einzelleistungen in jedem Gebisse zu erreichen. Er wird möglichst konservierend vorgehen und alle erforderlichen Füllungen und Vorbehandlungen ausführen, ebenso wird er die nicht mehr erhaltbaren Teile entfernen, insbesondere wenn auch die örtliche Betäubung grundsätzlich honoriert wird. Denn nur bei deren Anwendung wird er das Einverständnis der Patienten zu dieser Maßnahme bekommen.

Voraussetzung ist dabei, daß die Bezahlung jeder Einzelleistung eine derartige ist, daß die Arbeit für den Zahnarzt rentabel bleibt. Diese Rentabilität wurde meines Erachtens vor dem Kriege erzielt, wenn die Mindestsätze der preußischen Gebührenordnung gezahlt wurden.

Je mehr ein Zahnarzt in der Lage ist, seine Arbeitszeit durch Privatpraxis lukrativer auszunutzen, je mehr wird er natürlich auch bei diesem System geneigt sein, nur diejenigen Zähne der Kassenmitglieder zu behandeln, die sich verhältnismäßig schnell erledigen lassen, und um so weniger wird er eine Sanierung des ganzen Mundes vornehmen. Oder er wird die Behandlung der Versicherten größtenteils einem Assistenzzahnarzt überlassen, für dessen Tätigkeit er die Verantwortung übernehmen muß. Wenn seine Zeit dazu ausreicht, um die Leistungen des Assistenzzahnarztes überwachen zu können, ist dagegen nichts einzuwenden. Die meisten Zahnärzte, denen die Kassenbehandlung infolge größerer Ausdehnung der Privatpraxis nicht gewinnbringend genug ist, pflegen übrigens ihre Verträge mit den Kassen nicht zu erneuern.

Die freie Wahl unter einer größeren Zahl von Kassenzahnärzten schafft unter solchen Verhältnissen übrigens automatisch einen Ausgleich. Die Kassenmitglieder haben ein sehr feines Gefühl dafür, ob sie gegenüber den Privatpatienten zurückgesetzt werden und wenden sich an den Zahnarzt, bei dem sie Interesse für die Kassenmitglieder fühlen.

Das System der Bezahlung der Einzelleistung bei freier Wahl unter einer größeren Zahl von Kassenzahnärzten ist also sachlich ausgezeichnet.

Aus dieser kritischen Darstellung ergibt sich, daß von diesen vier Systemen das der **freien** oder beschränkt freien **Zahnarztwahl bei entsprechender Bezahlung** als bester Weg zum Ziele wahrer Mundhygiene erscheint.

Es handelt sich nun um die Klärung der Frage, ob das Kliniksystem mit der freien Zahnarztwahl konkurrieren kann. Wir wollen daher dessen Vorzüge und Nachteile betrachten, und zwar zunächst im Sinne der Versicherten.

Der Versicherte, welcher eine Kassenzahnklinik aufsucht, hat bei der — so weit mir bekannt — hygienisch einwandfreien Einrichtung derselben den unbedingten Eindruck, daß dem Klinikzahnarzt die Möglichkeit gegeben ist, ihm alles zukommen zu lassen, was die Zahnheilkunde zu geben hat. Er findet eine moderne, in Weiß blitzende Einrichtung und daher eine offensichtliche Sauberkeit, wofür auch die Kreise der Versicherten ein dankbares Verständnis haben. Er findet — wenigstens in größeren Kliniken — die Apparate zu modernen Untersuchungsmethoden wie Faradisation und Röntgeninstrumentarium. Sehr hoch schätzt er es ein, daß die Kassen in ihren Kliniken freigiebiger sind als bei der Versorgung durch freie Zahnärzte, daß sie z. B. die örtliche Betäubung grundsätzlich kostenlos gewähren.

Der Versicherte hat ferner den Eindruck, daß alles für ,,ihn" da ist, und daß es nicht nur den ,,zahlenden" Patienten zur Verfügung steht. Er fühlt sich nicht als Patient II. Klasse.

Bei der Behandlung hat er das beruhigende Bewußtsein, daß der festbesoldete Zahnarzt kein Interesse daran hat, ihm zu teueren Behandlungsverfahren zuzureden, er hat vielmehr das Vertrauen, daß der Klinikzahnarzt seine Behandlungsvorschläge nach sachlichen Gesichtspunkten macht, zum mindesten wenn es offenbar ist, daß die vorgeschlagene Behandlung dem Zahnarzt mehr Arbeit macht.

Als Nachteile der Klinik empfindet der Versicherte folgendes:

Wenn er an freie oder beschränkt freie Zahnarztwahl gewöhnt war oder den Wunsch danach hat — und dieser Wunsch breitet sich immer mehr aus —, so empfindet er es als beengenden Zwang, daß er sich den Zahnarzt nicht auswählen kann, sondern diesem ,,zugeteilt" wird, insbesondere wenn es sich um einen offenbar jungen Herrn handelt, von dem er den Eindruck des ,,lernenden" hat. Die Möglichkeit, sich bei bestehendem Mißtrauen an den leitenden Zahnarzt der Klinik wenden zu können, ist nur ein schwacher Trost und wird nur von relativ wenigen ergriffen. Ferner ist es dem Patienten peinlich, wenn er bei Wiederholung des Klinikbesuches in eine andere Hand kommt, nachdem er sich an die erste gewöhnt hat. Das läßt sich in einer Klinik schlecht vermeiden, da die jüngeren Zahnärzte häufiger wechseln und da die Organisation des Betriebes dies mit sich bringt, was wir weiter unten sehen werden. So kommt der Versicherte sich leicht als „Fall" vor, an dem der Klinikzahnarzt kein persönliches Interesse habe. Kommt dazu noch die mehr oder weniger bureaukratische Handhabung des ganzen Betriebes, so entsteht leicht der Eindruck der nicht individuellen Behandlung, insbesondere wenn auf die persönlichen Wünsche der Patienten insofern nicht eingegangen wird, als sie sich mit wahrer Mundhygiene und damit auch mit den Interessen der Kasse nicht vereinigen lassen. Die meisten Versicherten verstehen aber unter individueller Behandlung, daß sie nach ihren eigenen Ideen und Wünschen behandelt werden, wozu sie vor allen Dingen von den Nichtapprobierten aus geschäftlichen Rücksichten erzogen sind, woher ja die Beliebtheit derselben größtenteils rührt.

Als wesentlichen, ja den wesentlichsten Nachteil empfindet es der Versicherte, wenn er zu der zentral gelegenen Zahnklinik sehr weite Wege zurückzulegen hat und dann womöglich noch sehr lange warten muß, während er weiß, daß in der Nähe seiner Wohnung oder seiner Arbeitsstätte Hilfe bereit wäre, die er ohne großen Verlust, ja vielleicht überhaupt ohne Verlust an Arbeitszeit aufsuchen könnte.

Wenn er die Bilanz zieht zwischen seinen Zahlungen an die Kasse und den Leistungen der Kasse an ihn, so rechnet er diesen Verlust zu Ungunsten der Kasse mit.

Sind diese von den Patienten empfundenen Mängel objektiv vorhanden?

Je mehr das Interesse des Patienten mit dem wirtschaftlichen Wohlergehen des behandelnden Zahnarztes verknüpft ist, um so individueller wird die Behandlung sein. Der Zahnarzt hat dann das Interesse, den Patienten augenblicklich und auf die Dauer zufrieden zu stellen, damit dieser ihn wieder aufsucht und ihm weitere Patienten zuweist. Das fällt in einer Klinik fort, da der Klinikzahnarzt kein Interesse daran hat, daß die Patienten wiederkommen. Er bekommt sein Gehalt ja doch und, wenn er nur relativ kurze Zeit in der Klinik tätig ist, so braucht er keine Vorwürfe zu fürchten, wenn seine Arbeit einen zeitlich nur begrenzten Erfolg hat. Wird ihm ferner zugemutet, daß er wesentlich mehr Patienten am Tage versorgt als er dies bei sorgsamer und schonender Behandlung leisten kann, so muß sein Arbeitserfolg ein mangelhafter sein.

Die Klagen über Verlust an Arbeitszeit durch den Besuch einer Zahnklinik sind in hohem Maße gerechtfertigt. Wenn in einer größeren Stadt nur die eine Zahnklinik zur Verfügung steht, so verliert der Versicherte schon durch die Wege dorthin eine wesentliche Arbeitszeit, insbesondere wenn er die Klinik niemals außerhalb seiner Arbeitsstunden aufsuchen kann, da dieselbe nachmittags zeitig geschlossen wird. Bei freier Zahnarztwahl hätte er die Möglichkeit, die räumlich nächste Hilfe aufsuchen zu können und oft genug stünde ihm diese auch noch an späteren Nachmittagstunden zur Verfügung. Ob der Arbeiter in Konsequenz der von ihm verfochtenen Menschenrechte befugt ist, vom Zahnarzt eine Arbeitsleistung außerhalb der normalen Arbeitszeit zu verlangen — natürlich abgesehen von Notfällen — ist eine andere Frage. Unter den heutigen Verhältnissen besteht jedenfalls der größere Zeitverlust beim Aufsuchen einer Klinik. Daß die Versicherten im allgemeinen in einer Klinik mehr Zeit verwarten, als wenn eine beschränkte Zahl von Zahnärzten in der Stadt zur Verfügung steht, zu dem sie gehen müssen, glaube ich nicht; dagegen reguliert sich die Inanspruchnahme der Zahnärzte automatisch dort, wo freie Wahl besteht. Am unangenehmsten macht sich der Zeitverlust für die Versicherten bemerkbar, wenn es sich um langwierige Wurzelbehandlungen oder um Herstellung von Zahnersatz handelt, da hierzu die meisten Wege gehören.

Die Vor- und Nachteile der eigenen Klinik für die Kasse sind folgende:

Die Honorarkämpfe scheiden praktisch so gut wie aus — wenigstens wenn wir wieder zu stabilen Preisverhältnissen gelangt sein werden. Sie können approbierte Hilfe zur Verfügung stellen, ohne dadurch ein Anwachsen der Kosten gewärtigen zu müssen.

Die Kassen haben es in der Hand, ihren Versicherten mit Sicherheit bestes Material zukommen zu lassen und sie vor ungewollten Zuzahlungen absolut zu schützen. Sie können ihnen Röntgenaufnahmen, zahnärztliche Chirurgie usw. unter relativ geringen Unkosten zur Verfügung stellen. Beihilfen zu Zahnersatz können einheitlicher geregelt werden, als wenn der Ersatz bei freien Zahnärzten gemacht wird, da die Anschauungen der einzelnen Zahnärzte über Notwendigkeit und Art des Ersatzes stark auseinandergehen.

Vor allen Dingen sind die Kassen in ihrer eigenen Klinik aber sicher vor Polypragmasie, die sie ungemein fürchten, meiner Meinung nach über Gebühr. Der Klinikzahnarzt ist pekuniär von seiner Leistung unabhängig und kann dieselbe nach rein sachlichen Gesichtspunkten einrichten und wird in der Regel geneigt sein, die Interessen der Kasse, d. h. auch die der Gesamtheit der Versicherten, über das Einzelinteresse eines Versicherten zu stellen. Eine Einschränkung dieser Behauptung ist allerdings in gewissem Sinne erforderlich. Ein junger Zahnarzt, der seine Tätigkeit in einer Kassenklinik als Fortbildungszeit betrachtet — und das sind nicht die schlechtesten — wird mehr oder weniger das Bestreben haben, z. B. Brückenarbeiten oder zahnärztliche Chirurgie zu bevorzugen zu ungunsten dringlicherer Arbeiten bei anderen Patienten.

Bedenkliche Nachteile bestehen für die Kassen in folgendem: Der Betrieb einer größeren Klinik erfordert einen bureaukratischen Apparat, der viel Geld kostet, z. B. der leitende Zahnarzt, der in größeren Kliniken nur ausnahmsweise selbst Patienten behandelt; eine Person, welche den wirtschaftlichen Teil (Einkauf und Ausgabe des Materials und der Wäsche, Abrechnung mit der Kassenverwaltung usw.) besorgt, ein oder zwei Schalterbeamte für die Kartothek und die Kasse; ein Leiter für das technische Laboratorium. Die sächlichen Unkosten sind relativ hoch, da in einem Großbetrieb, wo alles aus dem großen Topf einer öffentlichen Körperschaft geht, nicht so peinlich gespart wird wie im kleinen Privatbetriebe, wo dies allerdings manchmal kleinlich und nicht unbedenklich geschieht. Dieser Fehler ist durch den leitenden Zahnarzt nur in mäßigen Grenzen zu verkleinern.

Um die Rentabilität einer Klinik nachprüfen zu können, ist es erforderlich, daß sie die gleiche Statistik führt wie die Vergleichsobjekte, d. h. Zahnkliniken und freie Kassenzahnärzte. Daher habe ich auf Veranlassung des Kollegen Hacke-Barmen in Gemeinschaft mit Herrn Dr. Hoffmann (OKK.-Klinik Düsseldorf) eine Statistik ausgearbeitet, die in den zahnärztlichen Mitteilungen vom 20. Januar 1919 veröffentlicht wurde. Dieselbe folgt hier:

A. Zahn- und Mundkrankheiten.

Beratungen und kl. Hilfleistungen	Extraktionen	Lokal-Anästhesie	Leitungs-	Narkose	Operative Eingriffe	Wundbehandlungen	Mundkrankheiten	Nervtöten	Nerventfernungen	Nervamputationen	Antisep. Einlagen	Wurzelbehandlungen inkl. Antisep. Einlagen	Zahnreinigungen	Röntgenaufnahmen	Faradische Untersuchungen

Unter kleine Hilfeleistungen werden gerechnet:
Ätzungen, Jodpinselungen, Abschleifungen usw.
Als eine Extraktion gilt die Entfernung eines Zahnes oder seiner Wurzeln.

Die Zahnklinik der Krankenkasse.

Als eine Lokalanästhesie gilt die Betäubung jedes zu extrahierenden Zahnes oder seiner Wurzeln.

Als Leitungsanästhesie gilt die Injektion am Foramen mandibulare, die Tuberinjektion und die Injektion in das Foramen infraorbitale. Die Zahl der Extraktionen ist dabei gleichgültig und örtliche Injektion zur Nachhilfe wird nicht statistisch aufgenommen.

Als Narkose gilt die Betäubung durch Inhalation.

Als operative Eingriffe gelten alle blutigen Maßnahmen (außer den Extraktionen) und solche unter Verwendung des Kauters, also von der Inzision bis zur Operation einer Zyste oder eines Tumors.

Als Wundbehandlungen gelten alle Nachbehandlungen an Extraktions- oder Operationswunden oder solche von Traumen.

Als Mundkrankheiten gelten Erkrankungen der Mundschleimhaut und Alveolarpyorrhoe.

Als Nervtöten gilt jede Arseneinlage, auch wiederholte.

Als Nervenentfernung gilt die Nervextraktion und die chemische Zerstörung der Wurzelpulpen. Auch hierbei wird die Entfernung der einzelnen Nervverzweigungen aus den verschiedenen Wurzelteilen ein und desselben Zahnes als eine Nerventfernung gerechnet.

Als Nervamputation gilt die Entfernung der Kronenpulpa unter Belassung der Wurzelpulpen[1]).

Als „antiseptische Einlage" gilt jede medikamentöse Einlage mit festem Abschluß in einer Kavität oder Pulpenkammer ohne gleichzeitige Behandlung der Wurzelkanäle.

Als Wurzelbehandlung gilt jede Desinfektionsbehandlung aller Wurzelkanäle eines Zahnes einschl. antiseptischer Einlagen in diese oder das Pulpenkavum.

Als Zahnreinigung gilt die Entfernung des Zahnsteins und des Zahnbelages. Entfernung subgingivalen Zahnsteins fällt als Pyorrhoebehandlung unter Mundkrankheiten.

Als eine Röntgenaufnahme gelten mehrere gleichzeitig vorgenommene Aufnahmen derselben Zahngruppe.

Als faradische Untersuchung gilt die Prüfung eines Zahnes auf Vitalität einschl. der Vergleichszähne.

B. Füllungen.

Provisorische und Guttaperchafüllungen	Wurzelfüllungen	Unterfüllungen	Amalgamfüllungen	Zahnschmelzfüllungen	Zementfüllungen	Goldstopffüllungen	Goldgußfüllungen	Porzellanfüllungen

Als provisorische Füllungen gelten alle vorläufigen Verschlüsse von Zahnhöhlen einschl. der Verwendung von Guttapercha. In Verbindung mit einer antiseptischen Einlage und einer Wurzelfüllung wird ein vorläufiger Verschluß nicht statistisch aufgenommen.

---
[1]) Die Rubrik „Nervamputationen" bleibt bei uns in Dresden leer, ebenso nach Kräften die Rubrik „Narkose".

Guttapercha zur Separation oder Verdrängung der Papille gilt auch als provisorische Füllung.

Als Wurzelfüllung gilt jeder dauernde Verschluß der Wurzelkanäle und des Pulpenraumes eines Zahnes.

Als Unterfüllung gilt jede Unterlage zum Schutz der Pulpa und jede Zementunterlage einer plastischen Füllung. Der Haftzement bei Einlagefüllungen wird als zur Füllung gehörig nicht als Unterfüllung verbucht. Desgleichen wird der Abschluß der Pulpenkammer bei der Wurzelfüllung, als zu dieser gehörig, nicht als Unterfüllung gerechnet.

Die Begriffe der definitiven Füllungen sind ohne weiteres eindeutig.

C. Zahnersatz.

Beratungen, techn. Vor- u. Nachbehandlungen	Ersatzstück im		Material d. Ersatzstücke			verarbeitete Zähne	Klammern	Gummisauger	Schutzplatten	Federgarnituren	Reparaturen	Stiftzähne	Richmondkronen	Vollkronen	Brücken	Obturatoren, Schienen usw.	Apparate	Regulierungen	
	Oberkiefer	Unterkiefer	Kautschuk	unechtes Metall	Gold													Reparaturen u. Änderungen	Sitzungen

Unter die Rubrik „Beratungen, technische Vor- und Nachbehandlungen" fallen sämtliche speziell nur die Technik angehende Beratungen, ebenso die Vor- und Nachbehandlungen bei technischen Arbeiten. Es gehören also dazu: Feststellung des erforderlichen Zahnersatzes und Kostenanschlag, Ausstellen eines Attestes über die Notwendigkeit des anzufertigenden Zahnersatzes, Prüfung der Kieferschrumpfung, Abdrücke, Bißnahmen, Gelenkkurvenaufnahmen, Anproben, ebenso auch die Nachprüfung nach erfolgter Ablieferung eines Ersatzes oder einer Reparatur auf Artikulation, Druckstellen usw.

Als „Ersatzstücke" gelten herausnehmbare Prothesen.

Als „verwendete Zähne" gelten neue und alte Zähne. Zur Umarbeitung werden nur solche Zähne verwendet, die der Versicherte von seinem früheren Ersatzstück verwendet haben will und die sich zur nochmaligen Verarbeitung eignen.

Gummisauger werden gezählt. Schablonensauger nicht.

Bezüglich „Obturatoren, Schienen usw." spricht sich der Text des Jahresberichtes über besondere Fälle aus.

Den Wert des statistischen Vergleiches schätze ich persönlich außerordentlich gering ein. Ein richtiges Vergleichsbild erhält man doch nicht, da die einzelnen zahnärztlichen Leistungen in gar zu verschiedener Weise ausgeführt werden können.

Die Hauptgefahr des Kliniksystems liegt in folgendem: Es ist außerordentlich schwierig, die Zahl der Zahnärzte auf die Patientenzahl so einzustellen, daß nicht zu wenig und nicht zu viel zahnärztliche Arbeitszeit vorhanden ist. Kommen zu viel Patienten auf einen

Zahnarzt, so muß die Güte der Behandlung ganz bedenklich leiden, sind zu wenig Patienten da, so ist der Betrieb der Klinik ungerechtfertigt teuer. Zu ungerechtfertigten Kosten kann aber auch folgendes führen: Der festbesoldete Zahnarzt hat kein wirtschaftliches Interesse daran, seine Arbeitszeit möglichst rationell auszunützen, da er sein Gehalt unabhängig von der Quantität seiner Leistung bezieht. Es kann also eintreten, daß er die Arbeit „an sich herankommen läßt", daß er passiv wird. Dem kann durch den leitenden Zahnarzt in wesentlichem Maße entgegengetreten werden. Dabei entsteht allerdings wieder die Gefahr, daß der kleinlich kontrollierte Zahnarzt stark an beruflichem Ehrgefühl einbüßt, daß sogar die Zahnärzte mit ausgeprägtem Ehrgefühl gar nicht an der Klinik bleiben. Der natürlichste Antrieb zu rationeller Zeitausnützung wäre eine pekuniäre Interessierung an der Quantität der Leistung. Diese birgt allerdings wieder die Gefahr einer gewissen Akkordarbeit.

Das hier von den Zahnärzten Gesagte trifft in noch wesentlicherem Maße auf die festbesoldeten Zahntechniker des Laboratoriums einer Klinik zu. Es ist also sehr schwer zu erreichen, daß in einer Klinik gut und doch rationell gearbeitet wird.

Ich will hier kurz auf die Frage eingehen, wieviel Versicherte man auf einen Klinikzahnarzt rechnen kann. Meine Klinik gibt mir dazu allerdings nur bedingte Anhaltspunkte, da sie nicht Alleinversorgerin ist. Unsere Erfahrung ist folgende: Ein Zahnarzt, der sich nur mit bestellten Patienten befaßt, um deren Mundhöhlen durchzubehandeln, darf bei einer Arbeitszeit von $6^{1}/_{2}$ Stunden höchstens 3 neue Fälle pro Tag bekommen. Ein Zahnarzt, der nur die erste Hilfe leistet, kann bei $6^{1}/_{2}$ stündiger Arbeitszeit 25—30 Patienten behandeln.

Die Anfertigung eines Zahnersatzes in Kautschuk erfordert etwa 150 Minuten. Ein Zahnarzt, der nur Zahnersatz macht, darf also bei $6^{1}/_{2}$ stündiger Arbeitszeit (in 390 Minuten) täglich 2—3 neue Fälle bekommen.

Liegt die ganze Behandlung in der Hand desselben Zahnarztes, so muß man nach meiner Meinung folgende Rechnung aufmachen (wobei die Sanierung wesentlich beschränkt ist):

Der Zahnarzt bekommt täglich 6 neue Fälle, darunter mag jeden dritten Tag ein Zahnersatzfall sein.

Ein Patient wird sogleich erledigt . . . . = 15 Minuten
Zwei Patienten kommen zweimal wieder zu kürzeren
    Behandlungen à 20 Minuten . . . . = 40 Minuten
Drei Patienten kommen dreimal wieder zu halbstündigen Behandlungen . . . . = 270 Minuten
Ein Drittel Ersatzstück wird hergestellt . . . . . = 50 Minuten

Ergibt Tagesleistung von 375 Minuten

Der Rest von 15 Minuten wird sicher benötigt für Zwischenfälle.

Der Klinikzahnarzt kann also pro Arbeitstag 6 neue Fälle überwiesen bekommen[1]), d. h. bei 270 Arbeitstagen im Jahre 1620 Fälle.

Da erfahrungsgemäß bei den meisten Kassen kaum 25% der Versicherten den Zahnarzt in Anspruch nehmen (bei unserer Kasse im Jahre 1920 23,53%), so kann man sagen, daß ein Klinikzahnarzt etwa 6000 Versicherte versorgen kann. Steigt die Nachfrage, so ändert sich das Bild natürlich, ebenso bei intensiverer Durchbehandlung.

Kann man nun die im System der Kassenzahnklinik liegenden Gefahren durch Organisation beseitigen oder so herabmindern, daß es konkurrenzfähig wird mit dem System der freien oder beschränkt freien Zahnarztwahl?

Ich will versuchen, diese Frage zu beleuchten, wobei ich mich selbstredend vorzüglich auf die Zustände der mir unterstellten Dresdener Klinik stützen muß.

Zwei Leitgedanken muß ich vorausschicken: Wenn mit einer Kassenzahnklinik Gutes im Sinne des Volkswohles geleistet werden soll, so gehört dazu 1. der gute Wille der beteiligten Faktoren: des Kassenvorstandes und dessen Aufsichtsbehörde und der Zahnärzte, insbesondere des Klinikleiters. Alle müssen gemeinsam dem Ziele zustreben, der Sanierung der Mundhöhlen möglichst nahe zu kommen. Der Kassenvorstand muß also „Politik auf weite Sicht" treiben und darf augenblicklich hohe Kosten nicht scheuen in dem Bewußtsein, daß die Ausgaben sehr gut angelegtes Kapital bedeuten; 2. gehört dazu folgendes: Der Klinikleiter muß in rein zahnärztlichen Dingen und bezüglich des zu verarbeitenden Materials selbständig sein. Die Zahnärzte dürfen nicht „Beamte" der Kasse sein und demnach dem Geschäftsführer der Kasse unterstehen. Sie müssen dem Leiter verantwortlich sein und dieser dem Gesamtvorstand. Anders ist ein ersprießliches Arbeiten nicht möglich, oder der betreffende Verwaltungsbeamte müßte ein außergewöhnlich einsichtsvoller Mensch sein, der auf seine Rechte praktisch verzichtet.

Wenn wir von individueller Behandlung sprechen, so müssen wir uns zunächst darüber klar werden, was darunter zu verstehen ist.

In erster Linie gehört dazu, daß für jede Mundhöhle ein Behandlungsplan gefaßt wird, der den besonderen Verhältnissen entspricht und daß so genau über jede Phase der Behandlung Buch geführt wird, daß man jederzeit rückblickend ein klares Bild über die Krankheitszustände und die bisherige Behandlung bekommen kann. In zweiter Linie gehört dazu, daß man den allgemeinen Gesundheitszustand und die Psyche des Patienten

---

[1]) Ich möchte dazu bemerken, daß unsere Dresdener Klinik unter günstigeren Verhältnissen gearbeitet hat. Wir haben pro zahnärztlichen Arbeitstag 1920 weniger als 4 Zugänge gehabt.

berücksichtigt und auf seine persönlichen Wünsche und Bedenken eingeht. Zu beiden Dingen gehört Zeit. Wenn der Klinikzahnarzt zu viele Patienten am Tage hat, so kann er sich dem einzelnen nicht in dieser Weise widmen. Hat er aber nur so viele Patienten, als er ordnungsmäßig behandeln kann, so kann er so vorgehen. Die Ansicht trifft nicht zu, daß ein Klinikzahnarzt unbedingt nicht die nötige Zeit zur Verfügung haben könne! Das Moment, welches fehlt, ist nur das der wirtschaftlichen Abhängigkeit vom Patienten, was aber sehr leicht negative Früchte zeitigt, indem der Zahnarzt den Wünschen der Patienten weiter entgegenkommt, als es sachlich richtig ist. Hat der Klinikzahnarzt von Natur ein warmes Herz für seine Patienten oder wird ihm rücksichtsvolles Vorgehen anerzogen, so fühlen sich die Patienten durchaus wohl bei ihm, wenn er die nötige Zeit für sie hat. Der Blumenschmuck, den dankbare Patienten im Sommer dauernd in unsere Klinik bringen, beweist besser als Worte, daß die Versicherten sich bei uns in der überwiegenden Mehrzahl als Individuen geborgen fühlen. Wie ist dies erreicht?

Der Versicherte kommt — nachdem er beim ersten Besuch in der Abteilung für erste Hilfe von seinen Schmerzen befreit oder vorläufig versorgt wurde — zu einem Zahnarzt der sanierenden Abteilung, in dessen Hand er möglichst dauernd bleibt[1]). Der Zahnarzt der sanierenden Abteilung hat Zeit für seine Patienten, da er täglich nur so viel neue Fälle bekommt, daß er sich jedem eingehend widmen kann. Er wechselt auch nicht häufig, insbesondere bleiben die Herren dauernd auf ihrem Posten, die pensionsfähig angestellt sind. So entsteht ein Verhältnis zwischen Patient und Zahnarzt, das dem der Privatpraxis sehr ähnlich ist. Selbstredend kommt es vor, daß der Zahnarzt und der Patient in ihrem Charakter so gegensätzlich sind, daß sie nicht gut „zusammen gehen". Wo wir dieses Gefühl haben, oder wo gar seitens des Patienten oder des behandelnden Zahnarztes ein Wunsch in dieser Richtung laut wird, da kommen wir dem nach ohne „einzuschnappen". Jeder Arzt hat ja neben vielen dankbaren Patienten solche, mit denen er nicht recht fertig wird. Stößt ein Zahnarzt bei einem Patienten mit seinen Behandlungsvorschlägen auf Widerstand, so wird der Leiter zugezogen, und wenn der Patient dann sieht, daß sich noch jemand genau mit seinem

---

[1]) Und wenn wirklich ein Wechsel eintritt, so wird doch die Behandlung in gleichem Sinne weitergeführt, da in einer Klinik einheitliche Behandlungsmethoden geübt werden, die nur bei einem Personalwechsel des Leiters gefährdet wären. Dieser kommt praktisch nicht in Frage.

Munde befaßt und zu demselben Schlusse kommt, so hat er fast immer Vertrauen und fügt sich.

Nach diesen Auseinandersetzungen erscheint es einleuchtend, daß eine Kassenzahnklinik bezüglich individueller Behandlung mit der freien Zahnarztwahl konkurrieren kann, wenn die Klinikzahnärzte die notwendige Zeit haben und wenn ein guter Geist in der Klinik herrscht. Ist die Bezahlung bei der freien Zahnarztwahl relativ gering, so kann sie sogar einer Klinik unterlegen sein, denn das Entgelt muß mit dem Zeitverbrauch harmonieren.

Der Zeitverlust, welcher dem Versicherten durch die Wege zu einer einzigen, zentral gelegenen Klinik entsteht, ist ein Punkt, der durch Organisation innerhalb der Klinik nicht zu beseitigen ist. Da hilft nur Dezentralisation des Kliniksystems (Stuttgart) oder gemischtes System, d. h. die Versicherten können neben der Klinik Zahnärzte in der Stadt aufsuchen. So arbeitet z. B. die Klinik der Ortskrankenkasse Frankfurt a. M. in freier Konkurrenz mit den Zahnärzten des „Vereins für freie'Zahnarztwahl", und in Dresden bestehen neben der Zahnklinik 16 Bezirkszahnärzte. In die Klinik eingewiesen werden nur die Versicherten, welche ihr zunächst wohnen, und auch diese haben noch das Recht, den Bezirkszahnarzt ihres Arbeitsbezirkes zu wählen. Die Einweisung in die Klinik kann dagegen wunschgemäß jeder erhalten, unabhängig von seinem Wohnbezirk. Nur bezüglich Zahnersatz macht unser Kassenvorstand eine Ausnahme. Wer eine Beihilfe von der Kasse haben will, muß sich den Ersatz in der Klinik machen lassen. Diese Maßnahme führt oft zu Härten und zu großem Zeitverlust für die Versicherten und wird sich vielleicht auf die Dauer nicht durchführen lassen. Die Kasse hat auch kein finanzielles Interesse daran, da sie den Zahnersatz ohne Verdienst abgibt.

Das Warten in der Klinik suchen wir — wie die meisten größeren Kliniken — dadurch zu beschränken, daß die Zahnärzte der sanierenden Abteilung nur mit bestellten Patienten zu tun haben, wodurch ein wesentliches Warten der wiederholt kommenden Patienten im allgemeinen vermieden wird. Nur die Erstbesucher kommen in der Abteilung für erste Hilfe der Reihe[1] nach dran und müssen hier bei besonderem Andrang leider öfter nicht unwesentlich warten, obwohl zwei Zahnärzte für etwa fünfzig Patienten pro Tag da sind, denen nur kurz dauernde Behand-

---

[1] Diese organisatorische Maßnahme wurde auf meinen Vorschlag hin zuerst 1913 in der Stuttgarter Ortskrankenkassenklinik von Herrn Dr. Schminck eingeführt. Während des Krieges wurde sie auf den Militärzahnstationen wohl allgemein geübt — allerdings in der einfachen Form der „Extraktionsabteilung".

lungen gemacht werden. Daraus ersieht der Kundige, daß das Warten im allgemeinen nicht über das Maß dessen hinausgehen kann, was bei jedem beschäftigten Kassenzahnarzt beobachtet wird. Daß die Öffnungszeit der Kliniken im allgemeinen zusammenfällt mit der Arbeitszeit der Versicherten, ist ein nicht zu leugnender Mangel. Dieser besteht auch hier in Dresden und wird nur dadurch gemildert, daß die Versicherten auf Wunsch einem Bezirkszahnarzt zugewiesen werden, welcher nachmittags länger Sprechstunde hat. Die Düsseldorfer Klinik (Dr. Hoffmann) ist ihren Versicherten dadurch entgegengekommen, daß sie die Öffnungsstunden der Klinik wesentlich verlängert hat, indem sie außerhalb der eigentlichen Dienstzeit der Klinik einen Bereitschaftsdienst im Wechsel eingeführt hat, der sich gut bewährt. In Dresden ist dies nicht durchführbar, da die Klinik im Verwaltungsgebäude liegt und dieses zu bestimmter Stunde geschlossen werden muß.

Bezüglich des Verlustes an Arbeitszeit ist die freie Zahnarztwahl der Klinik also unbedingt überlegen.

Nun der schwierige Punkt der Einstellung der zahnärztlichen Kräfte auf die Besucherzahl. Bei freier Zahnarztwahl pflegen genügend Zahnärzte da zu sein, so daß nicht zu viel Patienten auf den einzelnen Zahnarzt entfallen. In den Kassenkliniken hat man erst herumstudiert und beginnt allmählich zu klareren Vorstellungen zu kommen. Ich will hier besonders auf die Dresdner Klinik Bezug nehmen[1]).

Wenn eine Klinik Arbeit leisten soll, die derjenigen der freien Zahnarztwahl gleichwertig ist, so darf dem Klinikzahnarzt nicht mehr an Arbeit zugemutet werden, als er gewissenhaft und schonend in der Zeiteinheit leisten kann. Dafür eine Norm zu gewinnen, war sehr schwierig. Nach jahrelangen Erwägungen sind wir dazu gekommen, die einzelnen zahnärztlichen Leistungen nach einem Zeitwertpunktsystem zu bewerten, welches ich in der D. Z. W. vom 15. Januar 1921 veröffentlichte und welches hier folgt:

---

[1]) Bei Gründung derselben im April 1914 glaubte ich die Sanierung aller Patienten durchführen zu können, die sich dazu bewegen lassen würden. Die Sache ließ sich ganz schön an, zumal der Kassenvorstand die Klinik bald erweiterte und bei Bedarf weniger Patienten an die Klinik und entsprechend mehr an die Bezirkszahnärzte verwies. Da kam der Krieg und warf alles über den Haufen. Wir mußten uns in das Unvermeidliche fügen und durchwursteln, wie es überall war. Relativ günstig standen wir aber immer da, weil der Kassenvorstand mich stets in dem Bestreben stützte, möglichst gute Arbeit zu leisten, wenn die Statistik auch nicht besondere Zahlen aufweisen konnte. Nach dem unglücklichen Ausgang des Krieges hatte der Kassenvorstand nicht den Mut, die Klinik so zu erweitern, daß wir die Sanierung aller Mundhöhlen durchführen konnten.

Leistung	Zeitwertpunkte
Beratung, kleine Hilfeleistung (z. B. Politur, Ätzung, Jodpinselung, Wundbehandlung, Auslöffelung, Vereisung):	
a) als Einzelleistung	2
b) als weitere Leistung	1
Ausfüllung des Schemas (Behandlungsplan) außerdem.	1
Extraktion von Zähnen oder deren Wurzeln in einer Kieferhälfte oder nebeneinander:	
1—3 Zähne	1,5
4—8 Zähne	2
9—16 Zähne	2,5
Meißelung außerdem	3
Lokalanästhesie in einer Kieferhälfte oder nebeneinander:	
1—3 Zähne	1,5
4—8 Zähne	2
Eine Leitungsanästhesie einschl. örtlicher Nachhilfe	2
Zwei Leitungsanästhesien einschl. örtlicher Nachhilfe	2,5
Lokale Ergänzung in Mittellinie besonders	1
Narkose	5
Operativer Eingriff einschl. örtlicher Betäubung:	
a) kleiner	4
b) Wurzelspitzenresektion einschließlich Wurzelfüllung, Zyste, größerer Tumor, Aufklappung bei Pyorrhöe usw.	15
Kauterisation:	
a) als Einzelleistung	3
b) als weitere Leistung	2
Stillung einer Nachblutung:	
a) als Einzelleistung	3
b) als weitere Leistung	2
Behandlung einer Gingivitis oder Stomatitis außer der Zahnsteinentfernung:	
a) als Einzelleistung	3
b) als weitere Leistung	2
Pyorrhöebehandlung	5
Einlage zum Nervätzen	3
Freilegung einer Pulpenhöhle durch intakten Schmelz oder unter Entfernung oder breiter Durchbohrung einer alten Füllung, auch zur Ermöglichung der Wurzelbehandlung: besonders	2
Erste Wurzelbehandlung allein	3
Erste Wurzelbehandlung gleichzeitig mit Trepanation (siehe vorherige Rubrik)	2
Antiseptische Einlage ohne Wurzelbehandlung, z. B. nach Arsen	2
Wurzelbehandlung mit antiseptischer Einlage:	
a) bei einwurzeligen Zähnen	3
b) bei mehrwurzeligen Zähnen	4

Die Zahnklinik der Krankenkasse.

Leistung	Zeit-wert-punkte
Wurzelfüllung:	
a) bei einwurzeligen Zähnen	3
b) bei zweiwurzeligen Zähnen	4
c) bei dreiwurzeligen Zähnen	5
d) mit Paraffin-Thymol	4
Grobe Zahnsteinentfernung	2
Besonders mühsame Zahnsteinentfernung	4
Abbürsten von Belag:	
a) als Einzelleistung	2
b) als weitere Leistung	1
Röntgenaufnahme:	
a) als Einzelleistung	4
b) als weitere Leistung	3
Faradische Untersuchung:	
a) als Einzelleistung	3
b) als weitere Leistung	2
Bleichungssitzung	5
Provisorische Füllung:	
a) als Einzelleistung	2
b) als weitere Leistung	1
c) nach antiseptischer Einlage oder Wurzelfüllung	—
Unterfüllung einschl. Zementunterfüllung	1
Füllung aus Amalgam, Zement, Silikat	4
Jede gleichzeitige zweite und weitere Füllung	3
Konturfüllung und Fissurenkreuzfüllung in Molaren aus plastischem Material	6
desgleichen weitere	5
Amalgamkuppelfüllung	9
Goldstopffüllung	10
Goldgußfüllung	20
Gebrannte Porzellanfüllung	20
Anlegen von Gummituch	1,5
Beratung bezüglich Ersatz	2
Bericht für LVA.:	
a) als Einzelleistung	3
b) als weitere Leistung	2
Vernarbungskontrolle	2
2 Abdrücke (oben und unten)	6
1 Abdruck	4
Wiederholung eines Abdrucks als weitere Leistung	3
Bißnahme	4
Kurvenaufnahme mehr	5
Anprobe	4
Abgabe:	
1 Stück	5
2 Stücke	8

Leistung	Zeitwertpunkte
Erste Kontrolle mit Artikulation	4
Weitere Kontrolle	2,5
Reparaturannahme	2,5
Reparaturannahme mit Abdruck	4
Reparaturabgabe	2,5
Schleimhautanästhesie des Rachens durch Pinselung	2
Porzellankrone	12
Stiftzahn:	
a) Vorbereitung und Doppelabdruck	8
b) Probe	3
c) Abgabe	7
Stiftzahn mit Wurzeleinlage:	
a) Vorbereitung und Doppelabdruck mit Wurzeleinlage in Wachs und Stift	10
b) Abgabe	6
Richmondkrone:	
a) Vorbereitung und Doppelabdruck mit Ring	11
b) Anprobe mit Wurzelkappe und Aufschleifen des plattierten Zahnes nach dem Munde und Festwachsen desselben	6
c) Abgabe	6
Vollkrone:	
a) Vorbereitung und Doppelabdruck mit Ring	12
b) Abgabe	6
Brücke:	
a) Doppelabdruck mit fertigen Pfeilerkronen (vorige Rubrik b) kommt dabei nicht in Frage)	5
b) Abgabe mit 2 Pfeilern	8
Abgabe mit 3 Pfeilern	10
Abgabe mit 4 Pfeilern	12
Obturatorsitzung	6
Obturatorabgabe (außer der Abgabe des Zahnersatzes)	9
Antrumstift-Abgabe (außer der Abgabe des Ersatzes)	4
Aufsetzen eines Schutzringes oder einer Schutzkappe auf beschliffenen Zahn	2
aus besonders gelötetem Metall	4
Außergewöhnliche Behandlungen werden im Einverständnis mit dem Chefarzt analog bewertet.	

Die Zahnärzte unserer Klinik haben an dieser Zeitwertpunkttabelle mitgearbeitet, und wir sind gemeinsam zu dem Schlusse gekommen, daß ein Klinikzahnarzt unter günstigen räumlichen Verhältnissen und mit weiblicher Hilfe den Wertpunkt in $4^1/_3$ Minute schaffen kann, wenn er gewissenhaft und schonend vorgeht und zwar auch dann, wenn er von Natur kein Schnellarbeiter ist. Damit ist eine Normalleistung aufgestellt. Mutet ein Kassenvorstand seinen Zahnärzten wesentlich mehr zu, so muß er damit rechnen, daß die Güte der Arbeit und das Eingehen auf das Individuum darunter leidet. In diesem Falle ist die Klinik nicht konkurrenzfähig mit der freien Zahnarztwahl. Das Arbeiten nach diesem System schützt auch den Kassenvorstand vor der Gefahr, daß seine festbesoldeten Zahnärzte zu passiv werden und ihre Arbeitszeit nicht rationell ausnützen könnten. Absolut ist dieser Schutz natürlich auch nicht, denn ein Zahnarzt kann sehr wohl einmal träge sein und ein anderes Mal um so schneller und weniger gewissenhaft arbeiten. Aber bei ärztlicher Leistung sind die Kassen bei keinem System absolut geschützt. Es gehört immer der gute Wille des Arztes dazu. Deswegen darf der Zahnarzt auch — wie oben gesagt — nicht in die Zwangsjacke des reinen Beamtentums gesteckt werden und deshalb muß er auch so entlohnt werden, daß er nicht gar zu begierig nach den pekuniären Erfolgen der Privatpraxis hinüberschielen muß. Einen gewissen Ersatz für seinen wirtschaftlich geringeren Erfolg findet er in der Pensionsfähigkeit, die allmählich mehr und mehr gebräuchlich wird. Daß ein Klinikzahnarzt — wie schon oben gesagt — unter Umständen zu Fortbildungszwecken gewisse Arbeiten wie Brücken[1]) und zahnärztliche Chirurgie bevorzugt, setzt eine Klinik nicht ins Minus gegenüber der freien Zahnarztwahl, denn der freie Zahnarzt befaßt sich auch intensiver mit solchen Mundhöhlen, in denen er lukrative Arbeiten ausführen kann.

Nach dem Gesagten erscheint der Schluß berechtigt, daß eine so eingestellte Zahnklinik den Versicherten eine Behandlung gewährt, welche dem Vergleich mit der freien Zahnarztwahl durchaus standhalten kann. Allerdings ist eine solche Klinik sehr teuer und es ist zu befürchten, daß der Kostenpunkt viele Kassenvorstände abhalten wird, ihre bereits bestehende Klinik in dieser Weise auszubauen. Deshalb ist es Aufgabe der Zahnärzte und insbesondere der Klinikleiter, aufklärend dahin zu wirken, daß halbe Arbeit unrationell ist und daß die Kassen auf die Dauer besser fahren, wenn sie die Mundhöhlen der Versicherten möglichst völlig sanieren, daß sie vor allen Dingen die Schulzahnpflege unterstützen müssen, um diesem Ziele praktisch möglichst schnell nahe zu kommen.

---

[1]) Goldarbeiten spielen bei uns übrigens eine ganz untergeordnete Rolle, da wir diese nur in hygienisch besonders indizierten Fällen als Aufgabe einer Kassenklinik betrachten und sie im allgemeinen der freien Praxis vorbehalten wollen.

Das Wörtchen „möglichst" bringt mich zu einer anderen Betrachtung. Unter den heutigen traurigen Verhältnissen muß man auch bei den Kassen mit beschränkten Mitteln rechnen und kann leider nicht auf einmal allen das Beste geben. Die Ausgaben einer Kasse müssen den Einnahmen entsprechen. Jede Kasse kann daher für Zahnpflege nur eine bestimmte Summe jährlich aufwenden. Da fragt es sich: Bei welchem Versorgungssystem wird diese Summe am rationellsten verwendet, um der durchgreifenden Mundhygiene möglichst nahe zu kommen? Dabei muß man nicht an den Einzelversicherten, sondern an die Gesamtheit der Versicherten denken. Wir setzen nur das System der freien Zahnarztwahl und das der gut dotierten Klinik in Vergleich:

Bei der freien Zahnarztwahl verläuft die Behandlung so, daß der Zahnarzt sich individuell mit jedem Versicherten befaßt und die völlige Sanierung erstrebt, soweit dies lukrativ für ihn ist. Wenn die Bezahlung zu gering ist, so zwingt ihn dies, sich die dankbarsten Behandlungen herauszusuchen, es sei denn, daß er nicht in der Lage ist, seine Arbeitszeit besser zu verwenden. Hat er diese Gelegenheit — insbesondere bei Privatpatienten — so geht es über menschliche Kraft, daß er in erster Linie jede Mundhöhle eines Versicherten sanieren soll und deswegen gezwungen ist, besser zahlende Privatpatienten abzuweisen. Hat er keine oder nur wenig Privatpatienten, so ist immer noch nicht gesagt, daß er jeden Versicherten bis zur Sanierung behandelt, er wird vielmehr, durch die Macht der Verhältnisse gezwungen, diejenigen Mundhöhlen besonders intensiv bearbeiten, in denen er sich privatim über die Kassenleistungen hinaus betätigen kann. Auf diese Weise sieht das Endresultat so aus, daß durchaus nicht alle Versicherten in gleicher Weise gefördert werden — immer das Einverständnis derselben vorausgesetzt, welches man ja nicht bei allen erhält. Am meisten werden diejenigen gefördert, die sich nebenher freiwillig auf eigene Kosten noch privatim behandeln lassen. Dabei bleibt die Auslese dem einzelnen Zahnarzt überlassen. Bei der gut dotierten Klinik ist es leider heute auch nicht möglich, allen Versicherten, die man dazu bewegen könnte, die Mundhöhlen völlig zu sanieren. Das würde unaufbringliche Kosten verursachen. Die Klinik muß also auch eine Beschränkung eintreten lassen. Diese Beschränkung ist aber von materiellen Gesichtspunkten frei. Sie kann nach sachlichen Gesichtspunkten bestimmt werden im Hinblick darauf, wie die Gesamtheit der Versicherten am besten gefördert wird. So nehmen wir in Dresden uns besonders der Mundhöhlen an, die ein dankbares Zahnmaterial und gute Eigenpflege haben und demnach dauernd oder lange Zeit vor Zahnersatz zu bewahren sind.

Wir arbeiten nach folgenden Richtlinien:

In erster Linie steht die Erfüllung der gesetzlichen Pflichten der Krankenkasse in engerem Sinne, d. h. es müssen alle Zahn- und Mundkrankheiten behandelt werden, soweit sie Krankheitsempfindungen auslösen oder die Arbeitsfähigkeit beeinträchtigen. Dabei sind Zähne, die für den Kauakt von Wert sind oder bei vorauszusehender Herstellung von Zahnersatz von Wert sein werden, möglichst zu erhalten. Außerdem sind die Frontzähne aus berechtigten ästhetischen Gründen zu erhalten, falls dies nicht unverhältnismäßig große Schwierigkeiten (mehr als 4 Wurzelbehandlungssitzungen[1]) macht oder der Erfolg der Behandlung aussichtslos erscheint.

In zweiter Linie steht die völlige Sanierung und vorbeugende Behandlung der Mundhöhlen, für welche Zahnersatz hergestellt wird.

In dritter Linie ist dahin zu streben, daß aus den Mundhöhlen diejenigen nicht erhaltbaren (oder nur unter außerordentlich großem Zeitaufwand erhaltbaren) stark zerstörten Zähne bzw. Wurzeln entfernt werden, welche als Infektionsherde den Allgemeinzustand gefährden.

In vierter Linie, aber möglichst weitgehend, hat die Klinik prophylaktisch zu arbeiten, indem sie oberflächliche Karies füllt und zwar unter möglichster Ausdehnung bis in die kariesimmunen Räume, wie dies bei allen Füllungen geschehen soll. Hierzu sind von der Abteilung für erste Hilfe die dankbaren Fälle auszuwählen.

In fünfter Linie sind bei vorhandener Zeit Operationen, die sich nicht auf Mundkrankheiten im Sinne des Abs. 1 beziehen und evtl. hygienisch wichtiger Kronen- und Brückenersatz vorzunehmen. Ein aus sozialen Gründen erforderlicher Stiftzahn fällt jedoch unter die notwendigen Leistungen.

Dadurch entsteht im Hinblick auf die Gesamtheit der Versicherten ein so systematisches Vorgehen, wie es bei der Vielheit der Sinne mit der freien Zahnarztwahl meiner Meinung nach nicht zu erzielen ist. Ich möchte diese Systematik vergleichen mit derjenigen, die jetzt in der Schulzahnpflege immer mehr Raum gewinnt, daß man die untersten Klassen behandelt und durch die Schuljahre hindurch geleitet, so daß sie mit gesundem bleibenden Gebiß aus der Schule entlassen werden, während man auf die übrigen Jahrgänge möglichst wenig Zeit verwendet.

Ehrlicherweise muß ich dazu jedoch noch ein Eingeständnis machen. Wir müssen in der Klinik auch manchem Versicherten trotz undankbarer Mundverhältnisse die Durchbehandlung zukommen lassen (und zwar leider manchmal zu Ungunsten solcher, denen sie richtiger zuteil würde), wenn es sich um Leute handelt, die ihre rechtlichen Ansprüche betonen. Das ist aber kein sehr

---

[1] In dankbaren Fällen machen wir dann die Wurzelspitzenresektion.

wesentlicher Prozentsatz und dieser Mangel ist gering gegenüber demjenigen, daß seitens wenig beschäftigter freier Zahnärzte oder solcher mit Assistenten häufig wesentliche Kassengelder in Mundhöhlen gesteckt werden, in denen sie unrationell angelegt sind. Dieser Mangel ist freilich zu beseitigen oder herabzusetzen durch Vertrauenszahnärzte oder Vertrauenskommissionen.

Ich wiederhole nun die oben gestellte Frage: ,,Ist es mit Hilfe von Kassenzahnkliniken möglich, das Ziel der idealen Mundhygiene zu erreichen, bzw. ihm vorläufig mit beschränkten Mitteln möglichst nahe zu kommen?''

Ich glaube, daß man diese Frage — wenigstens bezüglich des ,,vorläufig'' — nach den vorstehenden Auseinandersetzungen grundsätzlich bejahen muß.

Bei dem Fehlen der umfassenden systematischen Vorarbeit durch die Schulzahnpflege und bei dem Fehlen der ungeheuer großen Mittel zur sofortigen Sanierung möglichst aller Mundhöhlen der Versicherten ist das systematische Vorgehen einer Kassenzahnklinik, welche die nötige Behandlungszeit für das Individuum hat, meines Erachtens zur Zeit der rationellste Weg für die Krankenkassen.

Wenn aber die Schulzahnpflege eine Generation geschaffen hat, die mit sanierten Mundhöhlen in die Krankenkassen eintritt, dann liegen die Dinge anders. Dann sinkt die Bedeutung der Systematik und die finanzielle Inanspruchnahme der Kassen bezüglich Mundhygiene wird nicht mehr unerschwinglich hoch sein und dann kann und wird sich meiner Überzeugung nach das System der freien Zahnarztwahl, welches dem Individuum seine Freiheit läßt, durchsetzen, und es wird nur noch wenige Kassenzahnkliniken geben, die in freier Konkurrenz mit der freien Zahnarztwahl arbeiten. Diesen Zustand halte ich für den Versicherten und damit für das Volkswohl für den idealen.

Nach dieser Schilderung kann man meines Erachtens nicht leugnen, daß ein Zahnarzt, der seinen Beruf ernst nimmt, in einer Kassenklinik durchaus berufliche Befriedigung finden kann, wenn man sich nicht auf den Standpunkt stellen will, daß nur Gold und Porzellan eine solche zu bringen vermögen. Diese Bewertung ist aber vom ärztlichen Standpunkt nicht haltbar.

Nachdem wir das Tätigkeitsfeld des Zahnarztes in einer Kassenzahnklinik kennen gelernt haben — zum wenigsten das, welches durch die Entwicklung dieser Neuerung erreicht werden soll und meiner Meinung nach erreicht werden wird — bleibt die Frage offen, ob der Zahnarzt dort eine zu große Einbuße an persönlicher Freiheit erleidet und ob er seine Arbeitsleistung zu billig verkaufen muß.

Ob sich ein Zahnarzt an einer Kassenzahnklinik frei oder unfrei fühlt, hängt von der Art seiner Anstellung und von der Person des Leiters ab.

Daß ein Zahnarzt an einer Kassenklinik nicht in die Zwangsjacke des reinen Beamtentums gesteckt werden darf, erwähnte ich schon. Er darf nicht als „Beamter" dem Geschäftsführer unterstehen. Sein Vorgesetzter muß ein Berufsgenosse, der Klinikleiter, sein. Und dieser muß berufliche Ellenbogenfreiheit haben. Er darf nicht dem Geschäftsführer unterstehen, sondern muß dem Gesamtvorstande für sein Handeln verantwortlich sein. Das ist bei der überwiegenden Mehrzahl der Kassenkliniken meines Wissens der Fall und wird wahrscheinlich allgemein so werden.

Der Zahnarzt ist in einer Kassenklinik im allgemeinen zu einer Arbeitszeit von $6^1/_2$ Stunden verpflichtet. Hat er diese hinter sich, so ist er frei. Um diese Freiheit kann ihn jeder „freie" Zahnarzt beneiden, der nicht das Glück hat, außerhalb seiner Praxis zu wohnen.

Der Klinikzahnarzt hat seinen Urlaub (in Dresden 4 Wochen) und braucht nicht für Vertretung zu sorgen — ein gewaltiger Vorteil vor der Privatpraxis. Wird er krank, so läuft sein Gehalt weiter, es sei denn, daß es sich um eine sehr langwierige Krankheit handelt, und auch bei dieser ist er relativ geschützt, wenigstens wenn er die pensionsfähige Anstellung erreicht hat.

Pekuniär ist der Klinikzahnarzt jetzt im allgemeinen so gestellt, wie es akademische Beamte sind, z. B. die Oberlehrer[1]). Er hat also keine Veranlassung, sich als ausgebeutet zu betrachten. Daß ein fixiertes Gehalt unter den heutigen Verhältnissen allerdings enge Grenzen zieht, ist nicht zu leugnen. Dafür hat der Klinikzahnarzt es aber nicht nötig, sich die teuere Einrichtung anzuschaffen und die schwere Zeit zu durchleben, in der die meisten Anfänger nicht das zum Leben unbedingt Erforderliche verdienen.

Ob der Klinikzahnarzt in beruflicher Hinsicht eingeengt ist, hängt — wie gesagt — von der Person des Klinikleiters ab. Die Sachlage ist hier genau so wie bei einem Assistenten in der Privatpraxis. Ein wesentlicher Unterschied besteht nur insofern, als der junge Zahnarzt eine Assistenzzeit in der Privatpraxis stets als begrenzt ansieht und sich so leichter mit manchen Dingen abfindet. Erforderlich ist es aber nicht, daß er sich in einer Kassenklinik beruflich geknechtet fühlt. Meiner Meinung nach gehört

---
[1]) Eine Berufsorganisation der Klinikzahnärzte bemüht sich um die Entwickelung der Dinge in diesem Sinne.

es zu den Aufgaben des Klinikleiters, dieses Gefühl nicht aufkommen zu lassen. Wenn er auch auf einheitliche Behandlungsmethoden halten muß, so braucht er deswegen eine weitergehende wissenschaftliche Betätigung seiner Zahnärzte nicht zu stören. Er soll sie vielmehr pflegen und sich bewußt sein, daß Stillstand Rückschritt ist. Die Doktorarbeiten bringen da auch „Leben in die Bude" und deshalb müssen sie auch in einer Kassenzahnklinik willkommen sein. Das System der Klinik bringt jedenfalls an sich eine berufliche Einengung nicht mit sich. Wenn man einen Vergleich zieht zwischen der Behandlung von Kassenpatienten in einer Klinik und im freien Beruf, so glaube ich sagen zu können, daß die Klinik dem Zahnarzt die größere Bewegungsfreiheit in beruflicher Betätigung läßt. Voraussetzung dabei ist natürlich, daß nicht eine übergroße Patientenzahl derartig als Peitsche wirkt, daß eine eingehende Behandlung unmöglich wird.

Für diejenigen Leser (vor allen Dingen die jungen), welche noch keinen Einblick in eine Kassenklinik getan haben, möchte ich noch eine kurze Schilderung der unserigen geben:

Der Versicherte besorgt sich vor Betreten der Zahnklinik einen Krankenschein für dieselbe. Ein Schild „Anmeldung" weist ihn hin auf das Bureau, woselbst die Kartothek untergebracht ist. Es wird eine Behandlungskarte über ihn ausgestellt und mit einer Nummer versehen. Der Patient erhält die gleiche Nummer ausgehändigt und ein Kärtchen, auf dem die Zeit seines Eintreffens notiert ist[1]) und auf dem später die verabredete Zeit zur Weiterbehandlung aufgeschrieben wird. Dies Kärtchen enthält außerdem kurze Bemerkungen über Mundpflege und das Verhalten bei Blutungen nach einer Extraktion. Am Schalterfenster des Bureaus findet der Patient einen Hinweis darauf, daß er hier Zahnbürsten, Zahnpulver und Zahnpasta zu billigerem Preise (Engrospreis ohne Aufschlag) kaufen kann.

Seine Garderobe kann er unentgeltlich zur Aufbewahrung abgeben.

Lektüre findet er nicht, da diese sofort zerrissen oder mitgenommen würde.

Entsprechend seiner Nummer wird er aufgerufen zur Behandlung in der Abteilung für erste Hilfe. Er findet hier zwei Zahnärzte, die vier Stühle zur Verfügung haben. Einer derselben steht in einem besonderen Raum, um unvernünftige Patienten absondern zu können, während die Stühle sonst nur durch Halbwände ge-

---

[1]) Im Tagebuch des Zahnarztes wird die Zeit festgelegt, zu welcher der Patient in Behandlung genommen wird, so daß sich seine Wartezeit nachprüfen läßt.

trennt sind. Von einem der zwei Zahnärzte wird sein Begehren festgestellt, der Mund untersucht und alles Erforderliche zur Schmerzbeseitigung getan, d. h. es werden Injektionen, Extraktionen, Arseneinlagen und Wurzelbehandlungen, Stomatitisbehandlungen, kleinere chirurgische Eingriffe, faradische Untersuchungen, Röntgenaufnahmen usw. vorgenommen. Auch Füllungen[1]) werden — soweit Zeit dazu vorhanden ist — hier gelegt, wenn nur wenige nötig sind oder der Fall zur Durchbehandlung in der sanierenden Abteilung nicht geeignet erscheint. Kommt Zahnersatz in Frage, so wird der Patient an den Oberzahnarzt in der technischen Abteilung verwiesen zur Aufstellung eines Kostenanschlages. Hat er diesen, so geht er im gleichen Gebäude in ein Zimmer der Kassenverwaltung und erhält dort Auskunft über die Möglichkeit der Beihilfen. Handelt es sich um irgend einen interessanten oder schwer zu beurteilenden Fall (auch bezüglich der ,,Auslese" für die Durchbehandlung), so wird der Chefarzt zugezogen. Die Patienten werden auf die Wichtigkeit der Mundpflege hingewiesen und auf die vorgenannte Kaufmöglichkeit von Zahnpflegemitteln. Sind Nachschmerzen zu erwarten, so bekommen sie ,,Zahnschmerztabletten" mit, die wir im Einverständnis mit dem Apothekerverein abgeben. Bei größeren Wunden erhalten sie H_2O_2, für dessen Flasche sie 50 Pfg. Einlage geben müssen, die sie bei Wiederabgabe zurück erhalten.

Diejenigen Patienten, welche Zahnersatz benötigen und die ,,dankbaren Mundhöhlen" werden weitergegeben in die sanierende Abteilung, die übrigen werden nach Bedarf wieder bestellt in die Abteilung für erste Hilfe und rangieren dann vor den Erstbesuchern, die nach Nummern aufgerufen werden. Die sanierende Abteilung arbeitet nur mit bestellten Patienten. Die Bestellungen werden mit Zeit und Namen des betreffenden Zahnarztes auf das oben geschilderte Kärtchen eingetragen. Bleibt ein Patient aus, so bezieht der betreffende Zahnarzt zur Ausfüllung seiner Arbeitszeit einen neuen Fall aus der Abteilung für erste Hilfe. Die sieben Zahnärzte der sanierenden Abteilung erhalten die gleiche Anzahl neuer Fälle und behandeln diese möglichst gründlich durch, die Zahnersatzfälle unbedingt. Nichterhaltbare Teile werden in örtlicher Betäubung entfernt, wozu wir mit seltenen Ausnahmen die Einwilligung erhalten[2]). In der Klinik bekommen wir diese

---

[1]) Zu Silikat- und Goldamalgamfüllungen, selbstredend auch zu Goldfüllungen haben die Patienten Zuzahlungen zu leisten. Die Kasse ist aber weit entfernt davon, mit der Klinik ein ,,Geschäft" zu machen.

[2]) Daher ist die Zahl der Extraktionen in unserer Statistik relativ hoch.

leichter als in der Privatpraxis. Alle Wurzelbehandlungen werden peinlich durchgeführt. Wir benutzen meist das Kal. hydr. compos. Köhler oder Aq. regia oder Antiformin. Apikale Prozesse, die der medikamentösen Behandlung trotzen, werden aufgeklappt nach Anfertigung einer Röntgenaufnahme. Abgeätzte Pulpen werden grundsätzlich exstirpiert und, wo dies nicht möglich ist, mit Alkali oder Säure zerstört. Amputationen machen wir nicht. Zur Wurzelfüllung bedienen wir uns meist des Albrechtschen Mittels; bei Frontzähnen, insbesondere bei solchen mit weiten Kanälen benutzen wir die Paraffinthymolspitzen von Rumpel.

Die Füllungen werden möglichst bis in den kariesimmunen Raum ausgedehnt und mit Matrize gelegt. So waren 1920 53% unserer Füllungen Konturfüllungen, wobei wir den Begriff der Konturfüllung sehr streng gefaßt haben. Fissuren werden breit aufgezogen. Von den Zementunterfüllungen machen wir ausgiebigsten Gebrauch, insbesondere bei Silikatfüllungen.

Jeder Zahnarzt der sanierenden Abteilung führt Buch über Zu- und Abgänge. Steigerte sich die Zahl der Zugänge so, daß die Abteilung für erste Hilfe die „dankbaren Fälle" in der sanierenden Abteilung nicht mehr unterbringen konnte, so ist uns die Verwaltung in der Weise entgegengekommen, daß sie der Klinik zeitweilig weniger Patienten zuführte und den Bezirkszahnärzten entsprechend mehr.

Die Anfertigung des Zahnersatzes liegt in der Hand des Oberzahnarztes[1]) und eines ihm beigegebenen zweiten Zahnarztes, die auch die Vernarbungskontrollen vornehmen. Scharfe Knochenkanten werden auf Wunsch der technischen Zahnärzte nachträglich von den betreffenden sanierenden Kollegen geglättet unter Benutzung der Hauptmeyerschen Feilen.

Zur Herstellung des Zahnersatzes benutzen wir grundsätzlich nur Gipsabdrücke, bei schwierigen Fällen Abdrücke mit schwarzer Guttapercha, die mittels individuell hergestelltem Abdrucklöffel (aus altem Kautschuk) gewonnen werden. Wir legen besonderen Wert darauf, daß die Zahnreihen vom Alveolarfortsatz gut unterstützt werden und machen demnach ausgiebigen Gebrauch vom Kreuzbiß. Als Molaren und Bikuspidaten verwenden wir möglichst Zähne mit anatomischen Kauflächen. Bei Gründung der Klinik

---

[1]) Das System des Weitergebens der Patienten aus einer Abteilung in eine andere berührt den Patienten manchmal unangenehm. Sachlich hat es einen Vorzug. Der Zahnarzt weiß, daß sein Patient der Kritik eines Kollegen ausgesetzt wird. Jeder Zahnarzt hat erfahren, daß er einen Patienten, den er an einen auswärtigen Kollegen weitergibt, noch mal einer besonders genauen Kontrolle unterzieht. Das Weitergeben hat also erzieherischen Wert.

arbeiteten wir grundsätzlich mit dem Gysi simplex. Im Kriege war die Nachschaffung zu teuer. Neuerdings kehren wir aber zum Gysi simplex zurück und zwar trotz der Teuerung, weil wir die Hoffnung auf billigen Kauf aufgegeben haben. Da unsere Patienten mit dem Ersatz auch fertig werden sollen, wenn Veränderungen des Kiefers eingetreten sind, benutzen wir den Gummisauger viel ausgiebiger als dies in der Privatpraxis nötig ist. Die Patienten werden mündlich und durch Druckschrift (die alle nötigen Anweisungen bezüglich Ersatz enthält) darauf hingewiesen, daß das Gummischeibchen nicht über den ausgesparten Raum hinausragen darf. Haben wir mal einen Mißerfolg mit einem Ersatzstück z. B. infolge falschen Bisses (was bei unseren Patienten leider manchmal vorkommt, da sie seit 10—20 Jahren keinen feststehenden Biß mehr hatten), so arbeiten wir das Ersatzstück anstandslos um.

Die Zahnärzte der Klinik arbeiten so, daß sie auf den Zeitwertpunkt obiger Tabelle durchschnittlich etwa 4 Minuten verwenden. In der sanierenden Abteilung legen sie durchschnittlich wenigstens im Langtag 12 und im Kurztag[1]) 9 Füllungen oder Wurzelfüllungen. Diese konservierende Pflichtleistung hat den Sinn, daß vor allen Dingen die gesetzlichen Leistungen der Kasse erfüllt werden und nicht vorzugsweise chirurgische Eingriffe oder Goldtechnik gemacht werden. Diese Einschränkung geht aber praktisch nicht so weit, daß die Herren, die etwas lernen wollen, nicht Gelegenheit hätten, Wurzelspitzenresektionen, Zystenoperationen, Tumorentfernungen, Pyorrhoeaufklappungen und hin und wieder Brückenarbeiten zu machen.

Die Kontrolle des Chefarztes wird möglichst in die Form der Konsultation gekleidet, jedenfalls so gehandhabt, daß die Vertrauenswürdigkeit des Zahnarztes dem Patienten gegenüber dadurch nicht herabgesetzt wird. Die Beschwerdemöglichkeit ist unseren Patienten dadurch leicht gemacht, daß sie die Beschwerde im gleichen Gebäude bei der Kassenverwaltung anbringen können. Die Nachprüfung erfolgt durch den Chefarzt nach Rücksprache mit der Kassenverwaltung und zwar in objektiver Weise. Wir müssen ja damit rechnen, daß der Patient einem Bezirkszahnarzt überwiesen wird, der ihn anderweitig aufklären könnte. Es handelt sich in den an sich sehr seltenen Fällen fast stets um Mißverständnisse oder den Wunsch nach Bevorzugung, dem wir evtl. entgegenkommen, wenn die Kassenverwaltung dieses Vorgehen deckt.

---

[1]) Kurztage sind bei uns der Sonnabend und im Turnus je ein Nachmittag in der Woche, an denen von $1/_2 9 - 1/_2 2$ Uhr gearbeitet wird.

Ich glaube, sagen zu können, daß alle an unserer Klinik tätigen Zahnärzte sich beruflich wohl gefühlt haben und wohl fühlen.

Beruflich ideal würde der Zustand für uns Klinikzahnärzte sein, wenn wir nur freiwillige Patienten hätten und jedem, der sich dazu bewegen läßt, eine gründliche prophylaktische Behandlung zuteil werden lassen könnten. Das wäre möglich, wenn wir in freier Konkurrenz mit so vielen Stadtzahnärzten arbeiteten, daß sich die Inanspruchnahme der Klinik automatisch nach ihrer Leistungsfähigkeit regelte. Hoffentlich erleben wir einen solchen Aufstieg der deutschen Wirtschaft, daß wir dieses Bild noch sehen. Dann wären die Kassenkliniken das, wozu der Dresdner Vorstand die seinige bei der Gründung machen wollte und wozu auch ich sie vor dem Kriege machen zu können hoffte.

Ich glaube an die Möglichkeit des Ausbaues der Kliniken in diesem Sinne trotz der dadurch entstehenden hohen Kosten, weil die Kassen wissen, daß das Geld, welches sie in eine Klinik mit festbesoldeten Zahnärzten stecken — abgesehen von Verwaltungskosten, die sie übersehen und selbst bestimmen — nicht Zahnärzten, sondern nur den Versicherten zu Gute kommt.

VIII. Die Schulzahnpflege.

Von

Alfred Kantorowicz.

1. Planwirtschaft in der Schulzahnpflege.

Die Ausbreitung der Schulzahnpflege wurde ganz außerordentlich durch das Fehlen einer systematischen Anleitung zur Organisation einer Schulzahnpflegestätte erschwert. Die Kopie schon vorhandener Fehler macht die neue Klinik nicht besser wie die alte, ebenso wenig wie das öftere Wiederholen eines Irrtums aus ihm eine Wahrheit macht. Nachdem der Gedanke der Schulzahnpflege dank der aufopfernden Tätigkeit Jessens sich im sozialhygienischen Denken Bürgerrecht erworben hat, sollte das Stadium des regellosen Aufbaues einer Klinik überwunden sein. Ohne Planwirtschaft ist nicht auszukommen. Die spärlichen Mittel, die wir für diese doch an und für sich nebensächlichen Zweige der Sozialhygiene verwenden können, verbieten jegliche Verschwendung von Mitteln, jede unnötige und unrationelle Arbeit; vereinfachtste Methoden, vernünftigste Anwendung, höchste Produktivität ist das Zeichen unter dem die moderne Schulzahnpflege steht. Einordnung der ganzen Organisation in einen großzügigen Sanierungsplan und Loslösung von allen zufälligen, nicht vorgesehenen Behandlungen.

Wie benötigen, um einen solchen Plan aufzustellen, vor allem zweier Größen, zum ersten die Kenntnis des Zustandes mit dem wir unsere Arbeit beginnen wollen, zum anderen das Ziel, dem wir zustreben. Über ersteres gibt uns jede Statistik über die Zahnverhältnisse der Kinder Auskunft; über das letztere gibt es heute keine Meinungsverschiedenheit mehr. Das Ziel ist: Die Entlassung aller Kinder mit gesundem bleibendem Gebiß, an Zahnpflege gewöhnt, aus der Schule.

Dieses Ideal ist erreichbar, doch lohnt es sich auch, Forderungen zu erheben, selbst wenn ihre Erfüllung nicht im Bereiche des heute möglichen liegt. Dies wäre nicht nur die Entlassung der Kinder mit gesundem, bleibendem Gebiß aus der Schule, sondern auch die Gesundheit sämtlicher Zähne von ihrem Durchbruch an, also vom frühesten Kleinkinderstadium bis zur Schulentlassung. Somit erstehen der Schulzahnpflege oder besser der Kinderzahnpflege drei Aufgaben. Die erste ist die Gesundheit des Milchgebisses bis zum Eintritt in die Schule, also im vorschulpflichtigen Alter. Die zweite die Gesundheit des Milchgebisses während des Zahnwechsels, die dritte die Gesundheit des bleibenden Gebisses während der Schulzeit.

Die Zahnkaries ist eine so gut durchforschte Krankheit, daß es keinerlei Schwierigkeiten bietet, sie, soweit praktische Bedürfnisse in Betracht kommen, zu heilen. Dieses kommt auf die Aufgabe hinaus, den erkrankten Zahn zu füllen. Eine Heilung im klinischen Sinne also eine organische Wiederherstellung des erkrankten Gewebes kommt für uns nicht in Betracht, fast möchte ich sagen, glücklicherweise, weil die Beherrschung der Heilung eine viel restlosere ist, wenn sie mechanischer als wenn sie biologischer Natur ist.

Das konstitutive Element, das sicherlich in der Zahnkaries eine ebenso große Rolle spielt wie bei allen anderen Krankheiten, also die Qualität des Zahnmaterials einerseits und die übrigen Faktoren, welche für die Art und den Umfang der Erkrankung eines Gebisses verantwortlich gemacht werden können, sind wir nicht in der Lage, zu beeinflussen. Wenn das Kind in unsere Behandlung kommt, ist das Schicksal, die Konstitution der Zähne schon entschieden. Das Säuglingsalter übt den maßgebenden Einfluß aus. Im Alter von etwa drei Jahren sind die Zähne so weit verkalkt, daß nur noch die oberflächlichsten Schichten der Schmelzlagen von der allgemeinen Gesundheit beeinflußt werden. Nach seiner Bildung, also nach Zerstörung des Schmelzorganes, ist der Schmelz, soweit unsere heutigen Kenntnisse reichen, eine Substanz, die, wie etwa die Nägel oder die Haare, am Stoffwechsel des Körpers keinen Anteil mehr nimmt. Selbst wenn die sog. Schmelzvitalisten dennoch Recht behalten sollten, so wäre doch ein etwa vorhandener Stoffwechsel so unbedeutend, daß er keinerlei Einfluß auf die spätere Konstitution der Zähne ausüben könnte. Wir sind demnach nicht in der Lage, durch spätere Maßnahmen noch einen Einfluß auf die Schmelzstruktur auszuüben und sind auf rein mechanische Maßnahmen zur Verhütung der Krankheit oder ihrer Heilung angewiesen. Alle wohlmeinenden Ratschläge nach Änderung unserer Kost, nach Besserung der Kautätigkeit, mögen, weil sie der Verweichlichung der Jugend entgegenarbeiten, ihren guten Sinn für die allgemeine Gesundheit haben, für die Zahngesundheit sind sie höchstens insofern bedeutungsvoll, als sie durch die energischere Kautätigkeit eine bessere Selbstreinigung herbeiführen können. Das bewirkt aber ungleich besser eine

Die Schulzahnpflege. 173

Zahnbürste mit Schlemmkreide und wir tun deshalb besser, diese wissenschaftlich diskreditierenden Ratschläge zu unterlassen.

Unbesorgt können wir die Prophylaxe also die Besserung der Zahnkonstitution in die Hände der allgemeinen Gesundheitspflege legen. Die Zähne, der getreueste Spiegel der allgemeinen Gesundheit während der Kindheit, nehmen an dem Wohlergehen des Kindes den innigsten Anteil. Die Säuglings- und Kindersterblichkeittabelle, besser allerdings noch die Erkrankungstabelle, zeigen uns nicht nur an, daß die allgemeine Gesundheit, sondern auch die Zahngesundheit sich von Jahr zu Jahr bessert, eine Besserung, die allerdings in katastrophaler Weise durch die Folgeerscheinungen des Weltkrieges unterbrochen wurde. Inwieweit dieser Rückschritt sich auch an der Zahngesundheit äußern wird, läßt sich heute nur ahnen, nicht beweisen. Wir kennen heute erst eine Tatsache, die beweist, daß die Konstitutionsverschlechterung an dem Gebiß nicht spurlos vorübergegangen ist; die sechs Jahrmolaren brechen bei der jetzigen Generation um mehrere Monate verspätet durch.

Der Gegenstand der Schulzahnpflege ist also der fertige Zahn, nicht der werdende.

2. Der heutige Zustand.

Eine große Reihe von Statistiken gibt uns über den Gesundheitszustand des Gebisses der Kulturmenschheit Auskunft.

Diese Statistiken sind zum Teil recht tendenziös gehalten. Da jedes Schuljahr etwa vier neue und gesunde bleibende Zähne die erkrankten Vorläufer im Milchgebiß ablösen, bessern sich die Zahnverhältnisse vom 6. Lebensjahre an, bis die neu durchgebrochenen Zähne ihrerseits erkranken und die Statistik wieder verschlechtern. Mit allgemeinen Angaben, daß 90 oder 96% der Kinder kranke Zähne haben, ist nicht das geringste gesagt, denn es bedeutet einen wesentlichen Unterschied, ob es sich um irgend eine harmlose Fissurenkaries handelt oder ein völlig zerstörtes Gebiß. Immerhin werden wir die Zahnverhältnisse des deutschen Volkes recht unerfreulich zu beurteilen haben. Besonders der Weltkrieg, der große Schichten der Bevölkerung dem Zahnarzte zuführte, die ihn sonst nicht aufzusuchen pflegten, führte uns den ganzen Jammer der Zahnkrankheiten vor Augen. In unseren militärischen Zahnstationen mußten Gebisse in einem Ausmaße angefertigt werden, das unsere schlimmsten Erwartungen übertraf. Völlig zahnlose Münder im militärpflichtigen Alter waren durchaus keine Seltenheit und die Karies hatte derart verwüstend gewirkt, daß annähernd gesunde Mundverhältnisse geradezu eine Ausnahme darstellten.

Es ist wohl auch eine Folge dieser Demonstration im großen,

wenn die Schulzahnpflegebewegung gerade in den letzten Jahren einen so bedeutenden Aufschwung genommen hat, wozu allerdings auch eine Steigerung des sozialen Verantwortlichkeitsgefühles getreten sein mag. Wenn wir somit einzelnen Angaben höchst skeptisch gegenüberstehen, so bleibt als allgemeiner Eindruck ein denkbar schlechter zurück. Wir können als gewiß annehmen, daß fast jedes Kind die Schule mit kranken Zähnen verläßt. Bei weitem exakteren Aufschluß als die allgemeinen Angaben geben uns nun Statistiken, die sich auf die Erkrankungsziffer der einzelnen Altersklassen beziehen.

Vor allem interessieren uns die Angaben bei den Siebenjährigen und den Vierzehnjährigen als dem Einschulungsalter und dem Alter, in dem die Kinder im allgemeinen die Schule verlassen.

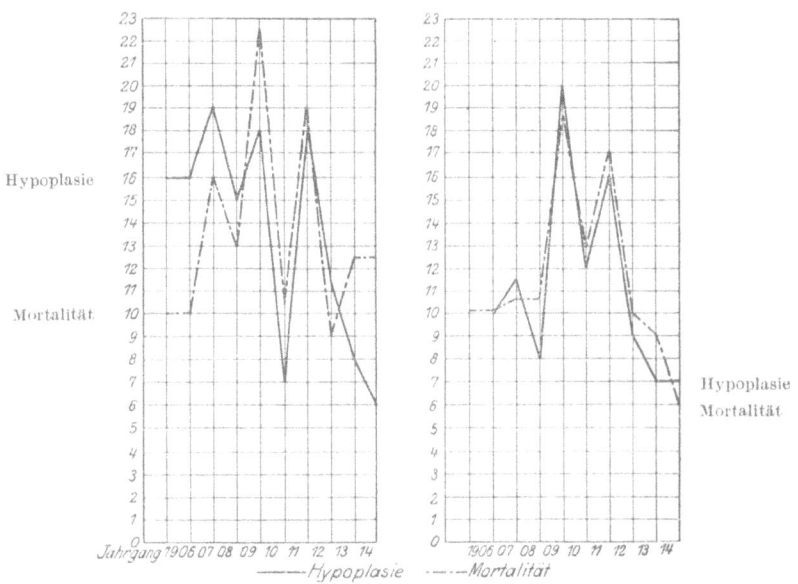

Abb. 1.

Wiederum müssen wir strenge Unterschiede nach der sozialen Schichtung der Bevölkerung machen. Stadt und Land, wohlhabende und unbemittelte Schichten, Gemeinden mit proletarischer oder vorwiegend bürgerlicher Bevölkerung weisen bezüglich der

Die Schulzahnpflege. 175

Zahngesundheit der Kinder ganz bedeutende Unterschiede auf. Diese sind im wesentlichen begründet in der Verschiedenheit der Kinderhygiene. Am auffallendsten tritt dieses hervor, wenn man in einer Stadt die Schüler der höheren Schulen mit denen der Volksschulen vergleicht. Jene Schichten, die genügendes Verständnis und Mittel besitzen, um ihren Kindern eine gesunde Kleinkinderzeit zu bescheren, weisen ganz unvergleichlich bessere Zähne auf, als wir sie in der Volksschule zu sehen gewohnt sind. Die Schulen an der Peripherie der mittleren Städte mit eingemeindeten bisher ländlichen Vororten sind ebenfalls bei weitem besser daran, als die Kinder, die im Zentrum der Stadt aufwachsen, wobei allerdings weniger klimatische als soziale Unterschiede verantwortlich zu machen sind. Vorwiegend scheint die natürliche Säuglingsernährung einen wohltätigen Einfluß auf die Zahngesundheit auszuüben. (Abb. 1).

Es sind also eine große Reihe von Faktoren, welche die Erkrankungszahl beeinflussen.

Für die Berechnung des zur Schulzahnpflege notwendigen Personales bedürfen wir nun einer genaueren Statistik der einzelnen Jahrgänge um danach die Anzahl der pro Jahrgang zu legenden Füllungen feststellen zu können. Wir werden hierauf noch später zurückkommen. Hier seien vorerst einige Standardziffern angeführt, die zur Übersicht genügen.

Tabelle I.
Auf jedes Kind entfallen kariöse bleibende Zähne nach der Statistik von

Alter	Jessen Loos Meyer	Schmidt	Dortmund Scheerer	Schweden 1895—01 Städte	Schweden 1914 Provinz	Köln Mühlheim	Bonn
6— 7	0,8	1,6	1,2	0,56	3,07	0,84	
7— 8	1,6	2,2	2,5	1,11	4,04	1,49	0,93
8— 9	2,57	2,7	2,8	1,59	4,42	1,5	1,42
9—10	2,9	3,1	3,0	2,33	5,77	2,02	
10—11	3,2	3,6	3,6	2,86	6,13	2,92	
11—12	3,76	4,4	4,46	3,54	6,97	3,12	
12—13	4,75	5,2	5,6	4,21	7,34	3,48	
13—14	5,36	6,0	—	4,80	8,67	3,54	

3. Die Behandlungsprinzipien.

Die Behandlung der Karies im Rahmen der Schulzahnpflege bietet keinerlei prinzipielle Schwierigkeiten gegenüber der Behandlung in der Privatpraxis. Dieses war wohl auch der Grund, weshalb einfach die Behandlungsprinzipien der Privatpraxis auf die Schulzahnpflege übertragen wurden. Nach mehr oder weniger lebhafter und geschickter Propaganda wurde eine Schulzahnklinik eröffnet und es in das Ermessen der Kinder, resp. ihrer Eltern gestellt, die Klinik aufzusuchen. Dies geschah natürlich meist dann, wenn die Kinder Schmerzen hatten. Da zudem niemals die Klinik wenigstens in den Großstädten auf Grund eingehender Bedarfsberechnungen eingerichtet wurde, sich somit bald eine außerordentliche Überflutung mit Hilfesuchenden Kindern zeigt, war bald keine Rede mehr davon, daß die in der besseren Privatpraxis üblichen modernen Errungenschaften der konservierenden Zahnheilkunde in der Schulzahnpraxis zur Anwendung kamen. Es wurden in einem Ausmaße Zähne gezogen, daß noch vor wenigen Jahren, ja in vielen Kliniken noch heute, dies an Zustände in der Privatpraxis vor einigen Jahrzehnten erinnert. Ich gebe hier die Behandlungsergebnisse einer Anzahl von Kliniken wieder und setze zum Vergleich die Zahlen, welche sich bei planmäßiger Behandlung, wie sie in Bonn durchgeführt ist, ergeben.

Tabelle II.

Es entfielen in		auf Füllgn.			
Berlin 1 ..	1913/14	7			
Berlin 2 ..	1913/14	8			
Berlin 3 ..	1913/14	5,7			
Berlin 4 ..	1913/14	14,5	10 Extrak-		
Leipzig ..	1912	6,4	tionen von		
Leipzig ..	1913	6,8	Milch- und		
Chemnitz .	1913/14	5	bleibenden		
Bonn ...	1919/20	133	Zähnen	3237 Füllgn.	auf 10 Ex-
Bonn ...	1920/21	55,3		1324 „	traktionen
Straßburg .	1905/06	9,7		49 „	bleibender
Schöneberg.	1920	13		73,2 „	Zähne

Die Ursachen dieser radikalen Behandlungsmethoden sind zweierlei Art. Die Kinder kommen, wenn der Besuch der Klinik in ihr eigenes Ermessen gestellt ist, nur dann, wenn der Zahn schon Schmerzen verursacht oder verursacht hat, wenn also die Pulpa des Zahnes verloren ist, also eine Wurzelbehandlung eingeleitet werden muß. Dieses wäre an und für sich kein Hinderungsgrund gegen eine Erhaltung des Zahnes, wenn nicht Zeitmangel erschwerend hinzuträte. Dieser Zeitmangel findet seine Ursache natürlich

Die Schulzahnpflege.

wieder in der geringen Zahl zahnärztlichen Personals oder der Geringfügigkeit der Mittel, die zur Schulzahnpflege bereit gestellt werden können. Wir werden jedoch besonders in heutiger Zeit niemals hoffen können, das zahnärztliche Personal so zu vermehren, daß mit den Methoden der Privatpraxis Schulzahnpflege betrieben werden könnte. Die früheren Berechnungen ergaben etwa für 2000 Kinder einen Schulzahnarzt. Für Großstädte mit 40—50 000 zu versorgenden Kindern würde eine solche Methodik zu einer ganz unmöglichen Anschwellung des zahnärztlichen Personals führen, die jede Stadtverwaltung von vornherein ablehnen würde.

Die konservierenden Methoden selbst unterscheiden sich nicht von denen der Privatpraxis. Wurzelbehandlungen waren durchaus die Regel, und wurden kunstgerecht durchgeführt. Nach der Füllung verschwanden die Kinder, trotz gut gemeinter Ratschläge sich von Zeit zu Zeit wieder vorzustellen, bis erneute Zahnschmerzen ihnen den Gang zur Klinik notwendig erscheinen ließen. In Straßburg 1905/06 suchten von 7491 Kindern 4886 die Zahnklinik wegen Schmerzen auf.

Tabelle III.

Füllungen der Zähne, die durch Wurzelbehandlung kompliziert werden:

Berlin I	1913/14	8 %
Berlin II	,,	8,2%
Berlin III	,,	16,0%
Berlin IV	,,	4,2%
Bonn	1919	2,0%
Mannheim	1915	4,2%
Mannheim	1916	5,0%
Mannheim	1917	4,1%
Mannheim	1918	4,8%
Schöneberg	1920	25,0%

Es wurden erfaßt von der Schulzahnpflege je nach der entfalteten Propaganda 5—20% der zur Zahnpflege zugelassenen Kinder. Saniert wurde eine verschwindende Menge von etwa 8% in Düsseldorf, 9% in Berlin. Gemessen am Ideal kann man von einem vollendeten Mißerfolge sprechen, trotz aller Anerkennung individueller Behandlungserfolge trotz Anerkennung der Tatsache, daß jede hygienische Tat der Ausbreitung der Idee dient und die lebhafte Propaganda auch das Interesse breiter Kreise zur Zahnpflege förderte. Unlöslich mit diesem System der Schulzahnpflege, war nämlich verknüpft eine breit ausgedehnte aufklärende Tätigkeit, die teilweise den Eltern und Lehrern teilweise aber auch den Kindern galt. Elternabende, Lehrerversammlungen, deutscher und naturwissenschaftlicher Unterricht. Schulwandtafeln, Lesestücke, die Presse, kurz alle möglichen Wege wurden gesucht, das Interesse zu beleben, um einen regelmäßigen Besuch zu erzielen. Ja manche Schulzahnarztanweisungen enthielten als Hauptaufgabe des Schulzahnarztes die hygienische Belehrung, weniger die Behandlung der Kinder, die nur neben der Aufklärung einhergehen sollte, z. B. Ulm 1911. Und selbst heute noch wird die Belehrung als ein wichtiges Glied der schulzahnärztlichen Maßnahmen erachtet (Düsseldorf, Brodtbeck, Scherer).

Tabelle IV.

Es wurden behandelt:

Berlin . . . 1912	6% der Kinder
Leipzig . . ,,	8% ,, ,,
Köln . . . ,,	12% ,, ,,
Düsseldorf . ,,	25% ,, ,,
Frankfurt . ,,	13% ,, ,,
Nürnberg . ,,	30% ,, ,,
Duisburg . . ,,	19% ,, ,,
Straßburg . ,,	35% ,, ,,
Kassel . . . ,,	15% ,, ,,
Halle . . . ,,	14% ,, ,,
Bonn . . . ,,	20% ,, ,,

Es wurden „saniert":

Düsseldorf 1913/14	8,75%
Bonn . . 1919	80 %
Bonn . . 1920	96,9 %
Berlin . . 1920	9,1 %

Ich darf gleich hinzufügen, daß die moderne Schulzahnpflege gänzlich auf diese zwar wohlgemeinten aber durchaus unwirksamen Mittel der Propaganda verzichtet und auf diese Weise eine große Summe von Zeit und entmutigender Arbeit spart, entmutigend, weil diese Arbeit keinen unmittelbaren Erfolg zeigt und von vornherein damit gerechnet werden muß, daß der überwiegende Teil aller Aufklärungsarbeit vergeudete Mühe ist.

Die moderne Schulzahnpflege sieht das Heil in der Rationalisierung der Arbeit, in der ökonomischen Dosierung der nur spärlich zur Verfügung stehenden Mittel, in der Rationierung der verfügbaren Mittel und Kräfte; Planwirtschaft an Stelle der individualistischen aber ungeordneten Behandlungsweise, die Ersetzung des Zufalls durch die Vernunft.

Das Schlagwort unter dem die moderne Schulzahnpflege segelt, heißt systematische (Schulzahnpflege) besser planmäßige Schulzahnpflege, der gegenüber die frühere Behandlungsmethode kurz als ungeregelte oder wilde Behandlung bezeichnet wird.

Die Grundsätze auf denen die planmäßige Behandlung aufbaut, sind leicht zusammengestellt. Sie sind teils zahnärztlicher, teils psychologischer Natur und von einer derartigen Banalität, daß sie schlechterdings unmittelbar gewiß sind. Es wird für spätere Historiker der Schulzahnpflege immer erstaunlich bleiben, wie es kommen konnte, daß diese gleich zu erläuternden, höchst einfachen Grundsätze so heftigen Widerstand aller Fachkreise finden konnten, bis sie sich endlich doch, allerdings erst seit etwa einem Jahre durchgesetzt haben, um heute als niemals bestrittene Wahrheiten in Kurs zu stehen.

Die Grundmaxime der planmäßigen Schulzahnpflege ist der Satz, daß jede noch so große Zahnhöhle einst eine sehr kleine Zahnhöhle war und daß jede noch so komplizierte und schwierige und zeitraubende Zahnbehandlung einst eine sehr kurze und einfache Zahnbehandlung gewesen wäre. Das Hauptmittel der Zeit- und Kräfteersparnis liegt also darin begründet, die Kinder so frühzeitig zu erfassen, daß man die Zähne noch im Stadium des Beginnes der Erkrankung füllen kann. Diese Sätze werden scherzhaft zusammengefaßt als „Lehre vom kleinen Loch". Die Vernachlässigung dieser kleinen aber so wichtigen Wahrheit hat die Schulzahnpflege um etwa ein Jahrzehnt in ihrer Entwicklung gehemmt. Da die bleibenden Zähne mit dem 6. Lebensjahre durchbrechen und dabei noch gesund sind, ist das erste Schuljahr der geeignetste Zeitpunkt, um mit der Behandlung der eben entstehenden Zahnhöhlen zu beginnen. Eine Zahnbehandlung dauert in diesem Jahrgang etwa 5—10 Minuten, gegenüber einer Zeit von etwa 60 Minuten, die sie drei Jahre später erfordert. Der Schulzahnarzt hat also das größte Interesse daran, die Kinder so frühzeitig wie nur irgend möglich zu erfassen. Auf irgendwelches Interesse der Kinder zu bauen, wäre bei der Jugend der Kinder und der begreiflichen Scheu vor dem Zahnarzt vergebliche Mühe. So muß denn ein gewisser Zwang an Stelle der Freiwilligkeit treten, freilich kein irgendwie gearteter gesetzlicher Zwang, sondern ein psychologischer. Zum ersten muß die Behandlung prinzipiell in die Schulzeit gelegt werden. Also nicht des Nachmittags, sondern des Vormittags während der Unterrichtsstunden. Vielfache Versuche haben uns gezeigt, daß nachmittags bestellte Kinder nur höchst sporadisch die Klinik aufsuchen, während man mit einer großen Sicherheit darauf rechnen kann, die während der Unterrichtsstunden bestellten Kinder zur Klinik zu bekommen.

Hier wirken mehrere Momente mit. Zum ersten freut sich jedes Kind, wenn es sich vom Unterricht etwas „drücken kann". Wenn auch der Anlaß des Schwenzens sicherlich kein angenehmer ist, so wirkt doch die unmittelbare Gewißheit des Schwenzens stärker als die erst in weiterer Ferne liegende Unannehmlichkeit der Zahnbehandlung. Dann ist es für die Kinder besonders die der Vororte ein besonderes Fest, gemeinsam die Straßenbahn benutzen zu dürfen oder den Gang zur Klinik durch einiges Verweilen vor Schaufenstern etwas ausdehnen zu können. Wer diese harmlosen aber so wichtigen Gefühlsregungen der Kinder nicht versteht, ist niemals jung gewesen, der Erfolg gibt uns recht, der Mißerfolg der früheren Behandlung während der Nachmittagsstunden den Gegnern unrecht.

Hinzu tritt als sehr wesentliches Moment, daß die Lehrer einen unmittelbar wirkenden Einfluß auf die Kinder ausüben können. Selten wird ein Kind aus Angst vor versammelter Klasse sich weigern, zur Klinik zu gehen, während es gänzlich unkontrolliert, trotz aller Versprechen am Nachmittage allerlei Hindernisse vorschützen kann. Die Eltern sind sehr selten in der Lage, ihr Kind zu begleiten. Und kleinen Kindern der Gang zur Klinik allein zuzumuten, dürfte niemals angebracht sein.

Endlich kommt hinzu, daß die Klinik ihre Schrecken verloren hat, da die Zahnextraktionen fast ganz in Fortfall gekommen sind. Bleibende Zähne werden fast überhaupt nicht mehr entfernt und Milchzähne auch nur noch sehr selten. Es hat sich herausgestellt, daß der Schaden, den Milchzahnstummel in der Mundhöhle anrichten, in gar keinem Verhältnis steht zu dem Nutzen, den ihr Verbleiben dadurch erzeugt, daß die Kinder Vertrauen zur Klinik gewinnen. Die Fälle, in denen es notwendig ist, Milchzähne zu entfernen, werden später erörtert werden, sie sind recht selten geworden.

Daß endlich die Behandlung in der Klinik selbst der kindlichen Eigenart Rechnung tragen muß, ist selbstverständlich. Hier hilft besser als alle Anweisungen etwas Verständnis für die Kindesseele. Niemals Zwang, möglichst keine Schmerzen, stets Appell an das Ehrgefühl, Vermeidung aller schmerzhaften Eingriffe während der planmäßigen Behandlung und Verlegen dieser Eingriffe auf den Nachmittag, möglichst im Beisein der Eltern.

Die Schulzahnpflege. 181

Stets bereitwilligste Erlaubnis für die Eltern der Behandlung beizuwohnen, um jedes Mißtrauen zu vermeiden. Auf diese Weise bewirkt man, daß 90—98% der Kinder an der Schulzahnpflege teilnehmen, eine Zahl, die wir hier in Bonn nach zwei Jahren erreicht haben.

Die Erlaubnis der Eltern einzuholen, fällt gelegentlich schwer. Meist handelt es sich nicht um bewußten Widerstand gegen die Zahnpflege, sondern Nachlässigkeit, vielfach um den Wunsch erst selbst mit dem Schulzahnarzt zu sprechen, oft Verlegung oder Verlust des Anmeldescheines durch die Kinder, die den unterschriebenen Schein wieder zur Schule bringen sollen u. a. m. Wir vermeiden diese Schwierigkeiten jetzt dadurch, daß wir die Eltern gleich bei der Einschulung einen Anmeldeschein zur Schulzahnpflege unterschreiben lassen, der dann für die ganze Schulzeit gilt. Diese unter den anderen Formalitäten der Einschulung nicht weiter auffallende Formalität wird von den meisten Eltern, ohne daß es eines Zuredens bedürfte, vollzogen. Sollten die Eltern später anderen Sinnes werden, so steht es ihnen stets frei, die Erlaubnis zurückzuziehen. Wie aber die Verweigerung der Erlaubnis zur Zahnbehandlung so gut wie·stets auf Nachlässigkeit beruht, so wirkt bei der Zurückziehung der einmal gegebenen Erlaubnis dasselbe Moment, das uns ehedem so viel Arbeit verursachte, jetzt unsere Bestrebungen unterstützend. Wenn erst die Eltern nach ein bis zwei Zahnbehandlungen erkannt haben, daß ihren Lieblingen in der Klinik kein Unheil geschieht, so kommt es niemals vor, daß später die Erlaubnis zurückgezogen wird, es sei denn, daß berechtigter Anlaß zum Klagen vorliegt.

Das A und O der planmäßigen Schulzahnpflege ist die frühzeitige Erfassung der Kinder. Der Schulzahnarzt soll deswegen keine Mühe scheuen, Eltern, die sich aus irgendeinem Grunde weigern, ihr Kind der Klinik anzuvertrauen, doch auf dem Wege der Einzelbearbeitung zum Anschluß zu bewegen. Der erste Schritt ist die Bestellung der Eltern durch den Lehrer. Wenn sich der Lehrer dafür verbirgt, daß die überwiegende Zahl der Kinder an der Schulzahnpflege teilnimmt und er bisher nur Gutes davon gesehen hat, so wirkt das natürlich besser, als wenn der „interessierte" Schulzahnarzt dieses selbst versichert. Der zweite Schritt ist Bestellung der Eltern in die Klinik selbst durch einen Vordruck, auf dem alle Einwände, die erfahrungsgemäß von den Eltern vorgebracht werden, eingehend berücksichtigt sind. Ich gebe ein Beispiel, wie ich es hier für die Eltern der Kinder an höheren Schulen, bei denen die Widerstände gegen die Teilnahme an der Zahnbehandlung ungleich größere sind, als an den Volksschulen, angewandt habe.

Den Eltern ist zu versprechen, daß sie vor jeder Zahnbehandlung benachrichtigt werden, um persönlich anwesend sein zu können. Man kann dies unbesorgt tun, da erfahrungsgemäß von diesem die Zahnbehandlung höchst störenden Rechte kaum jemals Gebrauch gemacht wird, aber dieses Recht wirkt doch sehr beruhigend ein.

Bonn, den 30. April 1921.

Mit dem neuen Schuljahr wird die städtische Schulzahnpflege auf die Kinder der städt. höheren Schulen ausgedehnt.

In den Volksschulen der Stadt Bonn ist für die unteren drei Jahrgänge die planmäßige zahnärztliche Behandlung und Untersuchung seit 2 Jahren durchgeführt. Jedes Jahr erweitert sich das System um den jeweils jüngsten Jahrgang. Anfangs standen die Eltern der Volksschulkinder dieser kostenlos arbeitenden städtischen Einrichtung mit größtem Mißtrauen gegenüber, und es ist anzunehmen, daß auch die Eltern der höheren Schulen hiervon nicht frei sein werden.

In der Volksschule konnte jedoch dieses Mißtrauen bald überwunden werden. Nachdem im Anfang die Eltern sich klassenweise weigerten, ihre Kinder der Schulzahnpflege anzuvertrauen, nehmen heute 98% der Kinder an der Schulzahnpflege teil, mit dem Erfolg, daß bereits drei ganze Jahrgänge, ca. 4000 Kinder, mit verschwindenden Ausnahmen saniert wurden, daß sich also kein behandlungsbedürftiger bleibender Zahn im Munde dieser Kinder befindet.

Dieser Effekt wird nicht dadurch erreicht, wie dies noch vielfach geglaubt wird, daß den Kindern die Zähne ausgezogen, sondern daß sie so frühzeitig wie möglich gefüllt werden. Im Jahre 1919 sind in der städtischen Schulzahnklinik bei ca. 2500 planmäßig behandelten Kindern nur 4 bleibende Zähne, im Jahre 1920 bei 4000 Kindern 12 bleibende Zähne entfernt worden, und dies bei Kindern, die sich zu spät der Schulzahnpflege angeschlossen hatten oder von anderen Schulen überwiesen oder zurückgeblieben waren.

Demgegenüber sind 1919 1295 Füllungen und im Jahre 1920 1722 Füllungen an bleibenden Zähnen gelegt worden.

Das anfängliche Mißtrauen der Eltern gründete sich sodann auf die Ansicht, daß die Kinder in der Universitätsklinik als „Versuchskaninchen für die Studierenden" dienten. Demgegenüber ist zu betonen, daß die Schulzahnklinik räumlich wie personell vollständig von der Universitätsklinik getrennt ist, daß die Kinder mit keinem Studierenden in Berührung kommen, geschweige denn von ihnen behandelt werden. Die Behandlung geschieht einzig durch den städt. Schulzahnarzt, der die Behandlung der Kinder als Spezialität betreibt und, wie die fast restlose Erfassung der Volksschulkinder beweist, das Vertrauen der Eltern und Kinder voll erworben hat, wobei hier besonders betont sei, daß die Beteiligung natürlich eine durchaus freiwillige ist.

Das Mißtrauen richtete sich ferner gegen die Art der Behandlung. Von jeher haben wir den Eltern freigestellt, der Behandlung beizuwohnen. Doch wird seit einem Jahre nur sehr selten Gebrauch hiervon gemacht, da sich bald herumgesprochen hat, daß die Kinder mit

Die Schulzahnpflege.

besonderer Berücksichtigung der kindlichen Eigenart behandelt werden. Die planmäßige Behandlung läßt sich nur dann durchführen, wenn Defekte in den Zähnen so frühzeitig festgestellt werden, daß sie mit einem Mindestaufwand von Zeit, Arbeitskraft und Material gefüllt werden können. Es braucht nicht besonders darauf hingewiesen zu werden, daß diese frühzeitige Behandlung zugleich der beste Schutz gegen Schmerzen bei der Behandlung und gegen vorgeschrittene Schädigungen ist. Die Schulzahnklinik legt deshalb den größten Wert darauf, die Kinder der untersten Jahrgänge zu erfassen, weil erfahrungsgemäß später sich beteiligende Kinder ein wesentliches Mehr von Arbeit bereiten. Es können deshalb auch später sich anschließende Kinder nicht für die planmäßige Behandlung berücksichtigt werden. Die Untersuchung der Kinder geschieht zweimal jährlich. Die bei der Untersuchung als behandlungsbedürftig befundenen Kinder werden sodann von der Schule der Klinik zugeführt, nachdem den Eltern die Behandlungszeit mitgeteilt worden ist, damit diese Gelegenheit haben, wenn sie darauf Wert legen, der Behandlung beizuwohnen.

Für die Behandlung im Rahmen der städt. Schulzahnpflege ist für das Schuljahr 1921/22 ein Jahresbeitrag von 10 Mark festgesetzt. Nur bei großer Beteiligung kann dieser geringe Satz beibehalten werden; hierauf legt die Verwaltung großen Wert, um diese so segensreiche Einrichtung auch minderbemittelten Schichten zugängig zu machen. Sollten Sie Ihr Kind zur Teilnahme an der Schulzahnpflege anmelden wollen, bitten wir Sie den Abschnitt I, sollten Sie der planmäßigen Zahnbehandlung Ihres Kindes nicht zustimmen, bitten wir Sie, Abschnitt II zu unterschreiben und den Zettel dem Kinde mit in die Schule zu geben.

Städt. Schulzahnklinik.

Nutzt auch diese Bestellung nichts, so wiederhole man das gleiche bei der ersten und jedesmal folgenden Revision. Selten werden die Eltern nach mehrmaliger Aufforderung und jedesmaligem Hinweis, daß ihr Kind nebst ein bis zwei anderen die einzigen Ausnahmen von der Teilnahme an dieser segensreichen Einrichtung sind, ihren Widerstand lange hinauszögern.

Wer aus falsch angebrachtem Stolze etwa dieser Methodik Mangel an Würde vorwerfen wollte, wird bald eines besseren belehrt, wenn er die Kinder, die sich anfangs weigerten, im dritten oder vierten Schuljahre mit total zerstörtem Gebiß doch zur Behandlung erhält. Wenn man sich auch noch so oft vorgenommen und dieses auch angedroht hat, daß man nachträglich diese Kinder nicht mehr zur Zahnbehandlung annimmt, so scheut man sich aus verwaltungstechnischen Gründen, aber auch aus Humanität, diese Kinder nachträglich zurückzuweisen. Denn weshalb sollen die Kinder für den eigenen Unverstand und den der Eltern büßen? Die Arbeit des Bestellens der Kinder ist bei weitem geringer als die der Behandlung eines zerstörten Gebisses, ganz abgesehen davon, daß einfach keine Zeit besteht, in der Schulzahnklinik mitten in der planmäßigen Behandlung Wurzelbehandlungen vorzunehmen. Schon bevor diese erste Sorge, die Erlaubnis aller Kinder zur Zahnbehandlung einzuholen, gelöst ist, beginnt die eigentliche planmäßige Behandlung, die hier ebenfalls kurz geschildert sei, ohne Eingehen auf spezielle Probleme, die erst später erörtert werden können.

Die Kinder werden alle Halbjahre in der Schulklasse selbst untersucht. Man kann natürlich auch die Kinder einer Klasse in die Klinik selbst bestellen und diejenigen dort behalten, welche behandelt werden müssen, die übrigen aber entlassen. Doch wäre dies eine große Energievergeudung, denn es müssen bei diesem System eine größere Reihe von Kindern den Weg zur Klinik umsonst zurücklegen. Sodann halte ich es für sehr wünschenswert, daß man den Konnex mit den Lehrern aufrecht erhält, was sich am einfachsten anläßlich dieser Schuluntersuchungen bewerkstelligen läßt. Endlich bedeutet die Untersuchung einer Klasse eine Störung von etwa einer halben Stunde, der Gang zur Klinik aber den Verlust eines Vormittags an Unterrichtszeit. Bei der Untersuchung werden gebraucht Spiegel und gerade Sonden. Es ist dringend zu raten, sich so viele Untersuchungsbestecke mitzunehmen, als Kinder untersucht werden. Also 150—200. Es genügen einfache Kehlkopfspiegel mit Drahtgriff und einfachste Sonden. Wenn auch die Benutzung von etwa zwölf Instrumentarien hygienisch unbedenklich ist, wenn die Spiegel zwischen der wiederholten Benutzung in 3% Lysoform desinfiziert werden, so haben mich doch Reklamationen seitens der Eltern der höheren Schulkinder gelehrt, daß man alles vermeiden soll, was die Schulzahnpflege diskreditieren könnte. Es können sich eben viele Menschen noch nicht daran gewöhnen, daß eine städtische Einrichtung, in der das Privatinteresse ausgeschaltet ist, ebenso gewissenhaft arbeiten kann, wie der privatinteressierte Zahnarzt. Und wenn auch die Desinfektion der Schulzahnklinik im allgemeinen stets viel zuverlässiger sein wird, wie die des durchschnittlichen Privatzahnarztes, so genügt doch solche Bemängelung um Anfragen oder Beschwerden, die stets unerwünscht sind, hervorzurufen. Es handelt sich um eine einmalige Ausgabe und man erspart dafür in der Schule Handtücher, man kann schneller arbeiten, kommt zur Not auch ohne Assistenz aus, so daß sich die Anschaffung einer so großen Zahl von Untersuchungsbestecken wohl empfiehlt.

Die Untersuchung vollzieht sich derart, daß an der Hand der mitgebrachten Karthotek die einzelnen Kinder aufgerufen werden. Der Zahnarzt sitzt mit dem Rücken gegen das Fenster vor der ersten Bank. Das Kind tritt vor ihn. Es werden im ersten Schuljahre nur die ersten Molarenfissuren mit der Sonde untersucht. Wenn schon mit bloßem Auge eine Karies festgestellt werden kann, ist auch die Sonderuntersuchung zwecklos, da die Untersuchung in der Schule einzig den Zweck hat, diejenigen Kinder auszuscheiden, welche der Behandlung bedürfen. Kinder, bei denen keinerlei Verrichtung vorzunehmen ist, gelten als „saniert" und erhalten ihr Sanierungsvermerk in Form des Untersuchungsdatums links oben auf der Karte. Kinder, die bestellt werden, müssen, erhalten kein Datum, so daß Datumsfreiheit besagt, daß das Kind in die Klinik bestellt werden muß.

Kinder, die wegen Krankheit am Untersuchungstage der Schule fern geblieben sind, erhalten den Vermerk K, welcher krank bedeutet. Auch diese Kinder sollen im allgemeinen bestellt werden, obwohl es auch nicht viel schadet, wenn sie anläßlich der zweiten Untersuchung des Jahres untersucht werden. Kinder, bei denen sich zweimal der Vermerk K. findet, müssen jedoch auf alle Fälle bestellt werden, da sonst damit zu rechnen ist, daß diese später zu viel Arbeit verursachen werden.

Andere Vermerke, die hier gleich erwähnt werden können, sind: E. n. e. = Eltern nicht einverstanden. Dieser Vermerk schützt die Kinder natürlich nicht vor Untersuchung. Ergibt diese, daß bei den Kindern keinerlei Verrichtung vorzunehmen ist, so erhalten die Kinder trotz des Vermerkes ihr Sanierungsdatum. Bei diesen Kindern wird dann weiter vorläufig nicht auf die Eltern eingewirkt, da anzunehmen ist, daß ein Teil der Eltern von allein ohne jede Agitation ihr Einverständnis geben werden. Vielfach erleben wir es auch, daß die Eltern die anfangs ihr Einverständnis verweigerten, dieses später völlig vergessen haben und ihr Erstaunen ausdrücken, daß wir gerade ihr Kind nicht berücksichtigt haben.

Die Kinder, welche kein Datum erhalten haben, werden in die Klinik bestellt, und zwar je nach der Leistungsfähigkeit des Zahnarztes in einer Anzahl von 10—20. Wir senden eine einfache Mitteilung an die Lehrer mit der Bitte, an dem festgesetzten Tage die namentlich aufgeführten Kinder zu einer bestimmten Stunde zu senden. Meist erscheinen sie in Begleitung eines älteren Schülers, der sich dieses Vertrauens besonders würdig erwiesen hat und zugleich als Nachrichtenüberbringer wertvolle Dienste leistet.

In der Klinik spielt sich dann die Behandlung je nach den örtlichen Verhältnissen verschieden ab. Zahnärztlich kommt in Betracht, die erkrankt befundenen Fissuren nach dem Prinzip der Extension for prevention zu „deutsch" der prophylaktischen Ausdehnung der Kavität aufzubohren und mit Kupferamalgam zu füllen. Diese Füllung dauert bei eingearbeitetem Zahnarzt und geschulter Hilfskraft etwa 3—5 Minuten, wobei allerdings für jedes Kind mit einem neuen Bohrer gerechnet werden muß. Ist die Karies auch nur in einem wenig vorgeschrittenen Stadium, so dauert die Behandlung natürlich wesentlich länger. Bei den kleinsten Kavitäten, die wir uns zu füllen bestreben, ist schlechterdings nicht mehr Zeit zu verwenden. Die Behandlung vollzieht sich so schematisch wie nur irgend möglich. Mit Widerspenstigen oder ängstlichen Kindern halte man sich nicht lange auf, sondern lasse sie solange zusehen, bis sie Vertrauen zum Zahnarzt und zu der Sache gewonnen haben. Daß ein Bonbon oder ein Bildchen die artigen Kinder belohnt, die besonders artigen sogar zwei Bonbons bekommen und die Sünder leer ausgehen, trägt wesentlich zur schnellen Abfertigung bei. Hierfür halte man sich einen von Gönnern der Anstalt für diesen Zweck gespeisten Fond.

Eine nicht minder wichtige Aufgabe der Schulzahnpflege ist die Prophylaxe der Seitenflächenkaries der bleibenden Zähne. Die Hauptquelle dieser Form der Karies ist die Ansteckung von kranken Milchzähnen, die neben den durchbrechenden bleibenden Zähnen kürzere oder längre Zeit gestanden haben. Es gilt die Regel: Eine Seitenflächenkaries eines Milchzahnes ist dann zu beseitigen (durch Zahnfüllung, durch Zahnentfernung oder durch Abschleifen), wenn der durchbrechende, bleibende Zahn ihr Nivo erreicht. Die Ansicht, daß eine Übertragung ohne unmittelbaren Kontakt stattfindet, ist sicherlich falsch. Es gehört hierzu gerade der innigste Kontakt. Der bleibende Zahn schließt die offene Höhle des Milchzahnes zu einem geschlossenen Kasten, der mit einer, wenn auch schwachen Milchsäurelösung angefüllt ist. Der Schmelz des bleibenden Zahnes wird schon nach kurzer Zeit angegriffen und wenn auch dieses nicht äußerlich in Form einer Höhle bemerkbar ist, so dringt doch schon Farbstoff verhältnismäßig tief in das aufgelockerte Schmelzgefüge ein. Wenn nach Entfernung des Milchzahnes der nachfolgende bleibende Zahn neben dem ersteren durchbricht, so wird bald eine Approximalkaries an beiden entstehen.

Wiewohl uns noch Erfahrungen über den Erfolg der Befolgung der obigen Regel fehlen, ist doch sicherlich anzunehmen, daß der prophylaktische Wert dieser Maßnahme ein ganz bedeutender sein wird.

Ja es ist anzunehmen, daß für die Schulzahnpflege die Approximalkaries ebenso auszuscheiden haben wird, wie dies bezüglich der Wurzelbehandlung jetzt schon geschehen ist. Daß diese Aussicht heute noch bespöttelt wird, ist kein Beweis gegen die Richtigkeit der Ansicht; ebensowenig wie der Spott, mit dem die Ansicht bedacht wurde, daß mit der planmäßigen Schulzahnpflege die Wurzelbehandlungen verschwinden würden, es hat verhindern können, daß dieser Effekt tatsächlich eingetreten ist. Es müssen also immerhin einige Milchzähne auf die in der obigen Regel angegebenen Weise behandelt werden. Dieses wird in vielen Fällen die Extraktion sein, in vielen aber auch die Füllung. Über dieses Problem wird später in den einzelnen Kapiteln besonders gehandelt werden.

Zweimal jährliche Revision, sofortige Behandlung auch der kleinsten entstehenden Kavitäten, die rechtzeitige Unschädlichmachung der Milchzahnkaries, das ist der Inhalt der gesamten Schulzahnpflege von der Einschulung bis zur Entlassung des Kindes.

Diese Maßnahmen reichen aus um den eingangs geschilderten Effekt herbeizuführen, die Kinder mit gesundem bleibendem Gebiß an Zahnpflege gewohnt, aus der Schule zu entlassen.

4. Die Organisation der Schulzahnpflege.

Die Träger der Schulzahnpflege.

Historisch hat sich die Schulzahnpflege so entwickelt, daß mit Ausnahme von einigen großen Städten stets die Schulzahnklinik oder die Schulzahnpflegestätte eine städtische Einrichtung war. Es lohnt kaum die heute verlassenen Systeme aufzuzählen, wenn dies nicht dem Zwecke dienen könnte, begangene Fehler bei Neueinrichtungen zu vermeiden.

Wir unterscheiden vor allem das beitragslose und das sog. Abonnementssystem. Bei dem ersten trägt die Kommune die Gesamtkosten, bei dem letzteren müssen die behandelten Kinder durch ein Abonnement die ganzen oder doch einen Teil der Kosten aufbringen. Vor dem Kriege betrugen die Kosten von 1 Mark bis 2,50 Mark. Jetzt verlangen einzelne Städte etwa 5—8 Mark pro Kind.

Die gleichen Argumente, die gegen jede sozialhygienische Einrichtung, vor allem aber gegen die Sozialversicherung ins Feld geführt wurden, werden auch gegen die beitragslose Schulzahnpflege geltend gemacht, so vor allem, daß das Verantwortlichkeitsgefühl der Eltern abstumpft, daß die Einrichtung weil kostenlos, weniger geachtet und demnach weniger besucht wird. Die Erfahrung hat das Gegenteil bewiesen. Dem Abonnementssystem haftet vor allem der prinzipielle Fehler an, daß die Kinder abonnieren, wenn sie Schmerzen haben. Dann lassen sie sich den Mund in Ordnung bringen, natürlich in einem schon vorgerückten Stadium der Karies, in dem die Behandlung unvergleichlich mehr Kosten verursacht, als wenn schon im Beginn eingegriffen worden wäre. Noch bedenklicher aber ist der Umstand, daß vielfach die Kinder, nachdem sie ein Jahr abonniert waren und nichts in ihrem Munde mehr zu tun ist, im folgenden Jahre das Abonnement aussetzen. Dann vergehen wieder einige Jahre und der alte Zustand, vorgerückte Karies mit Nerv- und Wurzelbehandlungen, macht alle planmäßige Arbeit illusorisch.

Da die Abonnementsbeiträge niemals die ganzen Kosten der Schulzahnpflege bestreiten, so muß der Zuschuß, der bei dem Abonnementssystem für das behandelte Kind seitens der Stadt gegeben wird, bei weitem höher sein, als wenn bei beitragloser Behandlung die Möglichkeit besteht, die planmäßige Schulzahnpflege einzuführen.

Planmäßige Schulzahnpflege verträgt sich nicht mit dem Abonnementssystem, rationelle und daher billige Schulzahnpflege ist daher bei Abonnementssystem fast unmöglich.

Tabelle V.

Über die Entwicklung einer Klinik nach dem Abonnementsystem gibt folgende Statistik Auskunft.

Düsseldorfer Statistik:

	Von sämtl. Kindern abonnierten	Hiervon besuchten die Klinik	Es wurden also behandelt
1912/13	42,00%	79 %	38,18%
1913	38,57%	57,44%	22,15%
1914	27,74%	52,49%	14,46%
1915	22,51%	57,67%	13,08%
1916	22,25%	50,25%	12,30%

Natürlich mag es einer rührigen Agitation besonders bei großstädtischer und aufgeklärter Bevölkerung gelingen, die Eltern zu einem Dauerabonnement zu veranlassen, besonders wenn der Klinikbeitrag zugleich mit den städtischen Steuern oder Abgaben eingezogen wird. Dieses soll hier in Bonn für die höheren Schulen versucht werden und es besteht kein Grund, dieses nicht auch bei den Volksschulen zu versuchen. Doch liegen hierüber keinerlei Erfahrungen vor. Die Beträge, die für rationelle Schulzahnpflege verlangt werden, sind im übrigen vergleichsweise so gering, daß sie nicht wesentlich ins Gewicht fallen. Der erstrebenswerteste Zustand wird stets der beitragslose sein.

Die Schulzahnklinik werde an das Wohlfahrtsamt der Stadt besser jedoch noch an das Schulamt angeschlossen. Die Schulzahnklinik unterhält nicht so innige Beziehungen zu den sonstigen Wohlfahrtseinrichtungen, daß dies die Trennung von der Schulorganisation rechtfertigte. Mit der Schule aber steht sie in dauerndem und innigstem Konnex. Es ist vielfach notwendig, Rundschreiben an die Rektoren gelangen zu lassen. Gelegentliche Besprechungen mit dem Leiter des Schulwesens tun Wunder, wenn es sich darum handelt, einen Lehrer der vielleicht der Organisation Schwierigkeiten bereitet, zu einer freundlicheren Stellungnahme zu veranlassen. Die Verbindung mit den Schulärzten, die wohl auch stets dem Schulamt unterstellt sind, darf gleichfalls nicht vernachlässigt werden, so daß die Angliederung an das Schulamt mir vorerst der einfachste Weg der Eingliederung in die städtische Verwaltung zu sein scheint.

5. Die Zentralklinik.

Der Haupttypus der schulzahnärztlichen Organisation, wie er sich für mittlere Städte bewährt hat, ist die Zentralklinik mit hauptamtlichen Leiter und hauptamtlichen Assistenten.

Nach der Schilderung dieses Systems, werden die verschiedenen schon eingeführten oder doch denkbaren Abweichungen hiervon besprochen werden.

Gründe der Repräsentation und des Ansehens der Institution machen eine eigene ,,Klinik" wünschenswert. Die in Privaträumen betriebene Schulzahnpflegestätte wird niemals als volle städtische Einrichtung gewürdigt werden, entzieht sich auch in einem hohen Grade der Aufsicht der städtischen Organe. Selbst also dort, wo ein Zahnarzt wegen zu geringer Kinderzahl nicht vollamtlich beschäftigt werden kann, ist eine eigene Klinik wünschenswert.

Unter einer solchen Klinik ist nun nicht eine großartige Institution zu verstehen. Im allgemeinen genügt ein Wartezimmer und ein Behandlungszimmer, wenn nur ein bis zwei Zahnärzte beschäftigt sind. Sind drei Zahnärzte tätig, so empfiehlt sich ein weiterer Raum als Behandlungszimmer für die dritte Kraft, also in diesem Falle den Direktor. An Nebenräumen muß vor allem vorhanden sein ein Klosett, von dem die Kinder aus giebigsten Gebrauch zu machen pflegen, empfehlenswert, nicht notwendig, ein Raum für kleinere technische Arbeiten (wie Modellausgießen u. a.). Nebengelaß, wie Besenkammer usw. ist wünschenswert und ist auch wohl meist vorhanden, wenn die Klinik in Mieträumen, also in einer kleinen Mietwohnung untergebracht ist. In einem öffentlichen Gebäude, wozu sich vor allem moderne Schulgebäude eignen, müssen gleich bei der Anlage diese Räume vorgesehen werden. Der Warteraum kann hier freilich in den meisten Fällen durch einen heizbaren Flur ersetzt werden.

Röntgenzimmer, großzügig eingerichtetes technisches Laboratorium, Verwaltungszimmer sind für Städte bis etwa 30 000 Kinder höchst überflüssiger Luxus. Es ist zuzugeben, daß der schulzahnärztliche Betrieb etwas sehr eintöniges hat, aber da bei planmäßiger Behandlung weder Zahnersatz notwendig und Röntgenaufnahmen so selten sind, daß sie ruhig in dem städtischen Krankenhause mit erledigt werden können, kann ich nicht einsehen, wozu der schulzahnärztliche Betrieb durch diese Einrichtungen außerordentlich kompliziert und verteuert werden soll.

Wo die Zentralklinik besteht, spielt sich der Betrieb derart ab, daß die Kinder in der Schule untersucht aber zur Behandlung in die Klinik in Gruppen von 10—20 Kindern zusammen bestellt werden. Besonders in Städten mit eingemeindeten Vororten werden sich weite Wege für die Kinder nicht immer vermeiden lassen, doch hilft hier eine Straßenbahnkarte, die für den Begleiter und eine Anzahl Kinder vom Lehrer oder dem Zahnarzte ausgestellt werden, über die meisten Schwierigkeiten hinweg.

6. Die koordinierte Dezentralisation.

In größeren, besonders aber ausgedehnten Städten wird eine koordinierte Dezentralisation nicht zu umgehen sein. Dann versieht jede Klinik einen Stadtbezirk. Mehrere Kliniken einem Leiter zu unterstellen, scheint mir nicht zweckmäßig zu sein. Daß die Finanzverwaltung und der Bezug der Verbrauchsmaterialien gemeinsam erfolgt ist nicht einmal notwendig, da dies keine wesentliche Ersparnis bedeutet, es sei denn, daß ein außerordentlich großer Betrieb vorliegt. Da aber sämtliche zahnärztliche Handlungen koaliert sind und selbst bei größeren Bezügen keine wesentlichen Vorteile einräumen und es fast unmöglich ist, an die Fabrikanten selbst heranzutreten, so sind die Vorteile des gemeinsamen Einkaufs vergleichsweise gering gegenüber den Nachteilen, daß die verantwortliche Persönlichkeit sich jeder Klinik

Die Schulzahnpflege. 191

nicht voll widmen kann. Also koordinierte Dezentralisation mit je einem selbständigem Leiter nebst Assistenten. Wie später bei Berechnung der „Versorgungszahl" eingehend erörtert werden wird, kann ein Zahnarzt etwa 5—7000 Kinder bei planmäßiger Behandlung versorgen. Wir werden also jede Klinik für etwa 10—12 000 Kinder einrichten. Dann ist dem Direktor oder besser dem ersten Schulzahnarzt nur ein Assistent unterstellt und die Versuchung ist nicht so groß, daß der Leiter nur „leitet", selbst aber wenig mitarbeitet. Eine zweckmäßige Verteilung der Arbeit wäre die Zuteilung von 5000 Kindern an den ersten und 6000—7000 an den zweiten Schulzahnarzt.

In Großstädten erweitert sich dieses System durch einfache Addition neuer Kliniken, von denen jede einzelne keine anderen Organisationsprobleme bietet wie die erste.

In Riesenstädten mit über 100 000 Kindern dürfte allerdings, wie mir scheint, ein Obmann, der die Gesamtheit der Kliniken betreut und ihre Interessen der Stadtverwaltung gegenüber vertritt ebenso, wie er die Interessen der Stadt gegenüber den Zahnärzten zu vertreten hat, am Platze sein. Doch dürfte sich dieser Posten nach der Anciennität leicht vergeben lassen. Die diesem Obmann aufgebürdete Verwaltungsarbeit müßte durch Entlastung bei der eigentlichen Zahnbehandlung allerdings weitgehend wett gemacht werden.

7. Schulzahnpflege im Nebenamt.

Kleinere Gemeinden mit weniger als 6000 Kindern.

Während für größeren Gemeinden das hauptamtliche System die gegebene Organisationsform ist, scheidet diese aus, wenn nicht genügend Kinder vorhanden sind, um einen Schulzahnarzt voll zu beschäftigen. Dieses ist der Fall, wenn weniger als 6000 Kinder in der Gemeinde vorhanden sind. Wenn keine Nachbargemeinden zur Organisation herangezogen werden können, wobei natürlich eine ratierliche Verteilung der Kosten je nach der auf die Einzelgemeinden entfallenden Kinderzahl eintritt, muß das nebenamtliche System eingeführt werden. Wenn eine Klinik seitens der Stadt zur Verfügung gestellt wird, kann sich die Einrichtung ganz an die Organisation der größeren Kliniken anlehnen. Der Zahnarzt erhält an Stelle des vollen Gehaltes nur so viel, als der Zahl der vorhandenen Kinder entspricht. Also bei 3000 Kindern die Hälfte des vollen Gehaltes. Der Umstand, daß er nebenbei Privatpraxis treiben kann, entschädigt ihn vollauf für etwa entgehende Pension. Allerdings wird stets damit gerechnet werden müssen, daß die wachsende Privatpraxis dem Zahnarzt die Lust und Zeit an der Schulzahnpflege bald nehmen wird. Die Heranziehung anderer Gemeinden, um den Zahnarzt voll zu beschäftigen, dürfte deshalb der bessere Weg sein. Kann keine Klinik zur Verfügung gestellt werden, muß sich also die Behandlung im Hause und mit den Einrichtungsgegenständen des Zahnarztes selbst abspielen, so tritt der nebenamtliche Charakter der schulzahnärztlichen Tätigkeit voll in Erscheinung. Hier sind viele Wege vorhanden, die beide Teile, Stadt wie Zahnarzt, zu ihrem Rechte kommen lassen. Die einfachste wäre jedem der ansässigen Zahnärzte eine Schule zu übergeben. Dann ist er für diese Schule verantwortlich und es wird sich ein, ich möchte fast sagen, hauptamtliches Verantwortungsgefühl bei dem Zahnarzt entwickeln. Er wird danach streben, daß ,,seine" Schule besser versorgt wird als die der anderen Kollegen. Der Wettstreit zwischen den einzelnen Zahnärzten kann dann nur gutes stiften. Es wird sich auch so leicht kein Zahnarzt einer kleinen Stadt dieser sozialen Pflicht entziehen wollen, denn es darf nicht vergessen werden, daß die Behandlung der Kinder in der eigenen Praxis eine ausgezeichnete Propaganda für den Zahnarzt unter den Angehörigen der Kinder darstellt.

Die Stadt wird am besten fahren, wenn sie bei planmäßiger Behandlung eine Pauschalsumme für jedes zu versorgende Kind auswirft. Die ,,wild" zu behandelnden Kinder der Übergangszeit, die bei diesem Systeme die Hauptschwierigkeiten bereiten, werden am besten nach dem Minimalpreis der Gebührenordnung oder nach einem anderen Satze behandelt, doch würde ich vorschlagen, daß die Eltern gezwungen sind, diese Sätze selbst zu entrichten, weil die ,,wilde" Behandlung außerordentlich hohe Beträge verlangt, welche die ganze Schulzahnpflege bei der Stadtverwaltung diskreditieren würde.

Es kann sich sehr wohl der Fall ereignen, daß bei einem Kinde von dreizehn Jahren fünf und mehr Zähne mit Wurzelbehandlung gefüllt werden müssen, was die Stadtverwaltung bei der Minimaltaxe über 100 Mark pro Kind kosten dürfte. Diese Fälle werden durchaus keine Ausnahme sein. Da die Übergangszeit bei verständigem Vorgehen nur sechs Jahre beträgt, können ruhig die höheren Altersklassen, wie bisher, sich selbst überlassen bleiben, es sei denn, daß die Stadtverwaltung über große Geldmittel verfügt, ein Fall, der allerdings heutzutage ziemlich selten sein dürfte.

Der hauptamtlich beschäftigte Zahnarzt dagegen wird die Übergangszeit von sechs Jahren, in der die nicht mehr planmäßig

Die Schulzahnpflege. 193

zu erfassenden Kinder auf das allerempfindlichste die Arbeit stören und unerfreulich gestalten, auf die Gewißheit hin in Kauf nehmen müssen, daß er in späteren Jahren bei gewissenhafter Versorgung der planmäßigen Klassen von der wilden Behandlung gänzlich verschont sein wird. Von dem nebenamtlichen Zahnarzt ist dieses nicht gut zu verlangen. Die Einbuße an Zeit, die ihm für die Privatpraxis verloren geht, ist hierfür allzu groß. Da in wenigen Jahren sich keine Stadt mit mehr als 5000 Kindern ohne Zahnarzt finden wird und die Besiedelung mit Zahnärzten durch die Vermehrung der zahnärztlichen Studierenden bald auf sämtliche Kleinstädte bis zu 1000 Kindern erstrecken wird, dürfte für diese mit den oben vorgeschlagenen Maßnahmen die Frage der zahnärztlichen Versorgung gelöst sein. Über die Besoldung, für die ich mich aller Vorschläge enthalte, entscheiden die wirtschaftlichen Verbände, die an Hand der staatlichen Besoldungsordnungen ihre Forderungen aufstellen werden.

8. Die schulzahnärztliche Versorgung der Landgemeinden.

Diese Landschulzahnpflege hat seit Einführung der planmäßigen Behandlung ein anderes Gesicht bekommen. Die Errichtung einer oder mehrerer Zentralkliniken für einen ganzen Kreis und es den Kindern nach vorbereitenden Untersuchungen zu überlassen die Klinik im Bedarfsfalle aufzusuchen, wird niemals den beabsichtigten sanierenden Effekt erreichen. Die Schwierigkeit liegt darin, daß die kleinen Schuleinheiten besonders in den ersten Jahren einen Zahnarzt einen Vormittag nicht voll beschäftigen werden, liegt also im Zeitverlust bei Untersuchungen und Behandlungen, liegt in der Kostspieligkeit der Anschaffung dezentralisierter Kliniken.

Mehrere Systeme sind möglich.

In einem Orte möglichst einer kleineren zentral gelegenen Stadt wird im Anschluß an die dortige Schulzahnklinik die Kreiszahnklinik errichtet. Dieses bedeutet zugleich die bessere Ausnutzung des zahnärztlichen Personals. Die Kinder müssen in den Schulen untersucht werden, wozu der Zahnarzt Radfahrer oder Automobilfahrer sein muß. Sodann werden die Kinder in die Klinik bestellt. Es mag Kreise geben, die so günstig gegliedert sind, daß dieses System funktionieren mag, in der Mehrzahl der Fälle scheint mir dieses Verfahren hoffnungslos für die planmäßige Behandlung zu sein. Im Winter werden sich selten die Eltern bereit finden, ihr Kind wegen einer Zahnbehandlung unter Umständen 3—4 Stunden über Land zu senden. Jedes Ausbleiben einer Klasse bedeutet einen verlorenen Vormittag, bedeutet zusammengedrängte Arbeit an anderen Tagen und Störungen der planmäßigen Behandlung der anderen Schulen. Man hat sich geholfen, indem man die Kinder einer Schule im Wagen zur Klinik fuhr. Das geht ebenfalls nicht, da hierfür die Kosten heute zu hohe sind. Die Einrichtungen mehrerer Kliniken bringt ebenfalls keine wesentliche Abhilfe, da die Mißstände zwar gemildert, aber im Prinzip die gleichen bleiben. So bleibt denn nichts weiter übrig, als entschieden zu dezentralisieren. Die Kinder werden in der Schule selbst im Anschluß an die Untersuchung behandelt. In den ersten Jahren, wenn es sich nur um die Kinder der unteren Jahrgänge handelt, wird eine solche Einrichtung eine gewisse Zeitvergeudung vorstellen, bei vollem Ausbau der planmäßigen Behandlung wird aber ein Zahnarzt in einer Schule einen ganzen Vormittag auch in einer sehr kleinen Schule beschäftigt sein können.

Soll nun jede Schule mit einem vollständigen Instrumentarium ausgerüstet werden, oder soll für sämtliche Schulen ein gemeinsames und transportables Instrumentarium beschafft werden? Dieses scheint mir die Hauptfrage der ländlichen Schulzahnpflege zu sein.

Die Beschaffung eines vollständigen Instrumentariums für jede Schule scheitert einfach an den Kosten. Man kann heute einem Zahnarzt nicht mehr zumuten, mit einem Behelfsinstrumentarium sein ganzes Leben zu arbeiten. Das Instrumentarium jeder Schule würde zudem nur ein- bis zweimal im Jahre benutzt werden. Es ist stets anzunehmen, daß gerade notwendige Instrumente nicht gebrauchsfertig sein werden oder fehlen.

So bleibt über die Beschaffung eines transportablen Instrumentariums. Die Schwierigkeit liegt hauptsächlich im Stuhle und der Bohrmaschine. Ersteren zu transportieren ist unmöglich, die Bohrmaschine repräsentiert auch schon ein so erhebliches Gewicht, daß zu ihrem und des sonstigen Instrumentariums Transport ein kleiner Wagen wohl stets notwendig sein dürfte, der zugleich den Zahnarzt an Ort und Stelle befördert. Es ist ferner zu bedenken, daß jedesmal das Instrumentarium erst montiert, der Schwebetisch angebracht werden und jede Schule eine Wascheinrichtung besitzen muß, denn Zahnpflege ohne fließendes Wasser ist eine unsaubere Angelegenheit. Kurz, die Benutzung eines transportablen Instrumentariums hat ihre schweren Schattenseiten. Diese verschwinden so gut wie ganz, wenn man dem Scheererschen Vorschlage folgt und einen

Die Schulzahnpflege. 195

Schulzahnwagen benutzt, in dem die ganze Einrichtung montiert fertig zum Gebrauch von Ort zu Ort gefahren wird, nach Art der Wohnwagen, wie sie Schausteller benutzen. Die Transportkosten dürften kaum höher sein, als die Transportierung des Instrumentariums, da ja der Wagen im Grunde nichts weiter enthält wie eben dieses Instrumentarium. Der Zahnarzt genießt den Vorteil, daß er sofort nach Eintreffen am Ort das ganze Instrumentarium fertig aufgebaut vorfindet, daß er über alle modernen Hilfsmittel verfügt, fließendes Wasser, elektrische Bohrmaschine, Warmwasser, gute Beleuchtung und alles an seinem Platze vorfindet, wodurch die Automatisierung seiner Tätigkeit, ohne die überhaupt nicht auszukommen ist, wesentlich erleichtert wird.

Es darf zugleich nicht übersehen werden, daß solch ein Wagen eine bedeutende Anziehungskraft auf die Kinder ausüben dürfte. Natürlich soll dieser Wagen so hübsch gehalten werden, daß er schon äußerlich einen vergnüglichen Anblick bietet. Er braucht durchaus nicht die Möbelwagenform zu besitzen, wie der von Scheerer angegebene, die Form des Wohnwagens der herumfahrenden Leute ist vielmehr die geeignete Form, die nicht allzu teuer ist und über die genügende Erfahrungen vorliegen.

Wenn ein solcher Wagen benutzt wird, so sind die ganzen Schwierigkeiten der ländlichen Schulzahnpflege beseitigt, es sei denn, daß der Transport des Wagens von einer Gemeinde zur anderen gelegentlich umständlich sein dürfte. Doch da es sich ja stets nur um wenige Kilometer handelt, so findet sich wohl in jedem Orte ein hilfsbereiter Bauer, der für den Abend sein Gespann zur Verfügung stellt und den leichten Wagen bis zum nächsten Dorfe zieht. Das sind Schwierigkeiten, die von den zuständigen Stellen allein gelöst werden können, die generell zu regeln fast unmöglich sind, im übrigen müssen hierfür erst einige Organisationsbeispiele vorliegen, was heute noch nicht der Fall ist.

Der Träger der ländlichen Schulzahnpflege ist der Kreis, der seine Kosten auf die einzelnen Gemeinden nach der vorhandenen Kinderzahl verteilen wird.

Es dürfte sich unter Umständen empfehlen, die ländliche Schulzahnpflege einer städtischen Einrichtung anzuschließen.

Es darf nicht übersehen werden, daß der Schulzahnarzt, der auf dem Lande zu tun hat, eine wesentlich unangenehmere Tätigkeit entfalten muß, als sein städtischer Kollege. Warten auf Züge in kleineren Ortschaften, Radfahren bei schlechtem Wetter, Organisationsmängel, die nicht ausbleiben werden, bedeuten eine so wesentliche Mehrbelastung, daß es billig erschiene, wenn die Schulzahnärzte eines Bezirkes zwischen der Land- und der Stadtversorgung abwechseln. Dieses ließe sich unschwer erreichen, wenn an die städtische Einrichtung die Versorgung eines ländlichen Distriktes angegliedert wird. Auch für Vertretungen in Krankheitsfällen mag solche organisatorische Gemeinschaft zweckmäßig sein. Auch hierüber liegen noch keinerlei Erfahrungen vor.

9. Das Personal der Schulzahnklinik.

Das zahnärztliche Personal.

Dieses setzt sich zusammen aus dem Leiter und den Assistenten. Die Trennung entfällt in kleineren Gemeinden bis zu 6—7000 Kindern, wo im allgemeinen nur ein Schulzahnarzt angestellt zu werden braucht. In diesem Falle gelten die Ausführungen für den Leiters auch für den allein tätigen Schulzahnarzt.

Die Erfordernisse, die an den Schulzahnarzt gestellt werden, sind von denen der allgemeinen Praxis ziemlich verschieden. Dort das rein individualistische System der Erzielung von Höchstleistungen durch das unmittelbar wirkende Äquivalent der Steigerung der Einnahmen, wozu noch das mehr ideelle Äquivalent der Hebung der Praxis mit ihren Begleiterscheinungen des Hineinwachsens in eine Vertrauensstellung zur Klientel kommt. Beim Schulzahnarzt scheidet hiervon viel aus. Ein menschliches Verhältnis, wie dieses sich zwischen Patient und Zahnarzt entwickelt, ist bei dem Massenbetriebe einer modernen Schulzahnklinik zwischen Schulzahnarzt und Schulkind ausgeschlossen, ganz abgesehen davon, daß es wenigen gegeben ist, zu kleinen Kindern in eine Art Freundschaftsverhältnis zu gelangen. Doch kommt dieses für die planmäßige Behandlung mit ihrer taylormäßigen Ausnutzung von Zeit und Arbeitskraft überhaupt nicht in Frage. Es entfällt ferner jedes materielle Äquivalent für die erhöhte Leistungen und endlich, was von mir schon öfters betont, jedoch von anderer Seite noch nicht recht gewürdigt ist, es entfällt zum größten Teile das Äquivalent einer Interesse erregenden Arbeit für den Zahnarzt. Die Leistungen der Schulzahnklinik haben so wenig mit moderner Zahnheilkunde zu tun und entbehren so aller technischen und zahnärztlichen Probleme, daß, wie später erörtert werden wird, es sogar dahingestellt werden kann, ob für die eigentliche Ausübung der Schulzahnpflege überhaupt ein vollakademisch ausgebildeter Zahnarzt notwendig ist.

Die vielfache Hervorhebung sog. „interessanter" Fälle sind im allgemeinen nur ein Zeichen unrationeller Arbeitsmethodik. Mir

Die Schulzahnklinik.

erscheint es eine der vornehmsten Aufgaben der Schulzahnpflege zu sein, es zu sog. interessanten Fällen, d. h. Fällen vorgeschrittener Krankheit gar nicht kommen zu lassen. Ganz werden wir natürlich diese auch nicht ausschalten können, aber sie sind doch verschwindend selten. Stets werden in der Schulzahnklinik Fälle von Gaumenspalten, Bißanomalien, Zahnfrakturen, Störungen des Zahndurchbruches vorkommen. Damit scheint mir die Skala der interessanten Fälle erschöpft und alles übrige ist von einer derartigen Eintönigkeit, daß sich in der täglichen Berufsarbeit nur wenig von dem vorfindet, was im allgemeinen den Zahnarzt in seiner Praxis zur Arbeit anstachelt.

Es darf ferner nicht übersehen werden, daß der Verkehr mit Kindern ein äußerst anstrengender ist. Die vielen Geduldsproben, die stete suggestive Beeinflussung, das Gleichmaß der Arbeit ist derart anspannend, daß die volle Ausübung der Schulzahnpraxis ein wesentliches Mehr von Arbeit und Anspannung erfordert, als dies in der Privatpraxis jemals der Fall ist.

Die Erfordernisse, die an den Schulzahnarzt gestellt werden müssen, sind deshalb einigermaßen von denen verschieden, die sonst für den Zahnarzt notwendig sind. Zum ersten unerschütterliche Geduld und Ruhe. Liebe und Verständnis für die Kindesseele und ihre Schwächen, soziales Verständnis und Freisein von jedem Standes- und Klassendünkel sind Grundbedingung für den Schulzahnarzt, der der Vertrauensmann proletarischer Kreise sein soll. Der Verdacht, daß der Patient etwa in der Privatpraxis besser oder sorgsamer behandelt würde, als in der Schulzahnklinik würde direkt tötend auf das Vertrauen und damit auf den Erfolg der Schulzahnpflege einwirken.

Der Schulzahnarzt muß ferner eine „Beamtennatur" sein, d. h. ein Mensch, dem der brennende Ehrgeiz nach Besserung seiner materiellen Lage weit zurücksteht gegenüber der Befriedigung, welche die tägliche bescheidene Pflichterfüllung im Rahmen einer größeren Organisation, in welcher er als Individuum verschwindet, verleiht. Der Beamtenstolz, dieses Lebenselement unserer Beamtenschaft, muß von den Schulzahnärzten nicht minder gepflegt werden, wie von all jenen beamteten Gruppen, welche das Beispiel der in freier Tätigkeit arbeitenden Kollegen, die zu weit besseren Lebensbedingungen gelangen können, täglich vor Augen haben. Der Entschluß in die beamtete zahnärztliche Laufbahn überzugehen, bedeutet für den Zahnarzt den Verzicht auf die Lockung eines unabhängigen Lebens, das noch heute im allgemeinen zu Wohlstand, gelegentlich zu Reichtum führt.

Gegenüber diesen zu verlangenden Charaktereigenschaften tritt die zahnärztliche Tüchtigkeit vollständig in den Hintergrund. Man kann noch so ungeschickt sein und wird doch das Füllen der Fissuren an ersten Molaren und der spärlichen Approximalkavitäten an Schneidezähnen erlernen. Man wird auch bald die nötige Routine erworben haben, um schnell typisch und schematisierend zu arbeiten, wenn auch die Befähigung zur Mechanisierung von koordinierten Bewegungen verschieden stark ausgebildet ist. Eine wissenschaftliche Berufsberatung wird später vielleicht von vornherein mit einer großen Wahrscheinlichkeit die Frage entscheiden können, ob und inwieweit ein Mensch zum Schulzahnarzt geeignet ist. Heute entscheiden hierüber noch gefühlsmäßige Überlegungen.

Da alle oben geforderten Eigenschaften nicht nur angeboren sein müssen, sondern auch erworben und in einer strengen Zucht dem Schulzahnarzt als Richtschnur eingeimpft werden können, wird es im allgemeinen zweckmäßig sein, wenn der Schulzahnarzt einige Jahre an einer gut geleiteten Schulzahnklinik als Assistent tätig gewesen ist.

In dieser Zeit wird sich im allgemeinen der Schulzahnarzt entscheiden können, ob er sein Leben dieser, vielen entsagungsvoll scheinenden Aufgabe widmen will, die anderen für diese Tätigkeit geeigneteren Persönlichkeiten wieder ein Leben voller Befriedigung gewährt.

Ich habe so ausführlich die psychologischen Voraussetzungen der schulzahnärztlichen Tätigkeit geschildert, weil sich aus ihnen allein die Folgerung ziehen läßt, daß die Stelle, wo dieses überhaupt angängig ist, hauptamtlich mit Beamtencharakter besetzt werden muß. Dieses allein stellt das Äquivalent für das Aufgeben so vieler materieller und ideeller Möglichkeiten her. Dieser Beamtencharakter muß zugleich auch für die Assistenten gelten, denn wenn vorerst auch wohl noch sämtliche Assistenten in leitende Stellen einrücken werden, ist doch hiermit nicht absolut zu rechnen und der Zahnarzt, der durch diese Spezialisierung sich die Möglichkeit abschneidet in der allgemeinen Praxis konkurrenzfähig zu bleiben, bedarf ebenso der Sicherung, wie dies jeder andere Beamte einer Stadt für sich fordert.

Die Einordnung in die den Schulzahnärzten zustehende Gehaltsklasse ist zur Zeit, da diese Zeilen geschrieben werden, noch Gegenstand der Debatte und wirtschaftlicher Kämpfe. Es ist anzunehmen, daß diese Frage mit Erscheinen dieses Buches bereits geklärt sein wird, so daß sie einer näheren Besprechung hier nicht bedarf.

Die Gehälter der Krankenhausdirektoren sind zum Vergleiche nicht heranzuziehen, weil diesen traditionell Privatpraxis gestattet wird. Zweckmäßiger ist der Vergleich mit dem Lehrpersonal der höheren Schulen. Die Assistenten dürften bis zur endgültigen Anstellung, die nach 3—5 jähriger Bewährung zu erfolgen hätte, in die Gruppe der Studienassessoren eingereiht werden, während sie danach in die Gruppe der Oberlehrer, jetzigen Studienräte, gehörten. Die Leiter größerer Organisationen sollten den Direktoren der städtischen Gymnasien gleichgestellt werden. Einwände gegen diese hohe Einordnung werden durch den Hinweis hinfällig, daß die Stellung eines Leiters einer großen Schulzahnklinik die volle Arbeitskraft eines organisatorisch und fachlich über den Durchschnitt hervorragenden Mannes mit voll akademischer Ausbildung in Anspruch nimmt.

Die Besoldung der nebenamtlichen Stellen in Gemeinden von weniger als 6000 Schulkindern kann nach mancherlei Prinzipien geregelt werden. Die Möglichkeit, Privatpraxis zu treiben, rechtfertigt ein wesentlich geringeres Gehalt als das des hauptamtlich beschäftigten Zahnarztes, das Fehlen der Pensionsberechtigung gleicht jedoch diesen Mangel wieder aus. Wenn also für je 6000 bis 7000 Kinder ein vollbeschäftigter Zahnarzt gerechnet wird, so schiene es mir angemessen, den nebenamtlichen Zahnarzt, von dem dann die gleichen Leistungen wie von dem hauptamtlichen zu verlangen wären, einen solchen Teil des vollen Gehaltes zu gewähren, als Bruchteile der vollen Kinderzahl vorhanden sind. Zweckmäßiger dürfte es allerdings stets sein, andere Nachbargemeinden in die Schulzahnpflege einzubeziehen bis die volle Versorgungszahl erreicht ist.

In sehr kleinen Gemeinden bis etwa 1500 Kindern spielt sich die Behandlung zweckmäßig in der Praxis des Zahnarztes selbst ab. Dann sind natürlich noch die Auslagen für Material, Abnutzung, Miete usw. zu bezahlen, am besten vielleicht eine Pauschale zugrundezulegen. Diese wäre etwa bei heutigen Geldverhältnissen ein Satz von 5 Mark pro Kind für die planmäßig zu behandelnden Kinder. Die außerplanmäßig zu behandelnden Kinder hätten dann nach den Mindestsätzen der Gebührenordnung für die Kosten der Behandlung selbst aufzukommen. Eine Übernahme dieser Kosten auf die Gemeinde würde zu einer unangenehmen, das Verhältnis zwischen Schulzahnarzt und Gemeinde von vornherein sehr störenden, von Mißtrauen nicht immer freien Rechnungskontrolle führen, die, da es sich nur um eine Übergangszeit handelt, besser vermieden werde.

Das Hilfspersonal.

Jedem Schulzahnarzt muß eine Hilfskraft beigegeben werden. Wenn sich dieser Grundsatz in der Privatpraxis schon völlig durchgesetzt hat, so ist ein rationelles Arbeiten in einer Schulzahnklinik ohne Hilfe fast unmöglich. Diese Hilfskraft hat sowohl die Buchführung zu übernehmen wie Hilfe am Operationsstuhl zu leisten. Es ist durchaus nicht notwendig, eine Vollschwester anzustellen, da jedes normal begabte junge Mädchen den leichten Dienst ebenfalls lernen kann, doch ist es aus Gründen des Ansehens der Schulzahnklinik stets zweckmäßig eine Schwester, die im Dienste Schwesterntracht trägt, zu beschäftigen. Es ist auf das strengste darauf zu halten, daß der Schulzahnarzt keine Hilfeleistung ohne Gegenwart der Schwester vornimmt, schon um jedem Verdacht, der bei Behandlung von Mädchen im Pubertätsalter durch Aufbauschung harmloser Vorkommnisse leicht entstehen könnte, von vornherein den Boden zu entziehen.

In Gegenden mit vorwiegend katholischer Bevölkerung ist es empfehlenswert, eine katholische Ordensschwester, am besten von dem Orden, der das städtische Krankenhaus versorgt, zu beschäftigen. Die Stadt kommt so am leichtesten über die Pensionsansprüche hinweg, hat stets Vertretung und Ersatz und kann ohne weiteres die geltenden Gehaltsabmachungen auf die neue Stelle übertragen. Die langen mit den Schulferien zusammenfallenden Ferien der Schulzahnklinik werden solche Stellen für freie Schwestern stets verlockend erscheinen lassen, so daß man bezüglich der Hilfskraft selten verlegen sein wird.

Eine besondere Buchhalterin erübrigt sich. Die planmäßige Behandlung hat die Buchführung derartig vereinfacht, daß sie gut nebenher von jeder Gehilfin erledigt werden kann. Die monatlichen und jährlichen Statistiken müssen natürlich von den Schulzahnärzten selbst erledigt werden.

Da es sich im allgemeinen als zweckmäßig erweisen dürfte, die Schulzahnklinik in öffentlichen Gebäuden unterzubringen, dürfte sich in der Mehrzahl der Fälle die Anstellung eines Dieners erübrigen. Nur ganz große Kliniken, die aber besser aufgeteilt werden, brauchen eine männliche Kraft, welche die gleichen Obliegenheiten zu versehen hätte, wie etwa der Diener an einer Schule, also Heizung, Beleuchtung, Reinigung der Räume und des Flures, Instandhaltung der Maschinen usw.

Ein Techniker, der von manchen Seiten gefordert wird, ist völlig überflüssig, da technische Arbeiten, wie Zahnersatz, derart seltene Leistungen sind, daß sie nicht die Anstellung eines Technikers erforderlich machen. Auch der Hinweis auf die Orthodontie rechtfertigt nicht die Anstellung eines Technikers, da die moderne Orthodontie im allgemeinen mit Hilfe vorrätiger und fabrikmäßig hergestellter Apparate allen Anforderungen gerecht wird. Im übrigen gehört die Orthodontie nicht in den Arbeitsbereich der Schulzahnpflege, wenigstens nicht innerhalb der nächsten Jahre. Die Anstellung des Reinigungspersonales birgt keine schulzahnärztlichen Probleme.

Bezüglich der Ferien werde das schulzahnärztliche Personal dem Lehrerpersonal gleichgestellt. Sollten in den Ferien Fälle von Zahnschmerzen vorkommen, so ist die Hilfe eines Privatzahnarztes in Anspruch zu nehmen. In großen Städten wäre vielleicht in einer Schulzahnklinik eine einstündige Sprechstunde zu halten. Im allgemeinen dürfte auch diese kaum besucht werden.

10. Die Ausdehnung und das Gebiet der Schulzahnpflege.

Im heutigen Deutschland, wo erste und letzte Forderung die Sparsamkeit ist, wird auch das Ideal der Schulzahnpflege, das Gebiß vom ersten Zahn bis zum Alter, in welchem das Kind der städtischen Fürsorge entschlüpft, unter Aufsicht und Pflege zu halten, manche Konzessionen machen müssen. Auf die Behandlung der Kleinkinder wird im allgemeinen wenigstens vorläufig verzichtet werden müssen. Wenn schon bei der Behandlung des Gebisses die planmäßige Behandlung, d. h. die „Lehre vom kleinen Loche" unerläßliche Bedingung rationellen Arbeitens ist, ist dies um so mehr der Fall beim Milchgebiß. Vorgeschrittene Fälle von Karies sind beim bleibenden Gebiß, wenn auch mit großem Aufwand an Zeit, so doch mit Sicherheit zahnärztlich zu behandeln. Im Milchgebiß liegen durch die Auflösung der Milchzahnwurzeln vor dem Zahndurchbruch so viele technische Schwierigkeiten für die Wurzelbehandlung vor, die durch die Ungeduld der kleinen Patienten und ihre Scheu vor längeren Behandlungen noch verstärkt wird, daß eine ausgedehntere Milchzahnbehandlung an und für sich erschwert sein wird. Die Kinder aber, wie dies der naheliegendste Ausweg wäre, planmäßig zu erfassen, ist vorläufig noch nicht angängig, weil die überwiegende Mehrzahl der Kinder nicht erfaßbar sind, da sie keiner Organisation angehören. Die in Kleinkinderschulen, Heimen, Kindergärten oder Horten untergebrachten Kinder stellen eine verschwindende Menge gegenüber der großen Zahl der nicht eingeschulten dar, zudem sind die Kinder auch nicht die gesamte Kleinkinderzeit eingeschult, so daß keinerlei Gewähr dafür besteht, sie einigermaßen regelmäßig zur Untersuchung zu erhalten. Es lohnt deswegen auch nicht, auf dieser schwankenden Grundlage eine Organisation aufzubauen. Sollte dieses dennoch geschehen, so wäre die Behandlung der Milchzähne so kostspielig, daß der Nutzen in keinem Verhältnis zum Erfolge stände. Der Schaden, den kranke Milchzähne anrichten, soll nicht unterschätzt werden, doch sehe ich im Rahmen einer planmäßigen Behandlung vorläufig keine Möglichkeit ihm abzuhelfen. Wenn über die für die planmäßige Behandlung der Schulkinder notwendigen Mittel noch seitens der Gemeinde Mittel bereitgestellt werden sollten, so könnte allerdings der Versuch gemacht werden, wenigstens die erfaßbaren Kinder der Kleinkinderschulen zu behandeln. Neue organisatorische Probleme entstehen dadurch nicht, jedoch eine große Menge von Störungen des Betriebes, die in jeder Stadt bei der Buntscheckigkeit der Organe, welche die Kleinkinderpflege unter sich haben, eine ausgedehntere zahnärztliche Versorgung der Kleinkinder äußerst erschweren werden.

Die außerplanmäßige Behandlung der Milchzähne im Rahmen der eigentlichen Schulzahnpflege, also der Zeit, in der sich das Kind in der Schule befindet, also im Wechselgebiß ist, ebenfalls noch nicht entschieden geklärt. Auch hier stehen sich in der Theorie zwei Schulen gegenüber. Die eine, die im Prinzip sämtliche Milchzähne von der planmäßigen Behandlung in der Schule ausschließt, aber in der Praxis weitgehende Konzessionen zugunsten der Behandlung macht, und die entgegengesetzte Schule, die im Prinzip sämtliche kranken Milchzähne behandelt, aber in der Praxis wiederum weitgehende Konzessionen zugunsten der Nichtbehandlung macht. So nähern sich praktisch beide Schulen einander. Im allgemeinen werden heute in den Schulzahnpflegestätten, soweit statistische Angaben vorliegen, Milchzähne kaum behandelt. Ich habe gelegentlich solche Indexzahlen veröffentlicht, wonach z. B. in Berlin auf einen gefüllten Milchzahn 145 gefüllt bleibende Zähne kommen, d. h. es sind in Berlin im Jahre 1918/19 bei 200 000 Kindern 150 Füllungen in Milchzähnen gelegt worden. In Nürnberg sind im Jahre 1915 bei 2226 Zahnentfernungen von Milchzähnen drei Milchzähne gefüllt worden. In Straßburg allerdings kam 1905/06 auf eine bleibende Zahnfüllung eine Milchzahnfüllung.

Tabelle VI.

In Nürnberg entfallen auf	545	Füllgn. bleib. Zähne	1	Milchzahnfüllg.
„ Berlin „ „	145	„ „ „	1	„
„ Bonn „ „	25	„ „ „	1	„
„ Straßburg „ „	1,7	„ „ „	1	„

Beide Schulen führen natürlich Argumente pro et contra an, denen eine Berechtigung nicht abgestritten werden kann. Der radikalste Standpunkt, jeden kranken Milchzahn zu behandeln, scheitert an technischen schon oben erörterten Schwierigkeiten. Es ist ferner im höchsten Grade unökonomisch, Zähne zu behandeln, die nur noch einige Monate Dienst im Munde tun, um dann auszufallen. Damit scheiden aber aus der Zahnpflege von vornherein die mittleren Schneidezähne und die seitlichen bei der Mehrzahl der Kinder aus. Die Eckzähne spielen bezüglich ihrer Erkrankungszahl keine große Rolle und so bleiben schließlich nur noch die Milchmolaren übrig, womit die Streitfrage schon so eingeengt ist, daß eine Einigung leichter möglich ist. Von diesen scheiden wieder die Zähne mit zerfallenen Pulpen aus, deren Wurzelbehandlung zwar durchaus nicht unmöglich ist, jedoch eine Reihe von technischen Schwierigkeiten birgt, die hauptsächlich noch dadurch vermehrt werden, daß die Kinder einfach zu einer wiederholten Behandlung nicht erscheinen. Es bleiben somit die Zähne übrig, die mit Karies ersten Grades erkrankt sind. Diese zu füllen, kann nur empfohlen werden, falls die Zeit es erlaubt. Wir werden später anläßlich der Berechnung der ,,Versorgungszahl" auf den Unterschied in der Kariesfrequenz zu sprechen kommen. Also in Bevölkerungen mit günstiger Kariesfrequenz wird jeder gewissenhafte Schulzahnarzt von selbst schon seine freie Zeit dazu benutzen, um diese kleinen Eingriffe, die zudem nicht allzu häufig sind, zu vollziehen, während er in Städten mit viel Industrieproletariat, wo also mit einem sehr ungünstigen Zahnmaterial zu rechnen hat, er so viel zu tun haben wird, um der wichtigeren Aufgabe die Erhaltung der bleibenden Zähne zu betreiben, daß er keine Zeit finden wird, um diese nebensächliche Aufgabe zu erledigen. Ich habe stets betont, daß die ganze Frage eine ökonomische und keine zahnärztliche ist. Es ist so selbstverständlich, daß man spärliche Mittel mit Verstand und nicht aufs Geradewohl verteilt, daß eigentlich jeder Streit darüber verstummen sollte, ob man die spärliche Zeit des Schulzahnarztes dazu benutzen soll, um nun jedes erscheinende Kind bis auf den letzten Milchzahn zu behandeln, um schließlich als Ergebnis zwar eine Reihe milchzahnsanierter Kinder dafür aber 90% unsanierte Kinder zu erhalten oder ob er nicht zweckmäßiger Weise sofort einen Organisationsplan aufstellt nach dem er seine Arbeitskraft den Aufgaben widmet, die von wirklicher Dauer sind. Unsere Finanzlage erlaubt uns jetzt aber keinen Luxus und das, ich möchte sagen partikularistisch zahnärztliche Interesse, hat sich dem allgemeinen Wunsche nach sparsamer Verwendung öffentlicher Mittel unterzuordnen.

Tabelle VI a.

Verhältnis kranker Milchzähne zu kranken bleibenden Zähnen.

Altersgruppe	Schwedische Statistik 1895—1901		Schwedische Statistik 1914		Statistik Scherer Dortmund 1913	
	Milch-zähne	bleib. Zähne	Milch-zähne	bleib. Zähne	Milch-zähne	bleib. Zähne
Mit 7 Jahren	6,32	0,56	8,41	3,07	7,65	1,85
,, 8 ,,	5,37	1,11	7,33	4,04	6,18	3,5
,, 9 ,,	4,17	1,59	5,98	4,42	5,7	4,15
,, 10 ,,	2,83	2,33	3,47	5,77	4,2	4,5
,, 11 ,,	1,66	2,86	1,99	6,13	—	5,4
,, 12 ,,	0,89	3,54	1,02	6,97	—	6,7
,, 13 ,,	0,38	4,21	0,47	7,34	—	8,4
,, 14 ,,	0,17	4,80	0,06	8,67	—	—

Die Behandlung sämtlicher Milchzähne würde demnach bei Zugrundelegung der I. Statistik etwa das 2—6fache an Arbeit gegenüber der vorgeschlagenen Behandlung nur der bleibenden Zähne bedeuten. Die Behandlung nur der II. Milchmolaren würde schon das Doppelte an Arbeit während der ersten 3 Jahre ergeben.

Ich will hier nicht noch einmal betonen, daß selbstverständlich alle schmerzhaften oder sonst irgendwie das Kind störenden oder seine Gesundheit beeinträchtigenden Milchzähne behandelt, oder entfernt werden müssen. Das ist so selbstverständlich, daß es bedauerlich ist, dieses stets wiederholen zu müssen.

Über die zahnärztliche Seite der Milchzahnbehandlung wird später besonders gesprochen werden müssen.

Endlich ist heute noch problematisch die Ausdehnung der Schulzahnpflege auf die Kinder der höheren Lehranstalten und die Fortbildungsschule.

Mir scheint kein vernünftiger Grund dafür zu bestehen, die ersteren Kinder auszuschließen, falls man nicht etwa wirtschaftspolitische Gründe anführen will. Aber das ist keine zahnärztlich hygienische Frage, sondern eine Frage nackter Interessenvertretung, die nicht hier, sondern im Wirtschaftskampfe erörtert werden muß. Daß die Schulzahnpflege rationeller, d. h. im allgemeinen billiger arbeitet und, weil sie von Spezialisten betrieben wird, besser arbeitet als der Privatzahnarzt, daß sie im Stande ist, nicht nur die Kinder der interessierten Eltern, sondern sämtliche Kinder zu erfassen und daß es nicht angängig ist, die Kinder für die Interessenlosigkeit der Eltern leiden zu lassen, dürfte außer Zweifel stehen. Das spricht für die Ausdehnung der Schulzahnpflege auf die höheren Schulen. Entgegen steht dem der Einwand, daß den Zahnärzten dadurch Klientel entzogen wird. Das ist nur bedingt richtig, insofern die Kinder ja auch von Zahnärzten, allerdings nicht in freier Praxis, sondern von beamteten behandelt werden und ich sehe nicht ein, weshalb die Interessen der beamteten Zahnärzte denen der freien Praxis nachstehen sollen. Doch führt dieses notgedrungen auf wirtschaftliche und politische Grundanschauungen, die zu einigen vorerst angesichts der Tatsache, daß es politische und wirtschaftliche Kämpfe gibt, hoffnungslos erscheinen dürfte, nur soll man nie in diesem Streite das Argument gebrauchen daß die Schulzahnpflege unrationeller arbeite, sondern soll ruhig betonen, daß das wirtschaftliche Interesse der in freier Praxis stehenden Zahnärzte und Dentisten der Ausdehnung der Schulzahnpflege entgegensteht. Die Einbeziehung der Kinder höherer Schulen bedeutet zudem keine wesentliche Mehrbelastung, da die höheren Schüler wesentlich bessere Zahnverhältnisse aufweisen, als die Volksschüler. So verhalten sich die Zahlen der hypoplastischen Zähne wie folgt:

Tabelle VII.

In drei unteren Klassen war die Anzahl der Hypoplasien bei den
Volksschulkindern in Bonn 13,61%
Vorschulkindern des städt. Lyzeums 7,01%

Weniger Widerstände erheben sich gegen die Forderung, die Schulzahnpflege auf die Fortbildungsschulen auszudehnen.

Die Fortbildungsschüler unterliegen meist der Krankenkassenpflicht für ihre Behandlung hat also die Krankenkasse aufzukommen. Im allgemeinen wird sich keine Kommune finden, welche der Krankenkasse diese Leistungen abnimmt, sondern es wird sich wohl stets um eine Interessengemeinschaft handeln, die von beiden Seiten unterstützt wird. Die Stadt stellt ihren Organisationsapparat, die Kasse die Beiträge zur Unterhaltung der Klinik.

Es ist natürlich verlockend, die vorhandene Organisation einer Menge von zahnkranken Menschen, die sich noch in so jugendlichem Alter befinden, daß ihnen nicht selbst die Fürsorge für einen wichtigen der Erkrankung ausgesetzten Körperteil anvertraut werden kann, zur planmäßigen Behandlung zu benutzen, Vorläufig ist die Fortbildungsschule die letzte Möglichkeit der so rationell (nach dem Prinzip des kleinen Loches) arbeitenden Schulzahnpflege sich auf die Gesamtheit auszudehnen. Mit dem eigentlichen Eintritt in das Erwerbsleben findet die Aufsplitterung der in der Schule zusammengefaßten Verbandes in Individuen statt, die sich damit dem Zugriff der planmäßig arbeitenden sozialen Institution entziehen. Man denke hierbei, wie leicht sich die Bekämpfung der Geschlechtskranken etwa beim Militär gestaltet, gegenüber den Schwierigkeiten der Bekämpfung in der freien Bevölkerung.

Wenn somit alles für die Ausdehnung auf die Fortbildungsschule zu sprechen scheint, und private zahnärztliche Interessen kaum verletzt werden, da nach wenigen Jahren die gleichen Individuen wieder in die Praxis der Zahnärzte, dann aber an Zahnpflege gewohnt und somit als treue Klienten, die den Wert der Zahngesundheit zu schätzen wissen, zurückkehren und sich die zahnärztliche Arbeit an diesen Patienten zu einer vergleichsweise sehr einfachen und daher lohnenden gestalten wird, darf doch nicht übersehen werden, daß diese Ausdehnung einen wesentlichen Schritt zur Verstaatlichung eines wichtigen Zweiges der Gesundheitspflege darstellt. Wenn die Einrichtung sich den Beifall der Patienten erworben hat, so wird allein der Wunsch rege werden, diese planmäßige Behandlung weiter auszudehnen und die vorhandenen Kassenkliniken, die heute noch sämtlich unplanmäßig vorgehen, in die planmäßige Behandlung einzubeziehen, d. h. halbjährliche Revisionen oder vielleicht auch jährliche Revisionen der Gebisse der Mitglieder vorzunehmen.

Doch steht dieses noch in weiter Ferne, ist jedoch, darüber muß man sich im klaren sein, eine Folgerung, die sicherlich kommen wird, wenn mit der Ausdehnung der Schulzahnpflege auf die Fortbildungsschule die Einbeziehung von Bevölkerungskreisen, die im Erwerbsleben stehen, vorgenommen wird.

11. Die Räume der Schulzahnklinik.

Da in der modernen Schulzahnpflege Zahnentfernungen und chirurgische Eingriffe so gut wie nicht mehr vorkommen, so entfällt die Notwendigkeit eines hierfür bestimmten Raumes. Zugleich verschwindet das sog. Spülzimmer und eine Menge kostspieliger Installationen.

Es bleibt übrig für je zwei Schulzahnärzte ein Behandlungszimmer, das zwei vollständige Instrumentarien besitzt. Wenn drei Herren tätig sind, sind zwei Behandlungszimmer zweckmäßig, eines für den Direktor in dem nebenbei widerspenstige Kinder und vielleicht orthodontische Fälle behandelt werden, das andere für die Assistenten. Jeder Stuhl soll vor einem Fenster stehen,

Die Schulzahnpflege.

das Behandlungszimmer für die Assistenten muß also mindestens zwei Fenster, das für den Direktor mindestens eines haben, Lage nach Norden ist die zweckmäßigste, da diese Lage allein eine Störung durch direktes Sonnenlicht ausschließt. Da Schulzahnkliniken aber meist in den Morgenstunden arbeiten, ist eine westliche Lage auch kein direkter Hinderung grund. Süd- oder Ostlage ist wenn irgend möglich zu vermeiden.

Das Wartezimmer sei geräumig und mit Bänken nicht Stühlen versehen. Die Bänke seien zudem fest an der Wand montiert und höchst solide gearbeitet. Kinder soll man im Wartezimmer sich ruhig amüsieren lassen und wenn im Wartezimmer schlechterdings nichts ist, was von ihnen zerstört werden kann, so besteht auch kein Grund, ihnen dieses nicht zu gestatten. Das beste Wartezimmer ist allerdings ein Hof, vielleicht mit einigen Geräten, an denen sich die Kinder nicht verletzen können (Haftpflicht).

Im Wartezimmer hat auch die Karthothek ihren Platz, um jedes Kind, welches das Behandlungszimmer betritt, schon mit Karte ausrüsten zu können. Die Karte darf jedoch niemals dem Schulkind selbst in die Hand gegeben werden. Nicht etwa wegen der Geheimnisse, die auf der Karte stehen, sondern weil auch ein nur minutenlanger Aufenthalt in Kinderhänden genügt, die Karte meist für Buchungszwecke unbrauchbar zu machen.

Wasserleitung im Wartezimmer ist von Übel, da die Kinder mit ihr Unfug treiben könnten.

Das Behandlungszimmer muß, dieses ist unerläßliche Bedingung, Wasserzu- und -Ablauf haben. Nur im äußersten Notfall verzichte man auf den Wasserablauf, der dann durch ein großes Bassin ersetzt werden muß. Der Wasserzulauf ist dagegen kaum zu entbehren und nur in Fällen aller dringendster Not durch ein Bassin zu ersetzen. Baupolizeiliche Bedenken dürften allerdings vielerorts der Anlage eines Zulaufes ohne einen Ablauf entgegenstehen.

Die bauliche Ausstattung des Zimmers ist Sache des Geschmacks und der anzuwendenden Mittel. Während das Wartezimmer gefällig und nach Kinderart freundlich gehalten sei, dürfte für das Behandlungszimmer ein sog. aseptisches Äußere von Vorteil sein. Nicht als ob die Farbe der Wände auch nur den geringsten Einfluß auf die im Behandlungszimmer herrschende Sauberkeit hätte, aber da dieses Vorurteil nun einmal im Publikum besteht und im übrigen auch harmloser Art ist, besteht kein Grund, ihm nicht entgegenzukommen. Also abwaschbarer Ölanstrich des Wandsockels und darüber in Höhe von 150—180 cm weiße cremefarbige Wände und Decken.

Gas und Elektrizität sind in das Zimmer zu leiten und der Schwebetisch möglichst mit beiden zu versehen. Der Sterilisator, es genügt ein kleines Gerät durchaus, ist möglichst in der Nähe des Operationsstuhls anzubringen, sehr vorteilhaft ist es auch, wenn der Waschtisch an der rechten Seite des Stuhles angebracht ist, weil der Zahnarzt dann, ohne sich von seinem Platze weit weg zu bewegen, sich die Hände während der Behandlung abspülen kann.

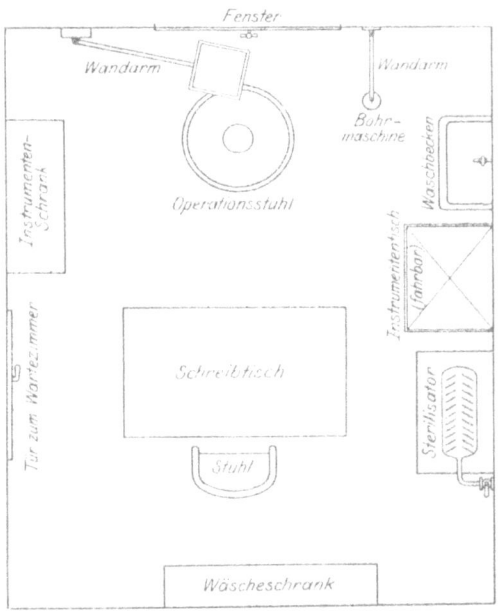

Abb. 2. Zweckmäßiger Grundriß eines Behandlungszimmers, ausreichend für 7000 Schulkinder und einen Schulzahnarzt.

Die Skizze veranschaulicht die mir sehr zweckmäßig erscheinende Anlage.

Die Sterilisierung der Instrumente in einem besonderen Raume vorzunehmen, würde ich dringend widerraten, weil dieses zeitweilige Abwesenheit der Schwester bedingt. Da so gut wie stets die gleichen Instrumente gebraucht werden, befinden sich diese bei der obigen Anordnung in einem dauernden Kreislauf vom Operationstisch, Wasserleitung, Sterilisator zum Operationstisch. Die Abtrocknung der Instrumente wird ebenfalls zum größten Teile durch die erwähnte Anordnung gespart, weil sich die noch heißen Instrumente von selbst schnell trocknen.

Ein wichtiger Raum ist der Abort. Man ahnt kaum, welch ausgedehnter Benutzung sich diese Örtlichkeit gewöhnlich unmittelbar vor der Behandlung erfreut. Hier ist auch besondere Rücksicht auf Beschmutzungsmöglichkeit zu nehmen.

Ein besonderes Direktorzimmer erübrigt sich, da in einer modernen Schulzahnklinik es nur sehr wenig zu dirigieren gibt. Das Wenig von Verwaltungsarbeit kann der Leiter gut in seinem Arbeitszimmer an einem Schreibtische erledigen.

12. Der Geschäftsgang.

Dieser werde zweckmäßig an der Hand des wirklichen Ablaufes der Tätigkeit der Schulzahnklinik geschildert.

Die Tätigkeit jedes Schuljahres beginnt mit der Aufstellung eines Behandlungsplanes. Man berechnet die Zahl der zu versorgenden Kinder, reserviere sich für die Grundbehandlung in jedem Jahre zwei Drittel der ganzen Zeit und für die Revision ein Drittel der Zeit. Bei 230 Arbeitstagen bleiben demnach für die Grundbehandlung 160 Arbeitstage und 70 Tage für die Revision.

Dann dividiert man die Zahl der Schulen (oder auch der Klassen) durch die Zahl der Arbeitstage und weiß nun ungefähr, wieviel Zeit man für jede Schule (Klasse) verwenden kann. Die Zahl der Kinder weicht gewöhnlich nur in kleineren Vorortsschulen wesentlich von der Normalzahl ab, was natürlich berücksichtigt werden muß. Beispiel: Bei zwanzig Schulsystemen ist demnach für jede Schule ca. sieben Tage zu verwenden.

Dann ergeht an den Rektor der ersten zur Behandlung vorgemerkten Schule folgendes Schreiben:

Dem Herrn Rektor der ... Schule.

Ihr Einverständnis voraussetzend, werde ich mir erlauben, am......... zwischen.... und....Uhr die ....Klassen Ihrer Schule zahnärztlich zu revidieren. Nur im Falle Sie nicht mit dieser Zeit einverstanden sein sollten, bitte ich um Benachrichtigung.

Städt. Schulzahnarzt.

Sodann folgt Schulbesuch des Zahnarztes und der Schwester unter Mitnahme der für diese Schule bestimmten Kartothekabteilung. Im ersten Schuljahre muß der Kopf der Karte nach der Klassenliste ausgefüllt werden.

Während der Untersuchung füllt der Lehrer mit weichem Bleistift entweder das Datum, bei den Kindern, bei denen nichts zu tun ist, die also als saniert gelten, aus, während bei Kindern, die als behandlungsbedürftig befunden werden, kein Datumsvermerk eingetragen wird. Die fehlenden Kinder erhalten den Vermerk K (krank). In der Klinik werden sodann die Karten ohne Datumsvermerk sowie die mit K bezeichneten, ausgesondert und die betreffenden Kinder durch folgendes Schreiben in die Klinik bestellt:

Dem Herrn Klassenlehrer der ....Klasse der ....Schule.

Folgende bei der letzten Schuluntersuchung behandlungsbedürftig befundene Kinder bitte ich am ..... um ....Uhr zur Schulzahnklinik zu schicken.

Folgen Namen.

Städt. Schulzahnarzt.

Diese Benachrichtigung gehe so frühzeitig ab, daß die Kinder Gelegenheit haben, ihren Eltern von dem bevorstehenden Besuch der Schulzahnklinik Mitteilung zu machen, damit diese der Behandlung beiwohnen können. Dieser durchaus berechtigte Wunsch der Eltern ist zu respektieren, was um so harmloser ist, als sehr selten von dem Recht der Anwesenheit Gebrauch gemacht wird. Aber es würde sofort eine wesentliche Beeinträchtigung des Klinikbesuches bedeuten, wenn dieses Recht durch verspätete Mitteilung verkürzt würde.

Die unterste Klasse lasse man erst einige Monate in der Schule warm werden, nehme sie also nicht gleich am Anfang zur Behandlung an. Die vielen neuen Eindrücke, die ein Kind aufnimmt, müssen erst verarbeitet werden. Dann unterstützt die wachsende Disziplin unsere Maßnahmen beträchtlich.

Sofort nach der Behandlung eines jeden Kindes wird die Behandlung auf der Karte vermerkt und in die statistische Rubrik je nach der Behandlung ein Strich in dem entsprechenden Felde gemacht. Jedes Jahr wird eine andersfarbige Tinte benutzt. Die fertig behandelten Kinder erhalten jetzt das Sanierungsdatum, die widerspenstigen ein W, die wegen Krankheit nicht erschienenen ein K.

Täglich wird die Frequenz ermittelt, sowie die Zahl der Füllungen und der sonstigen Arbeiten nach Schluß der Behandlungszeit aus den Karten ausgezogen. Das ist eine Arbeit von wenigen Minuten, da die verschiedenfarbige Tinte die Feststellung auf den ersten Blick erlaubt. Die Benutzung der verschiedenen Tintenfarben ist eines der wesentlichen Mittel, um die Buchführung zu erleichtern, und es ist dringend zu raten, von diesem anscheinend nebensächlichen Mittel Gebrauch zu machen.

Mit diesen beiden Mitteilungen und den kurzen Eintragungen erschöpft sich eigentlich der ganze Briefverkehr. Da Wurzelbehandlungen bei systematischer Behandlung kaum vorkommen, ist eine Bestellkarte, welche den Kindern als Ausweis in der Schule dient, überflüssig. Die Politur der Füllungen kann bei der Revision vorgenommen werden.

Nach Schluß der Grundbehandlung kann die Grundbehandlungsstatistik aufgenommen werden, notwendig ist diese jedoch nicht. Es beginnt dann die Revision wieder zweckmäßig nach Berechnung der für jedes Schulsystem zur Verfügung stehenden Zeit, genau nach den gleichen Grundsätzen wie bei der Grundbehandlung.

Zum Schluß wird dann die Jahresstatistik nach folgendem Schema aufgestellt.

Die bisher üblichen Statistiken glänzten durch große Zahlen. Es wurden in ihr alle möglichen Leistungen aufgezählt, die keinerlei Interesse boten als den Nachweis, daß der Zahnarzt außerordentlich fleißig gewesen war. Die wichtigste Zahl, wieviel Kinder saniert waren, fehlte bezeichnenderweise fast stets, weil solche Kinder nur in verschwindender Zahl vorhanden waren.

Dann wurde stets streng unterschieden zwischen Besuchern und neu aufgenommenen Kindern, ein Unterschied, der ganz unbegreiflich ist, denn es ist ohne jedes Interesse, ob ein Kind in diesem Jahre oder dem vorhergehenden zum ersten Male in der Klinik behandelt wurde. Da in Bonn der Beweis erbracht ist, daß eine restlose Sanierung tatsächlich möglich ist und kein Gegengrund besteht, dieses Ergebnis in sämtlichen Städten ebenfalls zu erzielen, so benötigen wir nicht die vielen Angaben, die gleichsam der Klinik zur Entschuldigung dienen, wenn dieser Effekt nicht erreicht ist, aber beweisen sollen, daß trotzdem mancherlei geleistet worden ist. Daß mag für den Leiter von Interesse sein, auch das schulzahnärztliche Aufsichtspersonal kann, wenn die Sanierungszahl unter 90% herabsinkt, zweckmäßig eine Liste etwa nach Elberfelder Muster einführen, für eine ordentlich geleitete Schulzahnklinik ist sie überflüssig, weil die Mehrzahl aller in ihr aufgeführten Behandlungen überhaupt nicht mehr vorkommen. Unsere Statistik drucken wir unten ab

Mich interessiert vor allem die Zahl der in jedem Jahrgang vorhandenen Kinder und die bei ihnen vorgenommenen Füllungen und sonstigen Verrichtungen.

Die Statistik ist also keine zeitliche mehr, die angibt, wieviel Leistungen in den verschiedenen Monaten oder Wochen vollbracht worden sind, sondern eine sachlich geordnete.

Normalkarte (Mädchen)

15	9	18	4	3	19
4	9	19	15	2	20
19	10	20	25	3	21

Name Vorn.

geb. Wohn.

Schule *Münster*

Klasse *VII* *VI* *V*

Hypopl. Anom.

oben			unten	
links	rechts		links	rechts
ex. 19. 3. 20.	ex. 19. 3. 20.	J 1.		
		i 1.		
		J 2.		
		i 2.		
		C.		
		c.		
ex. 6. 10. 18.	ex. 6. 12. 19.	P 1.	ex. 4. 3. 21.	ex. 6. 12. 19.
		m 1.		
	Cement 15. 9. 18.	P 2.		
		m 2.		
Cu. 15. 9. 18.	Cu. 15. 2. 20.	M 1.	Cu. 4. 3. 19.	Cu. 19. 10. 20.
		M 2.		

Füllungen **Entfernungen**

Jahrgang	18/19	19/20	20/21				18/19	19/20	20/21			
Milch.	/						/	////				
bleib.	//	/	/									

Erklärung der Behandlungskarte.

Für Knaben werden grüne, für Mädchen weiße Karten benützt. Der besseren Übersicht wegen werden die Eintragungen alljährlich mit andersfarbiger Tinte gemacht.
Die alljährlich 2mal stattfindenden Untersuchungen (1. Grunduntersuchung, 2. Revision) werden in den Schulen selbst vorgenommen. Bei der ersten Untersuchung im ersten Schuljahr wird für jedes Kind eine solche Karte angelegt, die für dieses während der ganzen achtjährigen Schulzeit bestehen bleibt. Die Karten werden in der Klinik aufbewahrt.

Ist das Kind bei der Untersuchung in der Schule nicht behandlungsbedürftig, so wird das Datum des Untersuchungstages in die Rubrik links oben eingetragen. Ist das Kind aber behandlungsbedürftig, so unterbleibt diese Eintragung, das Kind wird während der Schulzeit zur Klinik bestellt, durchbehandelt und dann wird das Behandlungsschlußdatum links oben eingetragen.

Somit a) Fehlen des Datums links oben besagt:
   Das Kind ist noch behandlungsbedürftig.
   b) Das Datum besagt:
   Das Kind ist nicht mehr behandlungsbedürftig, ist **saniert.**

Die einzelnen Maßnahmen werden mit Datum in der für den Zahn bestimmten Rubrik eingetragen.

Ist das Kind bei der Schuluntersuchung krank, so wird dies durch ein „K" an Stelle des Sanierungsdatums vermerkt. Ist die Behandlung durch Weinen oder Widerspenstigkeit des Kindes unmöglich, so wird dies durch Eintragung eines „W" gekennzeichnet.
Die Eintragungen bei der Revision sind entsprechend.

Beispiele:

E. n. e. 3. 1. 20

3.	7.	18	4.	2.	19
k.			3.	1.	20
13.	8.	20	4.	2.	21

Die Teilnahme wird erst bei der Revision im 2. Schuljahre von den Eltern gestattet, doch war das Kind im ersten Schuljahr saniert.
Bei der 1. Untersuchung und der Bestellung im 2. Schuljahre war das Kind krank.

W.		k.			
W.					

Das Kind war widerspenstig bei der 1. Untersuchung, und krank bei der 2. Untersuchung. Bei der 1. Untersuchung im 2. Schuljahr war das Kind widerspenstig, nach der Revision zur Behandlung nicht erschienen.

E. n. e. = Eltern nicht einverstanden.

Tabel
Schema der Jahres- bzv
Jahrgang 191

Schule	Anzahl der Kinder	es waren einverstanden	es wurden behandelt	nicht einverstanden aber saniert	i.d. Grundbehandlung	insgesamt saniert	i.d.Revision	krank	wider-
Remigius-Sch.	92	87	31	7		88	91	—	
Stift- „	109	106	42	1		100	106	—	
Ev. Karl „	102	98	32	7		92	97	—	
. . . . .									
. . . . .									
. . . . .									
Süd-Schule .	82	66	14	17		71	74	—	
19/20 zus.	1254	1177 = 94%	463 = 39,3%	87		1155 = 92,8%; 1192 = 96%		2	
18/19 zus.	1185	991 = 83%	48%			924 = 78%		3	
17/18 „									
16/17 „									

E. n. e. 3. 2. 20

			13.	2.	20.
k. 4.	9.	20.	15.	3.	21.

Das Kind war bis zum 3. 2. 20 nicht einverstanden. Es konnte erst nach der Revision im 2. Jahre behandelt und saniert werden. Bei der 1. Untersuchung im 3. Schuljahr war das Kind krank, erschien aber einige Tage später mit den zur Behandlung bestellten Kindern in der Klinik.

Sodann ist für mich wesentlich die Zahl der Einverständnisse, weil diese Zahl der Indikator des Vertrauens ist, das die Institution bei der Bevölkerung genießt. Sie muß sich um 90% herum bewegen. Dann folgt als wichtigste Zahl die Zahl der sanierten Kinder, wobei unter saniert verstanden wird, die Zahl der Kinder bei denen zahnärztliche Verrichtungen nicht für erforderlich erachtet werden.

Leider kann dieser Begriff der Sanierung nicht identifiziert werden mit „zahngesund". Denn es werden stets eine Reihe von keinerlei Krankheitserscheinungen auslösenden Milchzähnenresten vorhanden sein, oder auch einige stark hypoplastische Zähne

Die Schulzahnpflege.

III. Leistungsstatistik
(3. Schuljahr; Kl. V)

bei der Grundbehandlung	Füllungen b) bei der Revision	c) zusammen	Arsen an bleib. Zähnen	Extrakt v. bleib. Zähnen	Savon hypöpl.	Füllung. von Milchz.	Extrakt von Milchz.	Bemerkung
24 +	21 =	45	2	2	—	4	7	
66 +	3 =	69	2	—	1	2	14	
39 +	14	53	1	—	—	2	10	
20 +	2 =	22	3	—	—	—	8	
615 +	103 =	718	34	8	4	14	121	Füllung pro Kind 0,4
		763	28	2	1	28	67	Jahrgangsvergleichsstatistik

die zur Entfernung im elften Lebensjahre vorgemerkt sind und nicht weiter erhalten werden, weil dieses zwecklos oder für die Zahnstellung schädlich sein würde.

Sodann folgt die Rubrik, mit welchen Mitteln dieser Effekt erreicht wurde. Entweder also durch Zahnextraktion oder durch Füllung. In den Sturm- und Drangjahren der planmäßigen Schulpflege habe ich zur vergleichenden Bewertung der einzelnen Kliniken einen Index vorgeschlagen, der angibt, auf wieviel Entfernungen bleibender Zähne eine Füllung eines bleibenden Zahnes kommt. Damals war das Verhältnis meist etwa derart, daß auf zehn Zahnentfernungen ungefähr acht Füllungen kamen. Auch heute ist dieses in vielen Behandlungsstätten nicht wesentlich anders. In einer systematisch geleiteten Klinik ist aber das Verhältnis ein so verschwindendes, daß dieser Index seinen Wert verloren hat. Er würde für Bonn z. B. betragen 10 zu 1324, in Berlin III 10 zu 15. Das heißt, in Berlin kommen auf je 10 Zahnentfernungen 15 Füllungen, in Bonn auf je 10 Zahnentfernungen 1324 Füllungen.

Das klingt allerdings unwahrscheinlich, entspricht jedoch den Tatsachen und ist ein charakteristischer Beleg für den Wert der neuen Behandlungsart, aber nur solange, als diese in Zweifel gezogen wurde. Heute, wo selbst die erbittertsten Gegner sie nicht nur anerkennen, ja sogar behaupten, sie sei stets von ihnen empfohlen worden (allerdings höchst platonisch, insofern sie diese Empfehlung ängstlich vor der Öffentlichkeit verschwiegen haben und sich in keinem der Lehrbücher der Schulzahnpflege auch nur eine Andeutung dieser Methode findet) ist ein solcher Index überflüssig geworden.

Ebenso überflüssig und aus den Zeiten privatwirtschaftlicher Rechnungsablegung stammend ist der Unterschied zwischen dem Material der Füllung. Ob Zement oder Amalgam oder Aluminium oder Gold genommen wird, ist vollständig gleichgültig für den Effekt, denn vorausgesetzt muß werden, daß nach Maßgabe der vorhandenen Mittel das zweckmäßigste Material verwendet wird. Dieses ist aber für die Fissuren der Molaren heute noch Kupferamalgam und für Frontzähne ein Silikatzement. In der Privatpraxis, wo beide Füllungen verschieden honoriert werden, ja wo es sogar noch Zahnärzte geben soll, die für Silber, Gold und Platin (!), Amalgam verschiedene Preise fordern, mag die statistische Unterscheidung bedeutungsvoll sein, in der Schulzahnklinik ist sie ohne Sinn.

Da sämtliche bleibenden Zähne schmerzlos entfernt werden, ist ebenfalls die Rubrik lokale Betäubungen wertlos geworden und ebenso scheiden aus die technischen Arbeiten, die nicht mehr oder so vereinzelt vorkommen, daß sie am Schluß zwar aufgeführt werden können, aber statistische Bedeutung verloren haben.

Wenn Indexzahlen gewünscht werden, so sind diese unmittelbar aus den angebenen zu errechnen. Gelegentlich kann für wissenschaftliche Zwecke von Belang sein, wieviel Füllungen auf jedes Kind entfallen. Diese Zahl ergibt sich aus der Teilung der vorhandenen Kinder in die Zahl der Füllungen oder besser in die Zahl der „Sanierten".

Von vergleichendem Wert für die Besserung der Zahnverhältnisse ist auch die sogenannte Klassenstatistik, die die zahnärztlichen Maßnahmen in den einzelnen Klassen im Laufe der Jahre miteinander vergleicht.

Am Schlusse des Jahres ist ferner ein Jahresbericht anzufertigen der die wichtigsten Vorkommnisse des Jahres aufzählt und den Etat der Klinik enthält. Eine zusammenfassende Statistik gibt die zum Vergleich der Leistungen und als Beleg wichtigsten Tatsachen wieder. Diese Aufstellung unterscheidet sich von der ausführlichen nur dadurch, daß sie die einzelnen Schulsysteme zusammenfaßt.

Die Schulzahnpflege.

Tabelle IX.
Klassenstatistik.
Vergleichsstatistik.

im Jahre	Klasse VII Füllungen	Extrakt	Klasse VI Füllungen	Extrakt	Klasse V Füllungen	Extrakt	Klasse IV Füllungen	Extrakt	Klasse III Füllungen	Extrakt	Klasse II Füllungen	Extrakt	Klasse I Füllungen	Extrakt
1918/19	532	1	763	3	—	—								
19/20	425	1	579	4	718	8								
20/21	395	1	480	4	560	6	450	5						
21/22	385	1	465	3	520	4	460	4	360	5				

Tabelle X.
Die Leistungen in den drei Sanierungklassen insgesamt zusammengestellt ergeben das folgende Bild für das Jahr 1920/21:

Jahrgang	Kinderzahl	einverstanden	saniert	behandelt	Füllungen v. bleib. Zähnen	Entfern. von bleib. Zähnen	Füllungen von Milchz.	Entfern. von Milchz.
1918	1244	1167:94,0%	1192:96 %	463:38,8%	718	8	14	121
1919	1228	1136:92,5%	1188:96,7%	408:34,3%	579	4	15	136
1920	1238	1207:97,5%	1213:98 %	281:23,2%	425	1	21	50
zus.	3710	3510:94,6%	3593:96,9%	1152:32,2%	1722	13	50	307

13. Der Etat der Schulzahnklinik.

Die einzelnen Positionen des Etats einer Schulzahnklinik sind verschiedentlich zusammengestellt worden. Allerdings fallen bei der planmäßigen Schulzahnpflege eine Reihe von Positionen fort, die hier deshalb nicht weiter erörtert werden müssen.

Einmalige Ausgaben.
1. Bauliche Unkosten;
2. Instrumentelle Einrichtung.

Laufende Unkosten.
1. Persönliche Ausgaben:
   a) Leiter,
   b) Assistenten,
   c) Gehilfinnen,
   d) Putzfrau,
   e) Versicherungen;
2. Materialien für Behandlung;
3. Instrumentarium:
   a) Ergänzung des Instrumentariums,
   b) Ersatzteile des Instrumentariums;
4. Wäsche:
   a) Ergänzung des Wäschebestandes,
   b) Reinigung der Wäsche;

5. Orthodontische Materialien einschließlich photographischer Materialien;
6. Heizung, Gas, Elektrizität;
7. Bürobedarf und Drucksachen nebst Porto;
8. Räumlichkeiten:
   a) Miete der Räumlichkeiten,
   b) Reinigung der Räumlichkeiten,
   c) Instandhaltung;
9. Unvorhergesehenes;
10. Abschreibungen.

Eine Schulzahnklinik benötigt für jeden dort beschäftigten Zahnarzt ein vollständiges Instrumentarium. Dieses muß enthalten:

A.

1 Behandlungsstuhl mit Doppelteleskop nebst Spülvorrichtung und Schwebetisch nebst Wandarm und Schwebetischzubehör.
1 Instrumententisch. 1 Instrumentenschrank.
1 elektrische Bohrmaschine mit Hand und Winkelstück.
Sterilisator nebst Wandbrett zum Reinigen der Instrumente.
1 Waschbecken möglichst mit Warmwasserapparat.

B.

3 Skalpells.
2 Meißel,
3 scharfe Löffel.
1 Willigerpinzette.
1 Dtzd. chirurgische Nadeln.
2 Injektionsspritzen.
30—50—150 einfache Sonden.
3 sichelförmige Instrumente.
3 Zementspatel.
1 Amalgamlöffel.
6 Pinzetten.
1 Luftbläser.
6 Abdrucklöffel.
2 Scheeren.
Watte.
Abdruckmasse.
Gipsgummischalen.

1 Tamponstopfer,
1 Wundhaken.
1 Satz Zangen.
2 Peans.
1 Satz Hebel.
30—50—150 Spiegel.
3 Sätze Excavatoren zu je 6 St.
3 Amalgamstopfer.
3 Glasplatten.
1 Quecksilberflasche.
1 Wasserspritze.
1 Amalgammörser.
2 Tantalinstrumente.
Füllungsmaterialien.
Watterollen.
Wachsmesser.
300 Bohrer usw.

Die chirurgischen Instrumente brauchen, auch wenn mehrere Zahnärzte in einer Klinik tätig sind, nur einmal angeschafft zu werden.

Über die baulichen Unkosten lassen sich Aufstellungen nicht machen.

Die Möbeleinrichtung besteht aus
Wartezimmer: Bänke für etwa 30 Kinder,
1 Kartothek, 1 Schreibtisch und Stuhl.
Behandlungszimmer: 1 Schreibtisch, 3 Stühle, 1 Wäsche- und Materialienschrank, 1 Garderobenhalter oder Schrank.

Die Schulzahnpflege. 219

14. Die Orthodontie.

In absehbarer Zeit werden sämtliche Kinder einer Stadt von wenigen Schulzahnärzten behandelt werden. Es ist naheliegend, diesen auch den übrigen Teil der „Kinderzahnheilkunde", die Orthodontie anzuvertrauen. Ich habe genügend eindringlich die Einförmigkeit der schulzahnärztlichen Tätigkeit hervorgehoben, die Einbeziehung der Orthodontie würde mit einem Schlage aus dieser, akademische Bildung nicht erfordernden Beschäftigung ein äußerst interessantes und schwieriges Arbeitsgebiet machen.

Da bei planmäßiger Behandlung die Nachmittagsstunden des Zahnarztes im allgemeinen frei sein werden, steht auch nichts im Wege, den Schulzahnärzten die orthodontische Tätigkeit freizugeben. Ich denke hierbei, daß ihnen wie den Krankenhausdirektoren konsultative und spezialistische Tätigkeit in Orthodontie gestattet werde. Die Kinder der Schulzahnkliniken können auf diese Tätigkeit heute noch keinen Anspruch erheben, und da den meisten Zahnärzten die Beschäftigung mit Orthodontie „nicht liegt" — allerdings meist deshalb, weil sie sie nicht erlernt haben — und es einen eigentlichen Hochschulunterricht in Orthodontie bis heute kaum gibt, würde eine solche Spezialisierung von der Mehrzahl der Kollegen freudigst begrüßt werden. Zugleich könnte dieses eine Minderung des Gehaltes nach sich ziehen, womit beide Teile, Verwaltung und Schulzahnarzt, einverstanden sein könnten, da beide hiervon Vorteile hätten.

Heute liegt das ganze Material, das durch die Zahnkliniken geht, wissenschaftlich brach, mit der Verkuppelung mit der Orthodontie würde eine weit qualifiziertere Schicht von Zahnärzten sich der Schulzahnpflege widmen, denn mit Recht gilt dieses Spezialgebiet für das interessanteste und schwierigste der Zahnheilkunde.

Die orthodontische Behandlung muß natürlich außerhalb der Schulstunden vorgenommen werden. Die Schulzahnklinik steht dem Zahnarzt für diese Zwecke zur Verfügung. Vom Honorar wäre ein gewisser Teil an die Klinik für Unkosten abzuführen, etwa ein Drittel.

Es wäre auch zu erwägen, den Satz für die orthodontische Behandlung der Volksschulkinder zu normieren. Die Gebühren für Kinder der höheren Schulen würden der freien Vereinbarug überlassen bleiben.

Da bisher in keiner Stadt dieser Modus eingeführt ist, muß es der Zukunft überlassen bleiben, hierfür Organisationsbeispiele zu finden. Ich scheue mich etwas, aufs Geratewohl Vorschläge zu machen, ohne diese auf eigene Erfahrungen stützen zu können.

Ich zweifle jedoch nicht daran, daß diese Verbindung von Orthodontie und schulzahnärztlicher Tätigkeit bald kommen wird. Beiden dürfte damit gedient sein, der Orthodontie und der Schulzahnpflege.

15. Die Behandlung hypoplastischer Zähne.

Typische Behandlungen lassen sich nur an typischen Krankheitsfällen ausführen. Jede Individualisierung würde die Abfertigung der Kinder stören. Es gilt deswegen auch für jede Fälle feste Regeln aufzustellen, welche dem normalen Krankheitsverlauf nicht entsprechen.

Doch sei betont, daß die ganz überwiegende Mehrzahl aller in der Schulzahnpflege zur Behandlung kommender Zahnkrankheiten eine schematische Behandlung geradezu erfordern.

Hypoplastische Molaren sind im allgemeinen auf die Dauer nur durch Kronen zu erhalten. Zwar werden sie bald die sog. stationäre Karies aufweisen, d. h., ihre kariösen Partien werden abgekaut, blank gescheuert und das Dentin bietet lange Zeit den Speiseresten keine Retensionsstelle. Über kurz oder lang, besonders wenn die beiden Nachbarzähne durchgebrochen sind, entwickelt sich jedoch stets eine Approximalkaries, welche schnell vorwärts schreitet und die Krone zerstört.

Da auf lange Zeit in der Schulzahnpflege gar nicht daran zu denken ist, Goldkronen anzufertigen und die Messingkronen, die man heute vielfach als sog. Goldersatz unter mehr oder minder schon klingendem Namen verwendet nur sehr beschränkte Lebensdauer haben (besonders wenn sie gelötet sind), bleibt für die Schulzahnpflege im allgemeinen nichts weiter übrig, als diese Zähne, wenn sie durch einfache konservierende Maßnahmen nicht mehr zu erhalten sind, zu entfernen. Allerdings kann man in der Erhaltung ziemlich weit gehen. Natürlich genügen einfache Fissurenfüllungen hier nicht, sondern meist wird es sich um sog. Kuppelfüllungen handeln, vielfach werden Wurzelbehandlungen erst in der Pulpakammer einen Retentionsraum schaffen müssen.

Der Schaden, der durch die Entfernung der vier Molaren angerichtet wird, ist nicht groß. Ich erinnere hierbei an die Schule, die unter dem Namen der systematischen Extraktion überhaupt in vielen Fällen für die Entfernung der ersten Molaren eintrat, angeblich weil dieser Zahn besonders hinfällig sei. Nur ist es wichtig, den genauen Zeitpunkt zu wählen. Hier leiten uns folgende Erwägungen.

Die Schulzahnpflege. 221

Vielfach ist bei Kindern mit stark hypoplastischen Zähnen auch verengter Kiefer mit gedrängter Zahnstellung vorhanden. Die Schaffung einer Lücke, um den übrigen Zähnen Platz zu gewähren, um sich ordentlich in Reih und Glied zu stellen, ist also ein durchaus rationeller Gedanke. Nun hängt das Kieferwachstum aber zum großen Teile vom Vorhandensein des ersten Molaren ab. Nach Durchbruch des ersten Molaren verlängert sich nämlich der Kiefer nur noch um den Platz des zweiten Molaren und dieses auch nur dann, wenn der erste Molar im Kiefer steht. Fehlt der erste Molar, so rückt der zweite Molar in die Lücke seines Nachbarn ein und das Kieferwachstum bleibt aus. Ist dieses im Oberkiefer der Fall, während der Unterkiefer sich verlängert, so resultiert eine unechte Progenie, ein oberer Schneidezahnrückstand, während bei umgekehrtem Verhalten das Resultat eine unechte Prognathie ist.

Deshalb ist es verpönt, die ersten Molaren vor Beendigung des Kieferwachstums zu entfernen Doch wäre es falsch, hiermit bis zum zwölften Lebensjahre also dem wirklichen Durchschneiden der zwei Molaren zu warten. Dann würden die Prämolaren schon so fest im Kiefer stehen, daß eine Veränderung ihrer Stellung nicht mehr zu erwarten wäre. Ferner ist das Kieferwachstum schon geraume Zeit vor dem endgültigen Durchtreten durch die Schleimhaut beendigt. Hinter dem ersten Molaren dehnt sich schon im zehnten Lebensjahre ein etwa ein Zentimeter breites Feld aus, unter dem die Krone des zweiten Molaren schlummert. Dann ist die Zeit für die systematische Entfernung der vier Zähne.

Unter den heutigen Verhältnissen, unter denen die Zähne verspätet durchbrechen, werden wir bis zum Ende des elften Lebensjahres oder bis in das elfte hinein warten müssen, im übrigen geht aus der Größe des Feldes hinter dem ersten Molar ohne weiteres hervor, ob die Zeit für den Eingriff schon gekommen ist.

Die Folgen der Entfernung in dieser Zeit werden im allgemeinen für die Seitenzähne wohltätige sein, wenn es auch übertrieben wäre, nun einen Einfluß dieser Maßnahme bis in die gedrängten Vorderzähne zu erwarten.

Vor der Entfernung sind die Eltern zu verständigen und ihnen eingehend der Sinn der Maßnahme klar zu machen, sonst kommt die Klinik in den Ruf, sie tue weiter nichts wie Zähne ausziehen. Daß lokale Betäubung angewendet werden muß, ist, selbstverständlich. Daß man nicht alle vier Zähne in einer Sitzung entfernt, desgleichen, ebenso, daß man in einer Sitzung möglichst die Zähne einer Seite herausnimmt. Wenn ein Kind die Entfernung der anderen Seite später verweigern sollte, so ist dieses in diesem Falle weniger bedenklich, als wenn der Eingriff nur in einem Kiefer aber beiderseitig ausgeführt worden wäre.

Bei der Statistik scheint es mir angemessen zu sein, die Zähne, welche aus orthodontischen Grürden entfernt werden oder die wegen zu starker Hypoplasien nicht auf die Dauer zu erhalten sind, besonders aufzuführen, sonst steigt die Kurve der Zahnentfernungen in dem einen Jahrgang in einer für Laien unverständlichen Weise an.

16. Die Behandlung der Milchzähne.

Die Milchzähne setzen ebenfalls einige zahnärztliche Probleme. Da sich die systematische Behandlung der Milchzähne wie oben erörtert, nicht durchführen läßt, ist man verhältnismäßig oft genötigt, bei Milchzähnen Wurzelbehandlungen durchführen zu müssen.

Die Arseneinlage unterscheidet sich prinzipiell nicht von der bei bleibenden Zähnen üblichen. Um Arsenreizungen zu vermeiden, wird man gut tun, sie nur 24 Stunden liegen zu lassen. Dann ist es jedoch in der Mehrzahl der Fälle angezeigt, das radikale Verfahren der vollständigen Nervenentfernung zugunsten des Amputationsverfahrens aufzugeben. Viele Kinder entziehen sich freilich auch der weiteren Behandlung nach der Arseneinlage und da in diesen Fällen auch keine schlechten Folgen eingetreten sind, so muß angenommen werden, daß nach Verlust der provisorischen Füllung aus der nekrotischen Pulpa eine Gangrän wurde, wie sie in so vielen Milchzähnen jahrelang besteht, ohne weitere Krankheitserscheinungen auszulösen.

Gangränbehandlungen bei Milchzähnen unterlasse man tunlichst, nicht weil diese nicht durchführbar wären, sondern weil keine Zeit hierfür sein wird. In den ersten Jahren freilich, in denen der Schulzahnarzt einer kleineren Stadt noch über genügend freie Zeit verfügt, steht nichts im Wege, sich auch aller kranken Milchzähne anzunehmen. Vielleicht ist dieses auch eine gute Empfehlung für die Zahnklinik in den Augen der Eltern. Viel Nutzen wird man im allgemeinen mit solcher Wurzelbehandlung nicht stiften, es sei denn, daß der Milchzahn noch einige Jahre im Munde stehen bleibt. Der Schaden den ein Zahn mit gangränöser Pulpa im Munde anrichtet, wird sehr stark übertrieben. Vor allem ist gar keine Rede davon, daß ein solcher Zahn eine Infektionsquelle für Tuberkulose sein soll, indem auf dem Wege über eine tuberkulöse Periodontitis der Organismus infiziert würde. Es ist bisher, so weit mir bekannt, kein Fall in der Literatur beschrie-

Die Schulzahnpflege.

ben worden, in dem dieser an bleibenden Zähnen extrem seltene Fall sich im Anschluß an eine Milchzahngangrän ereignet hätte. Ich selbst habe nur einen Fall primärer Zahnfleischtuberkulose bei einem Kinde gesehen und gerade bei diesem war der Zahn, von dem die Erkrankung seinen Ausgang nahm, und seine sämtlichen Nachbarzähne völlig gesund. Selbst Fisteln, soweit sie keine Schwellung hervorrufen und keinerlei Beschwerden verursachen, sollen im allgemeinen keinen Anlaß für eine Entfernung des Milchzahnes geben. Bei Beschwerden wird man natürlich nicht lange zögern, besonders wenn der erste Molar schon fest im Kiefer steht, also vom achten Lebensjahre ab. Wenn keine erschwerte Atmung vorliegt, ist überhaupt das Entfernen von Milchzähnen von keiner wesentlichen Bedeutung, abgesehen von der Entfernung des zweiten Milchmolaren vor dem siebenten bis achten Lebensjahre.

Die Entfernung von Milchzähnen macht im allgemeinen keine lokale Anästhesie nötig. Doch verweigere man sie nicht, wenn die Eltern sie wünschen. Durch allerdings sehr große Schnelligkeit der Extraktion gelingt es sogar, mit einiger Wahrscheinlichkeit den Eingriff nur durch Ablenkung der Aufmerksamkeit schmerzlos zu gestalten.

17. Die Berechnung der Versorgungszahl.

Unter Versorgungszahl versteht man diejenige Zahl von Kindern, die von einem Zahnarzte im sanierenden Betriebe bei zweimaliger Behandlung im Jahre zahnärztlich unter vorzugsweiser Berücksichtigung des bleibenden Gebisses versorgt werden können.

Die Angaben hierüber schwanken stark, sofern man die Literatur zugrunde legt. Allerdings ist bisher noch nirgends, mit Ausnahme von Bonn, die straffe planmäßige Sanierung eingeführt und auch hier erstreckt sie sich vorläufig auf die vier unteren Jahrgänge, so daß empirische Zahlen nur für diese Klassen zugrunde gelegt werden können. Die übrigen Versorgungszahlen können auch nicht herangezogen werden, da sie im allgemeinen nur den sog. wilden Betrieb berücksichtigen und deswegen zu viel kleineren Zahlen kommen.

Die Berechnung baut sich auf folgender Grundlage auf. Die Statistik oder einige Probeuntersuchungen in einer Anzahl von Klassen des untersten Jahrganges gibt uns Aufschluß über die Anzahl der Kariesfälle bei bleibenden Zähnen bei den Schulanfängern. Eine zweite Untersuchung in den höchsten Klassen stellt die Zahl der kariösen Defekte und der fehlenden Zähne (durch Zahnentfernung) in den höchsten Klassen fest. Die Differenz zwischen beiden Zahlen gibt die Zahl der Erkrankungen an, die sich während der Schulzeit ereignet haben. Oder einfacher. Da die Kinder mit gesundem bleibenden Gebiß in die unterste Klasse eintreten und wenn sich Defekte an diesen Zähnen finden sollten, sie ebenfalls im Laufe der Schulzeit gefüllt werden müssen, so genügt es, nur die Kinder der höchsten Klasse zu untersuchen. Die hier gefundene Zahl von Defekten ist während der Schulzeit entstanden und muß demnach auch während der Schulzeit gefüllt werden.

Wenn also die Schmidtsche Statistik uns lehrt, daß die Vierzehnjährigen im Durchschnitt sechs kariöse Zähne im Munde haben, so müssen eben im Laufe der Schulzeit diese sechs Zähne kariös geworden sein oder anders ausgedrückt, es müssen, um die Kinder mit gesundem bleibenden Gebiß zu entlassen, im Laufe der Schulzeit sechs Zähne gefüllt werden.

Die Statistiken variieren natürlich stark je nach der durchschnittlichen Zahnkonstitution der Bevölkerung, die wiederum von einer Reihe von Faktoren abhängt, die sich unserem Einflusse entzieht. Im wesentlichen wird es sich, wie schon oben ausgeführt, um die Unterschiede der hygienischen Verhältnisse der Säuglingszeit handeln, also werden großstädtisches Proletariat am schlechtesten, ländliche Bevölkerung mit natürlicher Säuglingsernährung am günstigsten abschneiden. Die Kinder der höheren Schulen dürften ebenfalls, wie einige Stichproben lehren, gut abschneiden. Doch handelt man gut, diesen Berechnungen die ungünstigste Zahl zugrunde zu legen, als welche mir vorläufig die Schmidtsche bekannt ist.

In den einzelnen Jahren verteilt sich der Zuwachs an Zahnkrankheiten wie aus Tabelle XIII folgt. Dieser Zuwachs ist also in jedem Jahre zu füllen, den Zuwachs nennen wir den Füllungskoeffizient.

Nun läßt sich unschwer ein Behandlungsplan für 1000 Kinder aufstellen, der dann allen Berechnungen für größere oder kleinere Zahlen zugrunde gelegt wird. Ich entnehme ihn der Bonner Dissertation Getzels, ändere nur einige Bezeichnungen ab.

Es geht aus ihr hervor, daß nach vollendetem Ausbau der planmäßigen Sanierung zur Behandlung von 1000 Kindern bei einer Enderkrankungszahl von sechs bleibenden Zähnen jedes Jahr 750 Füllungen zu legen sind.

Die Zahl der Füllungen, die in jedem einzelnen Jahre während der Übergangszeit zum vollen sanierenden Betriebe zu legen ist, kann ebenfalls sofort aus der Tabelle entnommen werden.

Tabelle XI. Füllungskoeffizient.

Alter	Berlin (Schmidt) Erkrankungszahlen	Füllungskoeffiz.	Köln Mühlheim (Getzel) E.Z.	F.K.	Dortmund Scherer E.Z.	F.K.	Jessen-Loos Schleger E.Z.	F.K.	Schweden 1895—01 E.Z.	F.K.	Schweden 1914 E.Z.	F.K.	Durchschnitt E.Z.	F.K.
6— 7	0,84		1,6		1,2		0,8		0,56		3,07		1,34	
7— 8	1,49	0,65	2,2	0,6	1,5	1,3	2,6	0,8	1,11	0,55	4,04	0,97	2,15	0,81
8— 9	1,5	0,1	2,7	0,5	2,8	0,3	2,57	0,97	1,59	0,48	4,42	0,38	2,59	0,45
9—10	2,02	0,52	3,1	0,4	3,	0,2	2,9	0,33	2,33	0,74	5,77	1,35	3,18	0,59
10—11	2,92	0,90	3,6	0,5	3,6	0,6	3,2	0,3	2,86	0,53	6,13	0,36	3,71	0,53
11—12	3,12	0,20	4,4	0,8	4,46	0,8	3,76	0,56	3,54	0,68	6,97	0,84	4,37	0,64
12—13	3,48	0,36	5,2	0,8	5,6	0,9	4,75	0,99	4,21	0,67	7,34	0,37	5,09	0,68
13—14	3,54	0,06	6,0	0.8			5,36	0,61	4,80	0,59	8,67	0,33	5,67	0,47

Der wirkliche Behandlungsplan für eine Stadt (Köln-Mülheim) würde bei gleichbleibender Geburtenzahl dann Tabelle XVI entsprechen. (Getzel.)

Die zweite Aufgabe der Berechnung der Versorgungszahl ist die Feststellung der Leistungsfähigkeit eines Zahnarztes bei der planmäßigen Behandlung. Es wäre durchaus verfehlt, hier etwa die durchschnittlichen Leistungen eines in Privatpraxis stehenden Kollegen in Anrechnung zu bringen, da dieser eine große Reihe zeitraubender Behandlungen auszuführen hat, die infolge der planmäßigen Behandlung in Fortfall kommen. Es sei noch einmal betont, daß in ganz überwiegendem Maße der Schulzahnarzt, der planmäßig vorgeht, nur Fissurenfüllungen allerkleinsten Durchmessers zu legen hat. Hinzu kommt die infolge dieser Spezialisierung erhöhte Geschicklichkeit des Schulzahnarztes. So kann er mit Zeiten rechnen, die anfangs das Erstaunen, um nicht zu sagen die Entrüstung, aller Zahnärzte hervorriefen, die aber in der Praxis nicht nur erreicht, sondern noch übertroffen werden. Im Durchschnitt wird nämlich für jedes Kind nicht mehr wie etwa zehn Minuten benötigt, so daß man in einer Stunde gut mit sechs Füllungen rechnen kann. Allerdings rechnen einige Zahnärzte, die jedoch den sanierenden Betrieb mit seiner großen Vereinfachung aus eigener Tätigkeit nicht kennen, mit Zeiten von einer Viertelstunde. Doch wäre dies die Maximalzeit, die in jedem Falle auch von weniger geschickten und umständlicheren Herren eingehalten werden kann. Hierin sind inbegriffen alle Maßnahmen wie Platzwechsel, Aufschreibung der Behandlung, Zusprechen und Beruhigung des Kindes, falls dieses

Tabelle XII.
Behandlungsplan für je 1000 Kinder.

	Füllungs-koeffizient	Im 1. Jahre 1920	Im 2. Jahre 1921	Im 3. Jahre 1922	Im 4. Jahre 1923	Im 5. Jahre 1924	Im 6. Jahre 1925	Im 7. Jahre 1926	Im 8. Jahre 1927	In jedem folg. Jahre
1. Jahrg. 125 K.	1,6	San. von Jahrg. 1920 200 Füllg.	San. von Jahrg. 1921 200 Füllg.	San. von Jahrg. 1922 200 Füllg.	San. von Jahrg. 1923 200 Füllg.	San. von Jahrg. 1924 200 Füllg.	San. von Jahrg. 1925 200 Füllg.	San. von Jahrg. 1926 200 Füllg.	San. von Jahrg. 1927 200 Füllg.	San. des jüngst. Jahrg. 200 Füllg.
2. Jahrg. 125 K.	0,6		Rev. von Jahrg. 1920 75 Füllg.	Rev. von Jahrg. 1921 75 Füllg.	Rev. von Jahrg. 1922 75 Füllg.	Rev. von Jahrg. 1923 75 Füllg.	Rev. von Jahrg. 1924 75 Füllg.	Rev. von Jahrg. 1925 75 Füllg.	Rev. von Jahrg. 1926 5 Füllg.	Rev. 75 Füllg.
3. Jahrg. 125 K.	0,5			Rev. von Jahrg. 1920 62,5 Füllg.	Rev. von Jahrg. 1921 62,5 Füllg.	Rev. von Jahrg. 1922 62,5 Füllg.	Rev. von Jahrg. 1923 62,5 Füllg.	Rev. von Jahrg. 1924 62,5 Füllg.	Rev. von Jahrg. 1925 62,5 Füllg.	Rev. 62,5 Füllg.
4. Jahrg. 125 K.	0,4				Rev. von Jahrg. 1920 50 Füllg.	Rev. von Jahrg. 1921 50 Füllg.	Rev. von Jahrg. 1922 50 Füllg.	Rev. von Jahrg. 1923 50 Füllg.	Rev. von Jahrg. 1924 50 Füllg.	Rev. 50 Füllg.
5. Jahrg. 125 K.	0,5					Rev. von Jahrg. 1920 62,5 Füllg.	Rev. von Jahrg. 1921 62,5 Füllg.	Rev. von Jahrg. 1922 62,5 Füllg.	Rev. von Jahrg. 1923 62,5 Füllg.	Rev. 62,5 Füllg.
6. Jahrg. 125 K.	0,8						Rev. von Jahrg. 1920 100 Füllg.	Rev. von Jahrg. 1921 100 Füllg.	Rev. von Jahrg. 1922 100 Füllg.	Rev. 100 Füllg.
7. Jahrg. 125 K.	0,8							Rev. von Jahrg. 1920 100 Füllg.	Rev. von Jahrg. 1921 100 Füllg.	Rev. 100 Füllg.
8. Jahrg. 125 K.	0,8								Rev. von Jahrg. 1920 100 Füllg.	Rev. 100 Füllg.
insgesamt Füllungen:		200	275	337,5	387,5	450	550	650	750	entlassen 750

Tabelle XIII. Wirklicher Plan für 2800 Kinder (ohne Berücksichtigung der Geburtenabnahme).

Zahl d. Kinder		Füllungs-Koeffizient.	Im 1. Jahre	Im 2. Jahre	Im 3. Jahre	Im 4. Jahre	Im 5. Jahre	Im 6. Jahre	Im 7. Jahre	Im 8. und ff. Jahre
Jahrg. 1	350	0,9	San. 315 Füllg.	San. 315 Füllg.	San. 315 Füllg.	San. 315 Füllg.	San. 315 Füllg.	San. 315 Füllg.	San. 315 Füllg.	San. 315 Füllg.
Jahrg. 2	350	0,6		Rev. 210 Füllg.	Rev. 210 Füllg.	Rev. 210 Füllg.	Rev. 210 Füllg.	Rev. 210 Füllg.	Rev. 210 Füllg.	Rev. 210 Füllg.
Jahrg. 3	350	0			Rev. 0 Füllg.	Rev. 0 Füllg.	Rev. 0 Füllg.	Rev. 0 Füllg.	Rev. 0 Füllg.	Rev. 0 Füllg.
Jahrg. 4	350	0,5				Rev. 175 Füllg.	Rev. 175 Füllg.	Rev. 175 Füllg.	Rev. 175 Füllg.	Rev. 175 Füllg.
Jahrg. 5	350	0,9					Rev. 315 Füllg.	Rev. 315 Füllg.	Rev. 315 Füllg.	Rev. 315 Füllg.
Jahrg. 6	350	0,2						Rev. 70 Füllg.	Rev. 70 Füllg.	Rev. 70 Füllg.
Jahrg. 7	350	0,4							Rev. 140 Füllg.	Rev. 140 Füllg.
Jahrg. 8	350	0,1								Rev. 35 Füllg.
2800			315	525	525	700	1015	1085	1225	1260 Füllg.

notwendig sein sollte, kurz alle Maßnahmen, die man unter dem sog. Individualisieren versteht.

Bei dreistündlicher täglicher Arbeit kann demnach ein Zahnarzt achtzehn Füllungen legen, in 250 Arbeitstagen, so viel werden sich durchschnittlich ergeben, also 4500 Füllungen. Da aber bei 1000 Kindern 750 Füllungen zu legen sind, kann ein Zahnarzt bei täglich dreistündiger Arbeitszeit 6000 Kinder nach dem System der planmäßigen Sanierung sanieren und saniert erhalten.

Da wir etwa vier- bis fünfstündige Arbeitszeit rechnen dürfen, bleibt genug Zeit noch die nötigen Schuluntersuchungen vorzunehmen. Auch diese seien hier berechnet.

Bei einer Klassenfrequenz von fünfzig Schülern dauert jede Klassenuntersuchung etwa eine halbe Stunde. Mehr wie vier Klassen lassen sich an einem Vormittage schlecht untersuchen, weil diese Arbeit eine sehr anspannende ist und die Aufmerksamkeit

15*

schließlich erlahmt. Bei täglicher Untersuchung von zweihundert Kindern bedürfte der Zahnarzt demnach für 6000 Kinder dreißig Tage oder da die Untersuchung zwei Stunden, mit Weg hin und her drei Stunden in Anspruch nimmt, neunzig Stunden, die sich auf die Zeit der Grundbehandlung verteilen. Die Revision erfordert die gleiche Zeit, so daß der Zahnarzt für 6000 Kinder mit 180 Stunden wird rechnen müssen.

Er wird also an sechzig Tagen im Jahre drei Stunden benötigen, um Schuluntersuchungen vorzunehmen, wodurch dann seine Arbeit an diesen Tagen sich auf fünf bis sechs Stunden verlängern würde. Das aber liegt noch durchaus im Bereiche des Zulässigen, selbst wenn man für jeden Tag noch eine halbe Stunde Verwaltungsarbeit hinzurechnet.

Bei dieser Berechnung darf nicht vergessen werden, daß es sich um Maximalzahlen für die Arbeitszeit handelt, daß also in der Praxis diese Zeiten bei weitem unterschritten werden. Meiner Ansicht nach kann man unbesorgt sogar 7000 Kinder pro Zahnarzt rechnen, allerdings nur in Städten mit günstigen Zahnverhältnissen. Doch läßt sich die Zahnkonstitution der Kinder durch einige Stichuntersuchungen der zur Entlassung kommenden Kinder im Laufe einiger Stunden feststellen, so daß jede Stadt vor der Planung einer Schulzahnklinik eine genaue Bedarfsrechnung wird aufstellen können*).

Ein Moment kommt störend hinzu, welches diese ganze Berechnung illusorisch machen könnte, die Behandlung der wilden Klassen, also derjenigen Jahrgänge, die noch nicht von dem sanierenden System erfaßt sind. Der beamtete Zahnarzt wird diese Arbeit nebenher zu leisten haben. In den ersten Jahren wird er, da seine Arbeitsleistung durch die Erweiterung des Systems erst in einigen Jahren voll in Anspruch genommen wird, diese Arbeit unschwer nebenher leisten können, später wird er, wenn die Zahl von 6000 Kindern annähernd erreicht wird, die Nachmittage intensiver hierzu heranziehen müssen, doch besteht bei der kurzen in Ansetzung gebrachten Dienstzeit des Zahnarztes

---

*) Hier sei nochmals hervorgehoben, daß es für die Behandlungszeit gleichgültig ist, ob es sich bei den Stichuntersuchungen der ältesten Schüler um vorgeschrittene oder allerkleinste Schäden handelt. Bei der hier vorgetragenen planmäßigen Sanierung werden auch die vorgeschrittensten Fälle in einem Stadium behandelt, indem sie im ersten Beginn waren. Gerade während der Korrektur dieser Arbeit geht der Jahresbericht von Frankfurt a. M. durch die Zeitungen, aus dem hervorgeht, daß dort die Kinder erst mit 11 Jahren behandelt werden, was der Stadt, obwohl nur ein sehr kleiner Teil der Schüler erfaßt wird, etwa 120 000 M. unnötige Kosten verursacht. Die Lehre vom kleinen Loch ist nicht berücksichtigt werden.

kein Zweifel, daß eine wesentliche Störung kaum eintreten dürfte. Genaue Zahlen lassen sich für den wilden Betrieb nicht aufstellen. Seine Ausdehnung hängt ganz von der Beliebtheit des Zahnarztes und der Institution ab, von der entfalteten Propaganda und der Beeinflussung der Eltern. Ich rate, um den wilden Betrieb nicht allzusehr anschwellen zu lassen, ganz entschieden von jeglicher Propaganda ab. Um die Sanierungsklassen zu erfassen, ist diese, abgesehen von der Bestellung der Kinder, die aber kaum als Propaganda aufzufassen ist, überflüssig, während die Gefahr besteht, daß durch öffentliche Propaganda Elternabende usw. die Schulzahnklinik mit einer größeren Menge von Kindern belastet wird, deren Behandlung die Kräfte des Zahnarztes übersteigt und deren Abweisung Unzufriedenheit hervorruft. Selbst in städtischer Verwaltung tätig, weiß ich, daß keine Institution unangenehmer für die Verwaltung ist, als eine, über die Klagen des Publikums einlaufen. Die mit der Untersuchung der Angelegenheit betrauten Kommissionen bestehen so gut wie nie aus Fachleuten, müssen sich in die gewöhnlich höchst gleichgültige Materie erst einarbeiten, es wird eine große Menge Zeit für Sitzungen verschwendet, kurz es entsteht eine Abneigung gegen die Einrichtung, die sich störend bemerkbar macht. Deshalb befolge der Schulzahnarzt die Maxime, daß die Einrichtung die beste ist, von der man nicht in der Öffentlichkeit redet.

Schließlich sei noch als Ergänzung der früheren Angaben die Versorgungszahl berechnet, die sich bei einer Füllungszeit von fünfzehn Minuten ergeben würde. Dann könnte ein Zahnarzt bei dreistündiger Arbeit täglich zwölf Füllungen, in 250 Tagen 3000, und da 750 Füllungen bei 1000 Kindern zu legen sind 3000 durch 750, also 4 × 1000 Kinder versorgen. Nun ist aber bei so gemächlicher Arbeit die Zeit von drei Stunden etwas kurz gegriffen und kann unbesorgt auf vier erhöht werden, womit dann wieder der gleiche Effekt erreicht sein würde. Gegen die Füllungszeit möge man also alle Einwände unterlassen oder gleich neue Berechnungen aufstellen, denen aber die gewöhnlich für Zahnärzte in Betracht kommende Arbeitszeit von sechs Stunden zugrunde gelegt werden möge.

18. Die Berechnung der Kinderzahl unter Berücksichtigung der Geburtenabnahme und der Sterblichkeit.

Die jeweilige Kinderzahl einer Stadt ist leicht zu ermitteln. Bei Sanierungsplänen aber kommt auch die künftige in Betracht. Diese ergibt sich aus den Geburtenzahlen, die im allgemeinen in Großstädten, aber heute auch schon in kleineren Städten und dem Lande eine stetige Abnahme zeigt. Besondere Probleme gibt hierbei die außergewöhnliche Abnahme der Geburtenzahl in den Kriegsjahren auf, die bis zu 50% der normalen Kinderzahl betrug.

Um die Jahrgangszahlen der Schüler zu berechnen, muß man von der 6 Jahre zurückliegenden Geburtenzahl die Sterbezahlen der Kinder abziehen, die bis zum 6. Lebensjahre etwa 20% betragen werden (Säuglingssterblichkeit!).

Man geht demnach aus von der Jahrgangszahl der Lernanfänger, die sofort auf dem Schulamt in Erfahrung gebracht werden kann. Dann stellt man die entsprechende Geburtenzahl des Geburtsjahres der Lernanfänger fest und damit den prozentualen Abgang, der durch die Kindersterblichkeit bedingt ist.

Wenn somit die Kindersterblichkeit bis zur Einschulung 20% der Geburtenzahl betrug, so ermitteln wir die Zahl der künftigen Lernanfänger durch Abzug der Kindersterblichkeit von dem Geburtenjahr, das dem Schülerjahrgang 6 Jahre vorausging.

Die Schülerzahl der Lernanfänger im Jahre

1921 ist demnach gleich der Geburtenzahl des Jahres 1915—20%
1922 „ „ „ „ „ „ „ 1916—20%
1923 „ „ „ „ „ „ „ 1917—20%
usw. usw.

Wenn wir in einigen Jahren wieder normale Jahrgangszahlen haben werden, wird sich vermutlich der Einfluß der allmählich abnehmenden Geburtenzahl als gleichmäßig einzusetzender statistischer Faktor bemerkbar machen. Zugleich wird mit der Besserung der Säuglingssterblichkeit die Zahngesundheit allmählich zunehmen, ein Vorgang, der selbst jetzt schon zu beobachten ist, so daß sich im Laufe der Zeit die Zahl der zur Sanierung benötigten Zahnärzte allmählich verringern wird[*].

Doch werden diese unschwer durch die Einbeziehung der Orthodontie und der erweiterten Milchzahnbehandlung andere Aufgaben finden.

Wie sich dann die planmäßige Sanierung gestalten wird, darüber Betrachtungen anzustellen ist heutzutage müßig, da besser

---

[*] Als wichtiger aber vermutlich nur kurze Zeit zu berücksichtigender Faktor ist schließlich noch der verspätete Durchbruch der Zähne bei den Blockadekindern anzusehen. Seine statistische Auswertung würde sehr umständlich werden. Es verringert die Arbeit des Zahnarztes im ersten Schuljahr beträchtlich.

Die Schulzahnpflege.

Tabelle XIV. Sanierungsplan für Köln-Mülheim für die Jahre 1921—1928, mit Berücksichtigung der Geburtenabnahme und der Kindersterblichkeit, bei einer Schülerfrequenz 1920: 2800

Jahrgang	Füllungs-Koeffizient	Im Jahre 1921	Im Jahre 1922	Im Jahre 1923	Im Jahre 1924	Im Jahre 1925	Im Jahre 1926	Im Jahre 1927	Im Jahre 1928
1	0,9	San. von Jahrg. 1921 270 Kinder 243 Füllg.	San. von Jahrg. 1922 200 Kinder 180 Füllg.	San. von Jahrg. 1923 130 Kinder 117 Füllg.	San. von Jahrg. 1924 190 Kinder 171 Füllg.	San. von Jahrg. 1925 230 Kinder 207 Füllg.	San. von Jahrg. 1926 265 Kinder 240 Füllg.	San. von Jahrg. 1927 305 Kinder 275 Füllg.	San. von Jahrg. 1928 350 Kinder 315 Füllg.
2	0,6		Rev. von Jahrg. 1921 162 Füllg.	Rev. von Jahrg. 1922 120 Füllg.	Rev. von Jahrg. 1923 78 Füllg.	Rev. von Jahrg. 1924 114 Füllg.	Rev. von Jahrg. 1925 138 Füllg.	Rev. von Jahrg. 1926 159 Füllg.	Rev. von Jahrg. 1927 184 Füllg.
3	0			Rev. von Jahrg. 1921 0 Füllg.	Rev. von Jahrg. 1922 0 Füllg.	Rev. von Jahrg. 1923 0 Füllg.	Rev. von Jahrg. 1924 0 Füllg.	Rev. von Jahrg. 1925 0 Füllg.	Rev. von Jahrg. 1926 0 Füllg.
4	0,5				Rev. von Jahrg. 1921 135 Füllg.	Rev. von Jahrg. 1922 100 Füllg.	Rev. von Jahrg. 1923 65 Füllg.	Rev. von Jahrg. 1924 95 Füllg.	Rev. von Jahrg. 1925 115 Füllg.
5	0,9					Rev. von Jahrg. 1921 243 Füllg.	Rev. von Jahrg. 1922 180 Füllg.	Rev. von Jahrg. 1923 117 Füllg.	Rev. von Jahrg. 1924 171 Füllg.
6	0,2						Rev. von Jahrg. 1921 54 Füllg.	Rev. von Jahrg. 1922 40 Füllg.	Rev. von Jahrg. 1923 26 Füllg.
7	0,4							Rev. von Jahrg. 1921 108 Füllg.	Rev. von Jahrg. 1922 80 Füllg.
8	0,1								Rev. von Jahrg. 1921 27 Füllg.
Sa.		243	342	237	384	664	677	794	918 F.

als ferne Utopien auszumalen mir die Aufgabe scheint, ein auch schon jetzt mit heutigen Hilfsmitteln erreichbares und in einzelnen Orten schon erreichtes Ziel aufzustellen. Unter Berücksichtigung der Geburtenabnahme die in Kriegsjahrgängen ganz besondere Schwankungen verursacht hat, würde demnach der Sanierungsplan für zwei Städte folgendermaßen aussehen: Tab. XIV und Tab. XV.

Tabelle XV.
Behandlungsplan 1921—1926. Für die Stadt Dortmund.
Zahl der Kinder.
Zahl der Füllungen.

Füllungs-koeffizient	Zahl der Kinder „ d. Füllungen 1921	1922	1923	1924	1925	1926
1,2	*6210* 7452	*4980* 5976	*4450* 5304	*4700* 5640	*6120* 7344	*7770* 9324
1,3		*6210* 8073	*4980* 6474	*4450* 5775	*4700* 6310	*6120* 7956
0,3			*6210* 1863	*4980* 1494	*4450* 1350	*4700* 1410
0,2				*6210* 1242	*4980* 996	*4450* 890
0,6					*6210* 3726	*4980* 2980
0,9						*6210* 5589
0,9						
Summe der Kinder „ „ Füllungen	*6210* 7452	10 190 14 049	15 640 13 641	20 140 14 151	26 460 19 746	34 230 28 069

19. Die Schulzahnschwester.

Die zahnärztlichen Maßnahmen im Systeme der planmäßigen Sanierung haben durch Ausschaltung fast aller Wurzelbehandlungen und der Entfernung bleibender Zähne einen so einfachen Charakter angenommen, daß sie nur noch einen sehr kleinen Teilausschnitt aus dem ganzen Gebiet der Zahnheilkunde darstellen. Die Tätigkeit des Schulzahnarztes ist ferner, wenn die Sanierung über das Stadium der Organisation des Betriebes und der Ein-

Die Schulzahnpflege.

führung hinaus ist, eine so einförmige, daß mit Recht behauptet werden kann, sie fülle nicht mehr das Leben eines vollakademisch gebildeten Menschen aus. Ich hatte deshalb vorgeschlagen, die praktische Tätigkeit der Sanierung durch hierzu vorgebildete Schwestern vornehmen zu lassen.

Diese Forderung hat in deutschen Zahnärztekreisen allgemeine Ablehnung gefunden, und es besteht vorläufig wenig Aussicht, sie zu verwirklichen. Dies ist im Augenblick auch nicht so notwendig, als dies zu der Zeit erschien, als sie aufgestellt wurde. Damals lag der Zugang zum Fache sehr danieder, heute hat der im Kriege aufgestaute Zustrom, die Reihen der Zahnärzte so gefüllt, daß auf einige Jahre hinaus sicher kein Mangel an Zahnärzten, welche für Schulzahnkliniken in Betracht kommen, entstehen dürfte. Doch beginnt schon jetzt wieder der Zudrang nachzulassen, — unausbleibliche Reaktion auf die Überfüllung — und wir werden vermutlich in 4—5 Jahren den früheren Zustand erleben, daß wir in Verlegenheit sein werden, wie die Stellen mit ausgebildeten Kräften zu besetzen.

Es sei deshalb gestattet, die Gedankengänge, welche die Forderung, Schwestern für die Sanierung einzustellen, veranlaßten, hier zu entwickeln.

Zum ersten die eintönige und in kurzer Zeit erlernbare Tätigkeit innerhalb des eigentlichen sanierenden Betriebes. Diese beschränkt sich, von wenigen Ausnahmen abgesehen, nur auf Fissurenkaries der 6-Jahrmolaren und die Untersuchung der Kinder auf diese Kariesform hin. Wenn die Organisation klappt, dann darf in den Sanierungsklassen schlechterdings so gut wie keine andere Form von Karies vorkommen, wobei ich hier von hypoplastischen Zähnen absehe. Ich sehe vorläufig ebenfalls von Milchzähnen ab, weil unsere ökonomische Lage es uns nicht gestattet, diese in ausgedehnterem Maße der Behandlung zuzuführen.

Mit biologischem Verständnis hat die Fissurenfüllung sehr wenig zu tun, auf alle Fälle bin ich aber in der Lage, in einem entsprechend langen Kurse die Schwestern so zu schulen, daß sie nach einer praktischen, unter Aufsicht verbrachten Anlernezeit die hierbei zu beachtenden Gesichtspunkte voll beherrschen. Wer dies bezweifelt, den weise ich auf den Technikerstand hin, dessen Ausbildung zwar nicht ideal zu nennen ist, der aber sicherlich doch in der Lage ist, diese Maßnahmen auszuführen. Ja der ganze Technikerstand muß und wird weiter bestehen bleiben, wenn wir nicht durch Einführung der sanierenden Schulzahnpflege ihm das Wasser abgraben, d. h. die Zahl der Zahnkranken so vermindern, daß die vorhandene Zahl von Zahnärzten ausreicht, sie zu behandeln.

Natürlich muß eine solche Zahnschwester einem Schulzahnarzte unterstellt werden. Ich stelle mir die Organisation so vor, daß ein Schulzahnarzt an der Spitze eines größeren Betriebes steht und diesem eine Reihe von Schwestern unterstellt sind. Statt wie bisher 7000 Kinder zu sanieren, würde jetzt eine akademische Kraft wahrscheinlich für die 5—8fache Menge von Kindern ausreichen.

Die Tätigkeit des Schulzahnarztes wäre eine sehr vielseitige und würde aus einem der entsagungsreichsten Berufe zu einem der interessantesten der zahnärztlichen Tätigkeit überhaupt werden. Ihm unterstände vor allem die umfangreiche Verwaltungsarbeit dieses großen und verzweigten Betriebes, er hätte durch viele Stichuntersuchungen für die hygienische Höhe des Betriebes die Verantwortung zu tragen. Er hat für die Führung der Statistik und damit die sachgemäße Verwendung menschlicher Arbeitskraft zu sorgen und schließlich sind ihm zur persönlichen Behandlung sämtliche Fälle zuzuführen, welche die Kompetenz der Schwester überschreiten. So also sämtliche Fälle vorgeschrittener Karies, die sich, da niemals eine Organisation bis in alle Einzelheiten klappt, doch hin und wieder ereignen, die Behandlung der hypoplastischen Zähne, die Verwendung von Anästhesie bei Kindern, bei denen sie zur Füllung unumgänglich notwendig ist, endlich die orthodontischen Fälle, soweit sie in der Schulzahnklinik prophylaktisch behandelt werden sollen, sodann die Fälle systematischer Extraktion von 6-Jahrmolaren, die Fälle von Bißanomalien, in denen durch Extraktion Besserung geschafft werden soll, und schließlich sämtliche Fälle von Extraktion bleibender Molaren sowie Störungen des Durchbruches usw.

Da in der Mehrzahl der Bezirke der leitende Schulzahnarzt die ländliche Schulzahnpflege mit übernehmen muß, deren Organisation niemals eine so einfache und reibungslose sein wird, wie die städtische, wird die Zeit des Schulzahnarztes reichlich ausgefüllt sein.

Die Ausbildung der Schwestern für die Schulzahnpflege hätte nach ihrem staatlichen Schwesternexamen einzusetzen und in einem etwa einjährigen Kurse zu bestehen, der an größeren Zahnpflegestätten einzurichten sein würde.

Praktische und theoretische Unterweisung hätten einander zu ergänzen, längere Assistenz die Schwester mit allen Zweigen der Kinderbehandlung vertraut zu machen.

Wir wären auf diese Weise in der Lage, sofort einen fast unerschöpflichen Nachwuchs für unsere Zahnpflegestätten zu stellen und zugleich der gebildeten Frauenwelt einen neuen und befriedigenden Frauenberuf zu eröffenn, der auch mit den häuslichen Pflichten einer verheirateten Frau nicht allzu sehr kollidieren würde, da die wesentliche Tätigkeit der Zahnschwester in die Vormittagsstunden fiele und die langen Schulferien eine genügende Zeit für die umfangreicheren häuslichen Arbeiten ließe. Für das flache Land scheint mir die restlose Einführung der Schulzahnpflege fast an die Schaffung eines solchen Standes gebunden zu sein, denn es dürfte noch längere Zeit währen, bis vollakademische Zahnärzte in genügender Zahl das städteferne Land besiedeln werden. Dazu ist die moderne Zahnheilkunde zu sehr Kulturprodukt und rechnet auch zu sehr mit den hygienischen Empfindungen eines verfeinerten Stadtmenschen.

Die Einwände gegen diesen Vorschlag beziehen sich nicht darauf, daß die Schwestern nicht imstande wären, diesen Beruf zu erlernen, sondern auf die Sorge, daß sie nach kürzerem Verbleiben im Berufe zur Zahntechnik abschwenken würden, um als Zahntechnikerinnen den Zahnärzten Konkurrenz zu machen. Diesen Einwänden bin ich schon ausführlich entgegengetreten. Das Teilgebiet, das die Schwestern erlernen, ist ein so kleines, daß sie gegenüber dem Zahnarzte überhaupt nicht konkurrenzfähig sind. Es fehlt ihnen das Gesamtgebiet der zahnärztlichen Technik, der zahnärztlichen Anästhesie, der Extraktionstechnik, der Wurzelbehandlung und der meisten Füllmethoden, wie Einlagefüllung, Approximalfüllung an Prämolaren und Frontzähnen, Erfahrungen an Zähnen älterer Personen, das Gebiet der Orthodontie usw. Es heißt wirklich das Wissensgebiet der Zahnheilkunde gering einschätzen, wenn man in diesen Schwestern eine Konkurrenzgefahr witterte. Im übrigen werden diese Schwestern nach der neuen Besoldungsordnung voraussichtlich gut bezahlt werden und würden sich vermutlich hüten, ihren angenehmen Beruf, der ihnen auskömmliches Leben und Pensionsberechtigung gibt, gegen den unsicheren eines Zahntechnikers zu vertauschen. Hinzu kommt, daß der Entschluß zum Berufswechsel erst in einem so hohen Alter gefaßt werden könnte, daß diese Schwestern seelisch wie materiell kaum in der Lage sein dürften, eine noch 3jährige Lehrzeit durchzumachen. Es kommt ferner hinzu, daß gerade die Tätigkeit der planmäßig arbeitenden Schulzahnschwester das materielle Fundament, auf dem der Technikerstand gedeiht, nämlich die Gebißanfertigung, in einem solchen Maße abbauen wird, daß der Beruf des Zahntechnikers binnen kurzem kaum mehr verlockend erscheinen dürfte.

Ich weiß wohl, daß auch diese Zeilen den Widerstand gegen die Forderung nach Abwälzung einer Arbeit, die so mechanisiert ist, daß sie einer akademisch ausgebildeten Kraft nicht mehr bedarf, nicht überwinden wird. Ich habe deswegen auch den Aufbau der planmäßigen Schulzahnpflege ohne jede Bezugnahme auf die Schulschwester geschildert. Es geht auch ohne Schwester. Der Beweis ist hier in Bonn erbracht, und der gleiche Beweis wird binnen wenigen Jahren in einer größeren Reihe von deutschen Städten erbracht sein, in denen nach dem Bonner Vorbild die planmäßige Schulzahnpflege in diesem Jahre eingeführt wurde. So entstehen hygienische Oasen in der Wüste der Zahnkaries, die vorbildlich und anspornend auf die ländliche Umgebung einwirken werden. Die Notwendigkeit einer Schulzahnschwester wird aber dann brennend werden, wenn solche Propagandazentren den Wunsch nach planmäßiger Schulzahnpflege in wenigen Jahren in einem heute wohl noch ungeahnten Maße anschwellen lassen werden. Deswegen unterlasse ich es nicht, selbst auf die Gefahr hin, der Ausmalung einer Utopie beschuldigt zu werden, nachdrücklichst auf die Schulzahnschwester, der zukünftigen Trägerin der Sanierung der breiten Volksmassen, hinzuweisen, um ihr so den Weg zu bereiten.

IX. Die Gewerbekrankheiten in der Zahnheilkunde.

Von

Fritz Williger.

Unter den Gewerbekrankheiten nehmen die Schädigungen der Mundhöhle einen verhältnismäßig geringen Raum ein. Früher war das nicht so, die Vorbeugungsmaßnahmen der Gewerbehygiene haben aber einen Wandel zum Besseren geschaffen. Doch bleibt noch manches zu tun übrig. Die Sorge für die Gesundheit der in gewerblichen Betrieben beschäftigten Arbeiter liegt den staatlichen Gewerbeinspektoren ob. Diesen Beamten fehlt naturgemäß eine hinreichende medizinische Vorbildung. Die Einrichtung des „Gewerbearztes" ist in Preußen noch nicht geschaffen. Nur einige Ärzte, wie z. B. Koelsch und Teleky haben sich eingehend mit diesen Fragen beschäftigt und haben auch den Schädigungen der Zähne ihre Aufmerksamkeit geschenkt. Die aus ihren Arbeiten sich ergebenden prophylaktischen Forderungen sind noch nicht alle erfüllt worden. Auch einige Zahnärzte sind bei ihren Untersuchungen über die Karies auf die gewerblichen Schädigungen der Zähne eingegangen (Röse, Kunert, Friedländer). Aber auch den wichtigen Arbeiten dieser Autoren ist bisher ein praktischer Erfolg nicht beschieden gewesen. Somit hat bisher der Zahnarzt bei der Bekämpfung der Gewerbekrankheiten nicht die ihm gebührende Berücksichtigung erlangt.

Die gewerblichen Erkrankungen der Mundgebilde finden wir an der Mundschleimhaut, besonders am Zahnfleisch, ferner an den Zähnen und schließlich auch (in selteneren Fällen) an den Kieferknochen.

1. Erkrankungen der Mundschleimhaut.

Es ist eine Erfahrungstatsache, daß die in gewerblichen Betrieben beschäftigten Arbeiter auf einen gesunden Zustand ihrer Mundhöhle sehr geringen Wert legen und nur vereinzelt Mundpflege treiben. Bei vielen Arbeitern befindet sich daher schon in jungen Jahren der Mund in einem traurigen Zustand. Außer vielen mehr oder minder schwer erkrankten Zähnen sieht man häufig chronisch entzündetes Zahnfleisch. Dadurch wird eine Disposition zur Erwerbung von Stomatitiden geschaffen. Die Stomatitis mercurialis wird durch Einverleibung von Quecksilber in den Organismus verursacht. Es ist dabei gleichgültig, in welcher Form die Einverleibung geschieht. Bei den Gewerben, die zur Herstellung ihrer Fabrikate Quecksilber oder dessen Verbindungen benutzen müssen (Thermometer, Glühlampenfabrikation, Filzherstellung aus Hasenhaaren), wird das Quecksilber in Dampfform aufgenommen. Es bewirkt außer einer Speichelfluß erzeugenden Reizung der Speicheldrüsen eine entzündliche Schwellung der Mundschleimhaut, die sich anfangs am Schleimhautbezug der Alveolarfortsätze am deutlichsten bemerkbar macht. Durch passive Hyperämie nimmt diese Schleimhaut einen bläulichen Farbenton an. Die Papillenspitzen werden dunkelblau, ein Zeichen stärkster Stauung. Schließlich stellt sich dort eine Nekrose ein. In den nekrotischen Abschnitten oder in zufällig entstandenen Epitheldefekten siedeln sich die Erreger der Stomatitis ulcerosa, der Bac. fusiformis und Spirochaeten, an. So entstehen die bekannten Zahnfleischrandgeschwüre, die sich immer weiter verbreiten, die Zahnhälse bandartig umziehen und schließlich in Form der Abklatschgeschwüre auf Wangen Lippen und Zunge erscheinen. Die große Schmerzhaftigkeit der Geschwüre verbunden mit abscheulichem foetor ex ore und die von den entzündeten Submental- und Submaxillardrüsen ausgehenden Schmerzen rauben dem Erkrankten die Nachtruhe und machen den Zustand recht qualvoll. Bei Vernachlässigung kann es sogar zum Ausfall einzelner Zähne und zu Knochennekrosen kommen.

Je schlechter der ursprüngliche Mundzustand ist, um so mehr sind die Arbeiter gefährdet. Ich beobachtete folgenden Fall: Einem Mechaniker, der ein sehr zerstörtes Gebiß hatte, glitt eine mit 500 g Hg gefüllte Flasche in seiner Werkstatt aus der Hand und zerbrach auf dem Fußboden. Der verstreute Inhalt wurde so gut als möglich, aber selbstverständlich nicht vollständig aufgesammelt. Vier Tage später suchte mich der Mann mit ungewöhnlich schwerer Stomatitis mercurialis auf.

Der beste Schutz gegen diese Erkrankung liegt in einer einwandfreien Beschaffenheit der Mundhöhle und in zweckmäßiger Zahnpflege. Es dürfen daher in gefährdete Betriebe nur Arbeiter mit gesundem Gebiß und gesunder Mundschleimhaut eingestellt werden. Sie sind an geregelte Mundpflege zu gewöhnen und zahnärztlich zu überwachen.

Das Blei ist ein sehr schweres Gift, welches die Gesundheit der mit seiner Herstellung und Weiterverarbeitung beschäftigten Arbeiter außerordentlich bedroht (Arbeiter in Blei- oder Zinkhütten und in Bleiweiß- oder Bleizuckerfabriken). Gefährdet sind ferner die Buchdrucker (bleihaltige Lettern) und die Maler (bleihaltige Farben). Die Einverleibung geschieht durch den Mund, meist bei der Nahrungsaufnahme durch bleibeschmutzte Finger. Im Munde findet man auch das häufigste Frühsymptom, den Bleisaum (Halo saturninus), in Form einer schiefergrauen Verfärbung des Zahnfleischrandes. Dieser Bleisaum entsteht durch Einlagerung von Schwefelblei in das Zahnfleischgewebe. Bei oberflächlicher Betrachtung kann er vorgetäuscht werden durch ringförmig am Zahnhals abgelagerten schwarzen Zahnstein, welcher bläulich durch den dünnen Zahnfleischrand durchschimmert. Die Differentialdiagnose ist durch das Aufheben des Zahnfleischrandes leicht sicher zu stellen. Als eine Munderkrankung im engeren Sinne ist der Bleisaum nicht aufzufassen, weil das Gewebe dabei keinen Schaden leidet. Auch in den Zähnen hat man vereinzelt bei chronischer Bleivergiftung Blei nachweisen können und zwar in den Kronen mehr als in den Wurzeln. Die gewerbliche Bleivergiftung zeigt ihre wesentlichen Erscheinungen im Magendarmkanal (Bleikolik) und am Nervensystem (Bleilähmungen). Ihre Bekämpfung beruht in der Reinlichkeit. Seit 1893 sind in Deutschland eine größere Anzahl von Bundesratsverordnungen erschienen, welche sich mit der Prophylaxe in allen einschlägigen Betrieben beschäftigen. Zu verweisen ist auch auf das im Verlage von Julius Springer-Berlin erschienene Merkblatt für Ärzte.

Auch von Arsen, Antimon und Wismut sind vereinzelt gewerbliche Vergiftungserscheinungen in der Mundhöhle beobachtet worden. Bei Arsenvergiftungen hat man Geschwürsbildungen gesehen, die sogar bis zur Stomatitis ulcerosa geführt haben sollen.

2. Schädigungen und Erkrankungen der Zähne.

1. **Zahnbeläge.** Bei den Kupferarbeitern trifft man recht häufig einen dunkelgrünen bis schwarzgrünen Belag an der Vorderfläche der Frontzähne an, der am stärksten am Zahnfleischrand ausgesprochen ist. Dieselbe Erscheinung zeigt sich an den unteren Schneidezähnen von Musikern, welche Messinginstrumente blasen (Trompeter, Hornisten). Das Mundstück des Instruments wird beim Blasen an die unteren Schneidezähne angesetzt. Der grüne

Belag ähnelt durchaus jenem Belag, der bei Kindern an den Milchzähnen und auch am bleibenden Gebiß angetroffen wird. Bei den Arbeitern handelt es sich um Grünspanbildung. Durch scharfes Putzen lassen sich die Beläge entfernen. Eine Schädigung des Schmelzes tritt nicht ein.

2. Schädigungen durch Säuren. Durch organische und anorganische Säuren werden die den Dämpfen der Säuren am meisten ausgesetzten Zähne (Frontzähne) oft in kurzer Zeit sehr erheblich geschädigt. Sie schmelzen förmlich aus dem Munde weg, so daß manchmal schon nach wenigen Jahren der Berufsarbeit nur noch Stümpfe vorhanden sind. Nach mehr oder weniger langer Berufsarbeit werden die unversehrten Zähne glanzlos, bekommen eine rauhe Oberfläche, zuweilen auch bräunliche Flecken, niemals aber kariöse Höhlen. Dann verkleinern sie sich von der Schneidekante und von den Seitenflächen her, so daß sie mit weiten Zwischenräumen ,,knopfartig" (Vogt) im Munde stehen. Schließlich endet die Zerstörung am Zahnfleischsaum. Zur Eröffnung der Pulpenhöhlen kommt es nicht, weil durch reaktive Vorgänge von den Odontoblasten sekundäres Dentin gebildet wird. Infolgedessen bleiben auch Entzündungen der Pulpen und der Wurzelhaut aus. Die Zähne sind aber gegen Temperatureinflüsse usw. lange Zeit sehr empfindlich.

Begünstigt wird das Eintreten dieser ,,Säurezerstörung", wenn die Arbeiter sich zum Schutz gegen das Einatmen der stechenden Säuren einen Schwamm oder einen Tuchlappen vor den Mund binden oder zwischen den Zähnen festhalten.

Durch Anwendung neutralisierender Lösungen (Soda, Natron) zu regelmäßigen, auch während der Arbeitszeit durchzuführenden Mundspülungen würde ein wirksamer Schutz zu erreichen sein.

Auf Säurebildung und deren Folgen wird auch jene eigentümliche Form von Karies zurückgeführt, die man früher als Bäckerkaries, heute aber treffender als Zuckerkaries bezeichnet. Sie findet sich bei allen Arbeitern und Arbeiterinnen, die mit der Herstellung von Zucker (in Raffinerien) und zuckerhaltigen Genußmitteln (Kuchen, Konfitüren, Schokolade) beschäftigt sind. Kunert hat 1901 in einer Arbeit die Ergebnisse seiner Untersuchungen an 726 Arbeitern aus den verschiedensten Gewerben veröffentlicht.

Bei einem Durchschnittsalter von 40 Jahren hatten:
    60 Brotbäcker . . . . . 50,6% kranke Zähne
    63 Zuckerbäcker . . . . 78,8% kranke Zähne
Bei einem Durchschnittsalter von 35 Jahren hatten:
    70 Müller . . . . 37,5% kranke Zähne
    32 Schlächter u. Schuhmacher 32,8% kranke Zähne

Röse fand bei musterungspflichtigen (20 Jahre alten) Zuckerbäckern 51,3% kariöse Zähne.

Im Jahre 1920 hat Friedländer-Berlin in einer Dissertation eine Reihe wichtiger Untersuchungen veröffentlicht. Nach einem mir zur Verfügung gestellten Auszug untersuchte er:

3 Mühlen mit . . . . . . 208 Arbeitern
2 Bäckereien . . . . . . 209 Arbeitern
2 Schokoladenfabriken . . 410 Arbeitern
1 Bonbonfabrik . . . . . 68 Arbeitern
1 Zuckerfabrik . . . . . . 97 Arbeitern
1 Zuckerraffinerie. . . . . 416 Arbeitern.

Diese 1208 untersuchten Personen hatten ein Durchschnittsalter von $34^1/_4$ Jahren, eine durchschnittliche Berufszeit von 14,2 Jahren.

55% ihrer Zähne waren extrahiert, zerfallen oder kariös,
28% davon waren flächenkariös,
41% waren gesund,
4% waren gefüllt.

Die schlechtesten Zähne hatten die Zuckerraffineriearbeiter, es folgten die Bonbonarbeiter, Bäcker, Schokoladenarbeiter, während die Müller und die Zuckerarbeiter die besten der untersuchten Zähne aufwiesen.

Nachfolgend die genauen Zahlen:

	krank	davon flächenkariös	Durchschnittsalter	Durchschnitts-Berufszeit
Zuckerraffineriearbeiter	62%	54%	38 Jahre	12 Jahre
Bonbonarbeiter	56,2%	18,1%	27,8 Jahre	8,3 Jahre
Bäcker	62,6%	11,7%	39,5 Jahre	24 Jahre
Schokoladenarbeiter	55,6%	17,8%	29 Jahre	14 Jahre
Müller	47%	—	37 Jahre	13 Jahre
Zuckerarbeiter	35,1%	7,3%	36 Jahre	5,8 Jahre

Die typische Form der Karies, die „Flächenkaries" an den Frontzähnen, fand Friedländer am häufigsten bei Arbeitern in einer Zuckerraffinerie. Von diesen zeigten weiter die stärksten Verheerungen die mit dem Flicken der Zuckersäcke beschäftigten weiblichen Arbeiter. In den zurückgelieferten Zuckersäcken befindet sich sehr viel Zuckerstaub. Gelegenheit zum Zuckernaschen war nicht vorhanden. Im Gegensatz dazu hatten die Arbeiter in einer Zuckerfabrik, die viel Zucker genossen, aber nicht im Zuckerstaub arbeiteten, sehr gute Zähne. Bei den untersuchten Müllern fand sich überhaupt keine Flächenkaries. Friedländer stellte daher folgende Leitsätze als Ergebnis seiner Untersuchungen auf:

1. Der Zuckerstaub ist der Faktor, der in den Betrieben der Konditoren, Bäcker und Zuckerarbeiter die Karies in erhöhter Frequenz auftreten läßt.
2. Sie ist nicht als Bäcker-, sondern als Zuckerkaries der Zähne zu bezeichnen.
3. Die Zuckerkaries ist eine Berufskrankheit der im Zuckerstaub arbeitenden Personen.
4. Sie richtet in 2—10jähriger Berufsarbeit schon verheerende Zerstörungen an den Kauwerkzeugen an.

Aus eigener Beobachtung ist mir bekannt, daß diese Form von Karies still steht, sobald die Arbeiter den Schädigungen ihres Berufes entzogen werden. Bei zwei Unteroffizieren von sechs- und achtjähriger Dienstzeit, die im bürgerlichen Beruf Zuckerbäcker gewesen waren, hatte die beim Beginn des Militärdienstes vorhandene Flächenkaries der Frontzähne keine weiteren Fortschritte gemacht, obwohl die Zähne niemals behandelt worden waren.

Die Zuckerkaries kennzeichnet sich durch das Auftreten der Erkrankung an den Hälsen und Vorderflächen der Frontzähne, vornehmlich am Oberkiefer. Gerade an diesen Stellen, die sonst durch ihre Glätte keine Haftpunkte bilden, entstehen Erweichungen des Schmelzes, die sich durch ihren raschen Fortschritt und Übergreifen auf das Zahnbein sehr verderblich erweisen. Schon nach kurzer Zeit brechen die Zähne am Zahnfleischrand ab. Sehr viele Konditoren tragen schon vier bis sechs Jahre nach Eintritt in ihren Beruf ein künstliches Gebiß.

Bisher hat sich die staatliche Aufsicht mit dieser ausgesprochenen Gewerbekrankheit noch nicht beschäftigt. Dabei wäre es ein Leichtes, durch Anordnungen nach Analogie der für Bleiarbeiter längst bestehenden Vorschriften und durch Überwachung Gebißschädigungen durch Zuckergenuß zu verhüten. Es dürften in derartige Betriebe nur Personen mit einwandfreien Gebissen eingestellt werden, und es wäre dafür zu sorgen, daß sie während der Arbeit und vor allem bei Beendigung der Arbeit ihren Mund zweckmäßig mit einer Zahnbürste säuberten. Zum Neutralisieren der entstandenen Säuren würden schwache Soda- oder Natronlösungen vollkommen genügen.

3. **Mechanische Schädigungen der Zähne.** In vielen Gewerben ist es üblich, gelegentlich an die Zähne Aufgaben zu stellen, für die sie nicht von der Natur geschaffen sind. Einzelne Artisten führen mit Hilfe ihrer Zähne am Trapez oder ähnlichen Turngeräten Übungen aus. An dem Gerät befestigen sie eine starke durchlochte Lederplatte, an der sie sich mit den Zähnen festhalten. In zwei Fällen habe ich schädigende Folgen gesehen.

Einmal erlitt ein solcher Künstler bei seiner "Arbeit" einen Bruch des Oberkiefers, wobei die benutzten Zähne sämtlich unter Splitterung der Alveolen ausbrachen. In einem zweiten Falle starben die Pulpen sämtlicher unterer Schneidezähne ab, und es entwickelten sich Zysten an ihren Wurzelspitzen. Eigenartige Veränderungen an den Schneidezähnen der Frontzähne findet man bei Schustern und Tapezierern, welche die zu ihrer Arbeit erforderlichen Nägel in den Mund nehmen. Sie benutzen den Mund als Vorratskammer, aus der sie nach Bedarf einen Nagel mit der Zunge zwischen den Zahnreihen durchschieben. Dadurch entstehen, allerdings erst nach jahrelanger Arbeit, schartige Ausschleifungen in den Schneiden. Schwere Folgen (Pulpenerkrankungen) entstehen nicht, es kommt nur ein Schönheitsfehler zustande. Größere, flächenhafte Ausschleifungen werden bei Bläsern von Holzinstrumenten (Klarinettisten) beobachtet. Sie entstehen durch das Anpressen des Mundstückes an die Zähne. Hier kann es gelegentlich zur Vernichtung der Pulpen und weiteren Erkrankungen kommen. Auch Glasbläser nutzen durch das Ansetzen ihrer "Pfeife" die Vorderfläche ihrer Frontzähne oft so stark ob, daß tiefe Einschleifungen entstehen.

An "Pfeifenlöcher" erinnern die Defekte, welche Peckert bei Zigarrenwicklern gefunden hat. Diese Arbeiter beißen (in einer wenig appetitlichen Weise) das Ende der Zigarre, den "Wickel", mit den Zähnen ab, anstatt eine Schere zu nehmen. Es bilden sich allmählich dadurch halbmondförmige Ausschleifungen an den benutzten Zähnen.

Zu einer ganz besonderen Erkrankung führt namentlich bei Schneiderinnen die Unsitte, den benutzten Nähfaden mit den Zähnen abzubeißen oder abzureißen. Es sollen auch dadurch Rinnen in den Schneiden der gebrauchten Zähne entstehen, was ich persönlich niemals gesehen habe. Dagegen habe ich sehr oft feststellen können, daß auf diese Weise die Pulpen in einem oder beiden mittleren unteren Schneidezähnen zum Absterben kommen. Die Tatsache ist längst bekannt, daß ein heftiges, einen Zahn treffendes Trauma (Sturz oder Schlag) ohne Schädigung des Zahngefüges den Tod der Pulpen herbeiführen kann. Wie ich habe nachweisen können, kommt es hierbei zu Blutungen in das Pulpagewebe, durch welche die Zirkulation aufgehoben wird. Daß auch die verhältnismäßig leichten Traumata beim Fädenabbeißen ähnliche Folgen haben, ist schwer denkbar. Doch habe ich noch keine bessere Erklärung gefunden.

Das Eine steht jedenfalls fest, daß bei Schneiderinnen (und auch bei anderen weiblichen Personen, welche dieser Unsitte huldigen) sehr häufig die Folgen des Pulpenabsterbens an äußerlich unversehrten Zähnen gefunden werden. So gut wie regelmäßig bilden sich Zysten an den Wurzelspitzen, die nicht sehr selten zu einer Kinnfistel führen. Merkwürdigerweise wird dieses Krankheitsbild oft verkannt. Ich erinnere mich, Fälle gesehen zu haben, in denen die Kinnfistel bis zu acht, ja bis zu zwölf Jahren bestanden. Sie hatten den verschiedensten Eingriffen getrotzt, weil man die eigentliche Ursache nicht festgestellt hatte.

Als mechanische Schädigungen der Mundhöhle sind auch zwei eigentümliche Veränderungen bei Glasbläsern aufzufassen, welche Scheier ausführlich beschrieben hat. Die sog. Glasbläserflecke finden sich ausschließlich an der Schleimhaut der Wangen in Form von weißlichen Epitheltrübungen, die an Leukoplakie erinnern. Sie sind auch gleich der Leukoplakie als oberflächliche Verhornungen aufzufassen, aber entstehen in anderer Weise und zeigen sich daher niemals an der Zunge oder den Lippen. Durch die übermäßige Ausdehnung der Wangen beim Glasblasen entstehen ganz kleine Defekte in der Schleimhaut, welche Epithelwucherungen auslösen. Es kommt vor, daß sich die verhornten Epithelschichten durch den Speichel mazeriert ablösen und in zusammengesinterten Massen in der Backentasche ansammeln.

Durch den übermäßigen Druck ereignet es sich auch, daß bei einzelnen alten Glasbläsern Luft in den Dukt. parotideus (Stenonianus) getrieben wird, wodurch es zu einer Pneumatocele in diesem Duktus oder in der Parotis selbst kommt. Die Erkrankung zeigt sich auf einer und auch auf beiden Seiten und wird ausgesprochen chronisch. Die Belästigungen sind zwar nicht sehr bedeutend, weil sich der Befallene die eingetretene Luft wieder ausdrücken kann. Er kann aber schließlich nicht mehr kräftig blasen und muß seinen Beruf aufgeben, weil therapeutisch nichts zu machen ist.

4. **Schädigungen durch Infektion.** Hierher gehört die Übertragung der Lues durch gemeinsame Benutzung von Arbeitsgeräten. Auch hier hat man wieder Infektionen bei Glasbläsern beobachtet, welche die ,,Pfeife" von Mund zu Mund wandern lassen. Die Leute müssen Gruppen zu zwei bis drei Mann bilden. Das Aufsetzen von Einzelmundstücken ist bei der durch die Arbeit gebotenen Eile nicht angängig. Es ist daher dafür zu sorgen, daß die in Gruppen arbeitenden Bläser vollkommen gesund sind. Dazu bedarf es periodischer Untersuchungen. In Frankreich sind darüber Bestimmungen erlassen (Koelsch). Auch in anderen Gewerben sind gleiche Übertragungen in ähnlicher Weise vorgekommen.

Eine hauptsächlich bei Landwirten, aber auch bei Kutschern, Packern, Getreidehändlern vorkommende Infektionskrankheit ist die Aktinomykose. Der Strahlenpilz lebt auf den Grannen verschiedener Getreidearten, auch auf Grashalmen. In die Mundhöhle gelangt er beim Essen von rohen Getreidekörnern (Mutterkorn) oder beim Kauen von Stroh- oder Heuhalmen. Die Infektion kann durch die Schleimhaut hindurch unmittelbar erfolgen, indem sich die Grannen einspießen. Der Weg geht aber auch häufig durch die offenstehenden Wurzelkanäle pulpenloser Zähne, was Partsch, Jaehn u. a. mit Sicherheit erwiesen haben. Euler hat sogar in einer entzündeten Pulpe durch Zufall einmal den Strahlenpilz gefunden.

Die Aktinomykose kann zwar alle Organe des Körpers befallen, findet sich aber weitaus am häufigsten am Kopf oder Hals, was für die Mundhöhle als Eintrittspforte spricht. Die Diagnose kann lediglich durch den mikroskopischen Nachweis der pathognomonischen ,,Drusen" geführt werden. Verdächtig sind alle Fälle, in denen es in langsamer Entwicklung zu ,,brettharter" Infiltration der Weichteile kommt, oder in denen Hautabszesse (sog. Hautdurchbrüche) multipel auftreten. Eigentümlicherweise sind die regionären Lymphdrüsen nicht beteiligt.

Man hat neuerdings in den Röntgenstrahlen einen mächtigen Heilfaktor gefunden, der namentlich in Verbindung mit reichlichen Jodkaligaben die chirurgischen Eingriffe auf ein Minimum einzuschränken geeignet ist (Melchior). Prophylaktische Maßregeln sind kaum durchführbar, solange die Landbevölkerung sich nicht mehr um die Erhaltung ihrer Zähne kümmert und nicht von den obengenannten Unsitten abläßt.

3. Erkrankungen der Kieferknochen.

1. Ostitis der Perlmutterarbeiter. Nur von historischem Interesse sind die Knochenerkrankungen der Perlmutterdrechsler. Seit 1904 ist über einschlägige Fälle nicht mehr berichtet worden. Es ist auch niemals aufgeklärt worden, ob der eingeatmete Schleifstaub oder das in den Muscheln enthaltene Conchiolin als Ursache dieser eigentümlichen Erkrankung anzusehen ist. Hauptsächlich wurden die langen Röhrenknochen von einer recht schmerzhaften Entzündung befallen, die niemals zur Eiterung oder Sequestrierung geführt hat, sondern spontaner Rückbildung fähig war. In einzelnen Fällen hat man diese unter dem Bilde einer diffusen Periostitis auftretende Entzündung auch an den

Kiefern gesehen. Walkhoff hat sogar eine „Perlmutter-Gingivitis" beobachtet.

2. Phosphorperiostitis. Noch nicht ganz verschwunden ist die durch Einwirkung von Phosphordämpfen entstehende Erkrankung der Kiefer, welche man mit dem Namen der „Phosphoperiostitis" belegt hat. Zwar ist seit 1903 und 1908 die Verwendung des gelben Phosphors in Deutschland (ebenso wie in allen anderen Kulturstaaten) verboten, es kommen aber doch gelegentlich noch Vergiftungsfälle vor. So habe ich selbst Gelegenheit gehabt, während des Krieges eine solche Erkrankung an einem Munitionsarbeiter zu beobachten. Der Mann war längere Zeit an einem „Phosphorbad" beschäftigt.

Die spezifische Phosphorwirkung besteht, wie schon Ried erkannt hat, in einer vom Periost ausgehenden Knochenneubildung, also in einer ossifizierenden Periostitis. Überall da aber, wo tief zerstörte Zähne mit offenstehenden Wurzelkanälen vorhanden sind, gesellt sich leicht eine auf Eindringen pathogener Keime beruhende, nekrotisierende Ostitis oder Osteomyelitis dazu. Die Prädilektionsstelle ist der Unterkiefer. Das Eigentümliche an der Erkrankung ist, daß sie sehr schleichend verläuft, daß zwar Nekrosen, sogar in sehr ausgedehntem Maße entstehen, daß aber die reaktive Totenladenbildung nur sehr mangelhaft eintritt. Ja, es schmilzt sogar die schon gebildete Lade wieder fort. Es kann sich daher der Prozeß ungemein lange hinziehen und weiter von neuem auftreten, wenn er scheinbar abgeheilt ist. So trat auch in dem von mir beobachteten Falle nach Entfernung eines Sequesters scheinbar völlige Heilung ein, ein Vierteljahr später aber kehrte der Mann mit einer neuen Sequestrierung zurück. Man hat auch beobachtet, daß noch längere Zeit nach dem Aufgeben der gefährlichen Arbeit die Krankheit auftrat, weil der Knochen, durch den Phosphor geschädigt, einer von einem kranken Zahn ausgehenden Infektion nicht Widerstand zu leisten vermochte.

Das Verbot der industriellen Verwendung der giftigen Phosphorform hat erfolgreichen Wandel geschaffen. Therapeutisch verfährt man möglichst konservativ, indem man dem meistens jauchigen Eiter Abfluß verschafft und die gelösten Sequester einzeln herausholt. Durch Röntgenaufnahmen läßt sich oft das Abgestorbene vom Erhaltungsfähigen abgrenzen, so daß man zielbewußt an die Operation herangehen kann. Die früher geübten Resektionen und Exartikulationen sind daher mit Recht aufgegeben worden.

Verlag von Julius Springer in Berlin W 9

Diagnostik und Therapie der Pulpakrankheiten. Ein Hand- und Lehrbuch für Zahnärzte und Studierende. Von M. Lipschitz, prakt. Zahnarzt in Berlin. Mit 139 teils farbigen Abbildungen. 1920. Preis M. 38.—; gebunden M. 45.—

Da macht es eine ganz besondere Freude, endlich wieder einmal mit gutem Gewissen auf ein Werk hinweisen zu können, welches dieses für die tägliche Praxis so ungeheuer wichtige Gebiet in geradezu vorbildlicher Weise an Hand eines äußerst klar und verständlich geschriebenen Textes und unterstützt von teilweise ganz hervorragend instruktiven Abbildungen behandelt, und das ist die vorliegende Neuerscheinung. Es gibt nach meiner doch ziemlich eingehenden Kenntnis der zahnärztlich-dentistischen Fachliteratur kein zweites, sich ausschließlich mit der modernen Diagnostik und Therapie der Pulpakrankheiten beschäftigendes Werk, welches so wundervoll, sowohl für das theoretische Selbststudium als auch für die Erfordernisse der täglichen Praxis, dieses schwierige Arbeitsgebiet behandelt, wie dieses neue Spezialwerk über das in Rede stehende Thema ... *Zahntechnische Reform*

Anatomie und Technik der Leistungsanästhesie im Bereiche der Mundhöhle. Ein Lehrbuch für den praktischen Zahnarzt. Von Dr. **Harry Sicher,** Assistent des zahnärztlichen Instituts, gewesener Assistent der I. Anatomischen Lehrkanzel der Wiener Universität. Mit 31 Abbildungen nach Originalen des Malers Karl Hajek. 1920. Preis M. 12.—; gebunden M. 15.—

Mit der Herausgabe vorliegenden Buches beabsichtigt der Verfasser die Technik der lokalen Anästhesie alles Schematischen zu entkleiden und gerade auf „jene anatomischen Merkmale hinzuweisen, die die induviduellen Variationen zu parieren erlauben". Außerdem wurde großer Wert auf exakte bildliche Darstellung der anatomischen Verhältnisse gelegt, was geradezu vorbildlich erreicht wurde. Die Anordnung auf den Bildern ist instruktiv, die technische Wiedergabe vorzüglich.

Der allgemeine Teil behandelt Medikamente und Instrumente. Der Hauptteil des Buches beschäftigt sich mit der Stammanästhesie. Es werden sämtliche Möglichkeiten der Anästhesie am zweiten resp. dritten Trigeminusaste ausführlich besprochen und durch Bilder erläutert. *Monatsschrift für Zahnheilkunde.*

Arzneimittel für Studierende der Zahnheilkunde und Zahnärzte. Von Dr. med. **J. Biberfeld,** Professor der Pharmakologie an der Universität Breslau. Zweite Auflage. 1920. Preis M. 9.—

Einführung in die Chemie. Ein Lehrbuch für Zahnärzte und Studierende der Zahnheilkunde. Von Dr. **Otto Sackur,** Privatdozent für Chemie an der Universität Breslau. Unter Mitwirkung von Dr. med. Erich Feiler, Arzt und Zahnarzt in Breslau. Mit 22 Textfiguren. 1911. Preis M. 3.—; gebunden M. 3.80

Deutsche Monatsschrift für Zahnheilkunde. Organ des Zentral-Vereins deutscher Zahnärzte. Schriftleitung: Hofrat **Julius Parreidt,** Zahnarzt in Leipzig. Erscheint halbmonatlich. Vierteljährlich M. 24.—

Zu den angegebenen Preisen der angezeigten älteren Bücher treten Verlagsteuerungszuschläge, über die die Buchhandlungen und der Verlag gern Auskunft erteilen.

Verlag von Julius Springer in Berlin W 9

Sozialärztliches Praktikum. Ein Leitfaden für Verwaltungsmediziner, Kreiskommunalärzte, Schulärzte, Säuglingsärzte, Armen- und Kassenärzte. Unter Mitarbeit hervorragender Fachgenossen herausgegeben von Prof. Dr. med. **A. Gottstein,** Ministerialdirektor der Medizinalabteilung im Preuß. Ministerium für Volkswohlfahrt, und Dr. med. **G. Tugendreich,** Abteilungsvorsteher im Medizinalamt der Stadt Berlin. Zweite, vermehrte und verbesserte Auflage. Mit 6 Textabbildungen. 1921. Preis M. 48.—; gebunden M. 54.—

Inhaltsübersicht:
Einführung. Kommunalarzt und Organisation des gemeindlichen Gesundheitswesens. A. Gesundheitsfürsorge. I. Der Arzt in der Mutter-, Säuglings- und Kleinkinderfürsorge. II. Der Schularzt und die Fürsorge für das schulpflichtige Alter. III. Die Fürsorge für die schulentlassene Jugend. IV. Fürsorge für Psychopathen. V. Schwachsinnigenfürsorge. VI. Die ärztliche Mitarbeit am Jugendamt. B. Krankenfürsorge. I. Armenarzt und Armenkrankenfürsorge. II. Der Arzt in der Tuberkulosefürsorge. III. Fürsorge für Geschlechtskranke. IV. Fürsorge für Alkoholkranke. V. Unfallfürsorge und Rettungswesen. VI. Krüppelfürsorge. VII. Fürsorge für Taubstumme und Blinde. C. Allgemeiner Teil. I. Statistik. II. Biometrie. III. Private Lebensversicherung. IV. Reichsversicherungsordnung und Angestelltenversicherung. V. Stellung des Arztes in der Gewerbeordnung. VI. Die Tätigkeit des Arztes in der Reichsversicherungsordnung und in der Angestelltenversicherung. VII. Der Arzt als Gesundheitslehrer. VIII. Verwaltungswesen. IX. Anleitung zur Geschäftsführung. Literatur. Verzeichnis zentraler Gesundheitsvereinigungen. Alphabetisches Sachverzeichnis.

Grundriß der Hygiene. Für Studierende, Ärzte, Medizinal- und Verwaltungsbeamte und in der sozialen Fürsorge Tätige. Von Professor Dr. med. **Oscar Spitta,** Geh. Reg.-Rat, Privatdozent der Hygiene an der Universität Berlin. Mit 197 zum Teil mehrfarbigen Textabbildungen. 1920. Preis M. 36.—; gebunden M. 42.80

Gesundheitsbüchlein. Gemeinfaßliche Anleitung zur Gesundheitspflege. Bearbeitet im **Reichsgesundheitsamte.** Mit 56 Abbildungen im Text und 3 farbigen Tafeln. Unveränderter Neudruck der 17. Ausgabe. 1920. Preis M. 8.—; gebunden M. 12.—

Soziale Medizin. Ein Lehrbuch für Ärzte, Studierende, Medizinal- und Verwaltungsbeamte, Sozialpolitiker, Behörden und Kommunen. Von Dr. med. **Walther Ewald,** Privatdozent der Sozialen Medizin an der Akademie für Sozial- und Handelswissenschaften in Frankfurt a. M., Stadtarzt in Bremerhafen. Zweiter Band. Mit 75 Textfiguren. 1914. Preis M. 26.—; gebunden M. 28.50

Zu den angegebenen Preisen der angezeigten älteren Bücher treten Verlagsteuerungszuschläge, über die die Buchhandlungen und der Verlag gern Auskunft erteilen

Verlag von J. F. Bergmann in München

Lehrbuch der Zahnheilkunde. Von Professor Dr. **Port,** Direktor des Zahnärztlichen Instituts in Heidelberg, und Professor Dr. **Euler,** Vorstand des Zahnärztlichen Instituts in Erlangen. Zweite und dritte Auflage herausgegeben von Prof. Dr. **Euler.** Mit 620 teils farbigen Abbildungen. 1920. Gebunden Preis M. 120.—

Die zahnärztliche Vorprüfung. Repetitorium für Studierende. Von Professor Dr. **Georg Blessing** in Heidelberg. Zweite und dritte umgearbeitete Auflage. 1920. Preis M. 14.—

Das zahnärztliche Physikum. Repetitorium für Studierende. Von Privatdozent Dr. **G. Blessing,** Rostock. 1911. Gebunden Preis M. 5.—

Das zahnärztliche Staatsexamen. Repetitorium für Studierende. Von Privatdozent Dr. **Georg Blessing** in Rostock. Mit 48 Abbildungen im Text. 1912. Gebunden Preis M. 8.60

Ergebnisse der gesamten Zahnheilkunde. Unter Mitwirkung zahlreicher Fachgenossen herausgegeben von Professor Dr. **G. Fischer** in Hamburg und Professor Dr. **B. Mayrhofer** in Innsbruck.

Erscheint in zwanglosen Heften

Deutsche Vierteljahrsschrift für Zahnchirurgie. Fortsetzung der „Zeitschrift für Mund- und Kieferchirurgie". Herausgegeben und geleitet von Professor Dr. **B. Mayrhofer** in Innsbruck.

Erscheint in zwanglosen einzeln berechneten Heften

Zu den angegebenen Preisen der angezeigten älteren Bücher treten Verlagsteuerungszuschläge, über die die Buchhandlungen und der Verlag gern Auskunft erteilen.

Verlag von J. F. Bergmann in München

Handbuch der Zahnheilkunde

Unter Mitwirkung von Fachgenossen herausgegeben von
Geh. Med.-Rat Prof. Dr. C. **Partsch**
Direktor des Zahnärztlichen Instituts der Universität Breslau

Prof. Dr. **Chr. Bruhn**   Dr. A. **Kantorowicz**
Dozent der Zahnheilkunde und a. o. Mitglied   Professor der Zahnheilkunde
der Akademie für prakt. Medizin in Düsseldorf   an der Universität Bonn a. Rh.

Erster Band:
Die chirurgischen Erkrankungen der Mundhöhle, der Zähne und Kiefer

Bearbeitet von
Prof. Dr. **Partsch** in Breslau, Prof. Dr. **Williger** in Berlin,
Zahnarzt **Hauptmeyer** in Essen

Herausgegeben von
Prof. Dr. C. **Partsch** in Breslau

Mit 503 Abbildungen im Text und 2 Tafeln
1917. Preis geheftet M. 22.-, gebunden M. 24.80

Die weiteren Bände des „Handbuches der Zahnheilkunde" befinden sich in Herstellung und werden enthalten:

Band II: Zahnärztliche Orthopädie

Bearbeitet von
Prof. **Chr. Bruhn** in Düsseldorf und Zahnarzt **Alfred Körbitz**

Herausgegeben von
Prof. **Chr. Bruhn** in Düsseldorf

I. **Die Orthodontik,** bearbeitet von Alfred Körbitz.
II. **Die Richtigstellung verlagerter Kieferbruchstücke,** bearbeitet von Chr. Bruhn.
III. **Gesichtsorthopädie,** bearbeitet von Chr. Bruhn.

Band III: Die konservierende Zahnheilkunde

Herausgegeben von
Prof. Dr. **A. Kantorowicz** in Bonn a. Rh.

Band IV: Die zahnärztliche Prothetik

Herausgegeben von
Prof. **Chr. Bruhn** in Düsseldorf

Jeder Band bildet ein für sich abgeschlossenes Ganzes und ist einzeln käuflich

Zu den angegebenen Preisen der angezeigten älteren Bücher treten Verlagsteuerungszuschläge, über die die Buchhandlungen und der Verlag gern Auskunft erteilen.